15大

國民用藥事典

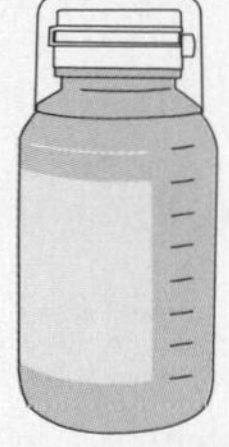

推薦序

尋覓靈方，不如正確用藥

慈濟基金會副總執行長
林碧玉

經常奔波於海內外，也經常聽聞大家對健康的重視，尤其預防疾病上身，或是隨著高齡社會的需求如何養生？成為近來社會各界所重視，進而汲汲耕耘「活得老更需活得健康」的觀念，是主流思維，亦是大家所追尋。

國人十大死因中癌症比率居高不下，病患於手術前後，可能接受到很多親友的關懷，其中不乏「靈方、偏方」的推介，這一些藥品是否經過了驗證？或僅是經驗法則的推廣不得而知，令人憂心的是這一些所謂靈方妙藥價格昂貴，服用後的後遺症可能是免疫系統被破壞更甚者提前往生，還令人痴迷。

如何用藥？小至吃一顆阿斯匹靈，大至口服化療藥物治病，其中學問非用經驗法則即可，用藥若正確，生活品質與健康無慮，用藥若是不瞭解與不當，造成免疫系統的失調、器官的損害或是失能，例如糖尿病、高血壓等疾病，更或是凝血失常，導致重大疾病需進開刀房開刀時，種種困難或是癒後不佳，或反致使終身必須洗腎等等。

因此，了解藥品特性、正確使用藥品，已成為人人的必要。慈濟醫療同仁們二十七年來，亦步亦趨追隨證嚴上人以守護生命、守護健康、守護愛為使命，尤其感恩花蓮慈濟醫院藥劑部藥師同仁們，堅持用心用愛守護人人健康，於民國九十五年共同編著出版了第一本健康叢書《醫院常用藥100問》，除了獲得衛生署國民健康局頒發「健康好書推介獎」殊榮外，更為讀者所熱愛，稱揚是守護家庭及個人健康的暢銷好書。

非常感恩同仁們不捨晝夜，再接再厲共同編著《十五人國民用藥事典》，把常用的十五大類藥物，依據藥理作用分門別類並分析介紹，又把會有的副作用、該注意事項等資訊放在每類藥物結語處，可幫助讀者認識藥品特性，更貼心地提醒讀者們，事先防範藥品可能發生的毒性，對讀者而言，是一本用來查詢藥品資訊非常實用的工具書。

尋覓靈方妙藥，不如正確用藥；這是一本淺顯易懂又具專業的藥典，更是一本確保健康的好書，感恩同仁們的用心，企盼再次能為守護人人健康獻上一分心力。

推薦序

善用藥典促健康

慈濟基金會醫療志業執行長、心臟內科專科醫師
林俊龍

從二〇〇五年底開始，慈濟醫療志業即致力於世界衛生組織（WHO）的「健康促進醫院」(Health Promoting Hospitals)推展，成果年年獲國際肯定，更協助取得二〇一二年世界健康促進醫院年會於臺灣舉辦的殊榮。

要促進健康，首重預防勝於治療；現代人常因過度肥胖、或「四高」：高血壓、高體重、高血糖、高膽固醇等現象造成各種文明病的流行，其實最好的治療方法是改變生活型態，首先是飲食方式的調整，第二是適度的運動，第三則是休閒減壓、放輕鬆。飲食的攝取，要「四低一高」：低鹽、低糖、低油、低熱量，以及高纖維；而素食，或稱植物性飲食，為最佳，不僅身體能健康，更能做到對地球的環保以及心靈的淨化。

近年來，天災人禍不斷，大型洪災、海嘯瞬間就沖毀千萬良田，引發糧食危機。證嚴上人鼓勵全球慈濟人在自家、在社區，持續推動「素食八分飽，兩分助人好，健康又環保，快樂沒煩惱」的長期運動。降低食量，能減重；正確素食，能降低脂肪、膽固醇、血壓、體重、血糖，簡單調整生活型態又能夠助人、救地球，一舉數得。

然而，除了改變生活型態之外，針對已經發生的疾病，不管是先天遺傳、家族病史或後天造成，絕大多數都需要投以藥物治療。但每一種藥物，藥理作用各不相同，如果能夠對症、給予適當劑量，則能有效控制，改善病情；但是若沒有正確服用、或是對象不適合、不對症、劑量不對、幾種藥物混合使用等等，藥物很可能變成「毒物」，對身體造成相當大的傷害。為此，提升病人就醫與用藥安全，也成為慈濟推動健康促進的眾多項目之一。

慈濟醫療長期關注用藥安全，已全面資訊化，無論過敏藥物提示、藥物交互作用警示、開立劑量控管、發藥物條碼核對等，都透過高科技資訊系統做管控，再配合醫師、護理、藥師等多重人力再三核對，全面維護病人用藥安全。

感恩花蓮慈濟醫院藥劑部的藥師們，平日除對民眾提供電話與現場藥物諮詢、發展藥物核對系統供病患在院區以電腦查詢，更用心努力地撰文著書，希望讓民眾在家中，也可以隨時針對國內常見的疾病及用藥，從病因、治療機轉及藥物藥理作用、副作用等，得到詳細解說。

《十五大國民用藥事典》是一本家庭必備的醫藥參考指引，期待全國民眾皆能善用書中資訊，提升用藥知識，保護健康，促進健康。

推薦序

曉了藥性，正確用藥

花蓮慈濟醫學中心院長
高瑞和

現代醫療，因生物醫學之進步而突飛猛進，人類的疾病得以控制、而人類的生命得以延長，這是科技文明結晶所帶來的福祉。其中在藥物方面的發展，更是無遠弗屆。新的藥物透過嚴謹的臨床試驗而證實它的療效，幾年之前還在試驗中的用藥，今日已可方便的在醫囑系統上開出此藥。醫師的醫療行為也隨著新藥物、新技術的發展而跟以前有很大的不同。

但是醫藥科技再怎麼發達，終究要應用在人體身上，如何確保我們開出的藥方病人能依照指示去服用，是藥物治療成功與否的一大關鍵。再者，各種藥物都有其或多或少的副作用，藥物跟藥物之間也有互相交互的作用，如何確保用藥的安全，也是現今醫療界的一大課題。

要達到以上各個目標，光靠醫護或藥事人員是不夠的，我們認為病人本身或家屬的參與是很重要的。如果我們有一套簡單實用的衛教書本或用藥指示，用淺顯易懂的文字讓病人、家屬或一般社會人士能閱讀或當參考資料，則上述所擔心的議題就可以得到解決。我們應該把醫療團隊與照顧團隊包括病人，連結起來，如此才能確保我們醫療科技的結晶，能真正為病人服務。

慈濟醫院的藥劑部同仁本著證嚴上人「人本醫療，尊重生命」的理念，編寫了這一本《十五大國民用藥事典》就是為了要達到這樣的目的。他們非常用心，結合他們的專業，將常用的藥物分為十五大類，包括心血管用藥、胃腸科用藥、神經疾病用藥等等。對於每一種特殊藥物都詳細介紹它的機轉、適應症、使用方式、可能產生的副作用，以及其它用藥必須注意事項。更難能可貴的是他們利用實際的案例故事來說明，再加上精美的圖片，讓這本書非常容易翻閱查詢，不但對於病人、家屬，即使是一般社會人士都有很高的參考價值。

《無量義經》有言：「大醫王，分別病相，曉了藥性，隨病授藥。」我們要了解一個藥物的內容，才能好好地去應用它。在此感恩我們藥劑部同仁的努力與用心，也期待本書能獲得社會的肯定。

目錄

前言

花蓮慈濟醫院藥劑部主任
劉采艷

健保局公布九十八年，國人健保用藥十大排名結果，其中高血壓、高血脂、高血糖等心血管用藥就占了七種；連續四年蟬聯冠軍的降血壓藥「脈優」，九十六年申報金額是二十六億元，到九十八年攀升到四十五億元。藥費一直都是健保支出的大宗，大約佔總醫療費用的四分之一，九十八年健保藥費總共是新臺幣一百六十九億元，與去年相比成長6.9%。除了三高用藥之外，排行前十名藥物還包括第八凝血因子、抗凝血、抗血癌。其中，治療慢性骨髓性白血病的標靶藥物「IMATINIB，基立克」支出約十二億元，雖然藥費支出相當沉重，但是以往病人和醫生對於癌症都束手無策，抗癌藥物支出比例增加，表示新藥對癌症的控制有較好的效果，能讓患者活得更有品質也可期待能延長壽命，對病人、家屬及社會都具有很正面的意義。

至於第八凝血因子，雖然國內血友病患只有六百三十人，但患者一年有三十至五十次關節腫脹，以六十公斤成人患者每次須打四瓶、每瓶約一萬三千元計，一年藥費就要兩百多萬元。國內人口持續老化，是三高藥物長期占據健保用藥十大排行榜的主要原因，再加上這些慢性病必須長期服藥控制，銷售量當然持續紅不讓。

另外，根據寰宇藥品資料管理公司，九十八年臺灣銷售藥物排行榜統計，用藥前二十名中，三高和癌症用藥各占六項最多，其中癌症用藥有明顯上升趨勢。

九十八年排行第一名的藥物仍為降血壓用藥「脈優」，其次依序為治療慢性骨髓性白血病的「基立克」、「立普妥」（降血脂藥）、「得安穩」（降血壓藥）、「保栓通」（抗凝血藥）等。進一步分析前二十名的高血脂、高血壓、高血糖等三高藥物，共包括第一名「脈優」、第三名「立普妥」、第四名「得安穩」、第九名「冠脂妥」（降血脂藥）、第十名「瑪爾胰」（控制血糖用藥）、第十八名「可得安穩」，共有六項。相較於九十七年三高用藥有八項，九十八年只剩六項。儘管三高用藥減少，但癌症用藥卻明顯上升。排行顯示，前二十名中，癌症用藥與三高藥物相同，占了六項，包括第七名的「基立克」、第十一名預防乳癌復發的「賀癌平」、第十三名治療肺癌的「艾瑞沙」、第十六名用於多種癌症化療藥物「剋癌易」、第十七名「得舒緩」、第二十名治療大腸直腸癌的「爾必得舒」。

九十八年國人十大健保用藥排行

1

成分 Amlodipine

作用 降血壓

申報金額（元） 45億

代表藥物 脈優

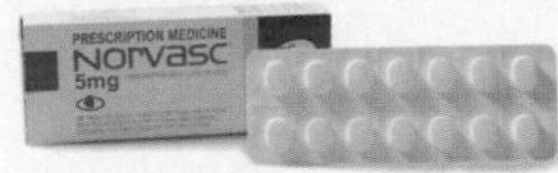

2

成分 Atorvastatin

作用 降血脂

申報金額（元） 17億

代表藥物 立普妥

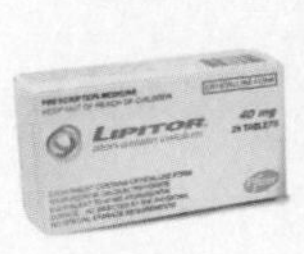

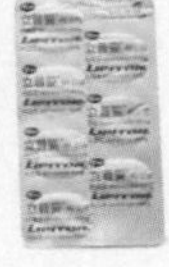

3

成分 Valsartan

作用 降血壓

申報金額（元） 16億

代表藥物 得安穩

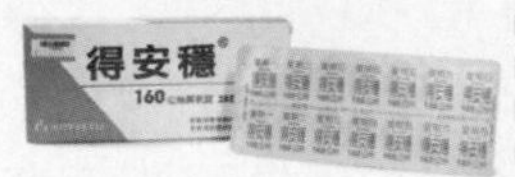

4

成分 FactorⅧ

作用 第八凝血因子

申報金額（元） 16億

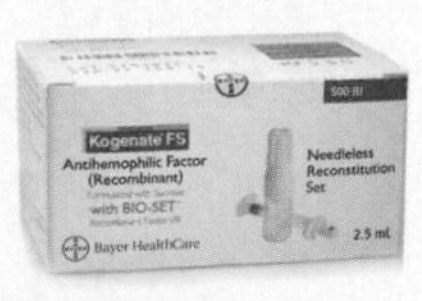

5

成分 Clopidogrel

作用 抗凝血藥

申報金額（元） 15億

代表藥物 保栓通

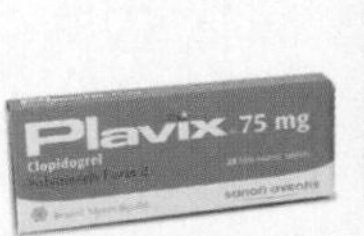

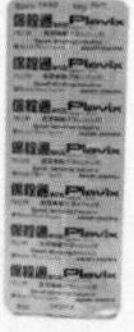

6

成分 Glimepiride

作用 降血糖藥

申報金額（元） 14億

代表藥物 穩醣錠

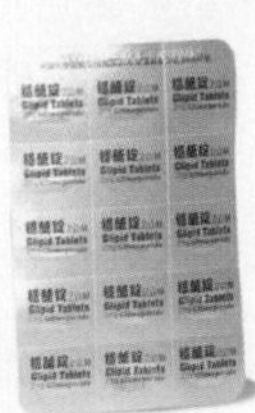

7

成分 Imetinib Rosuvastatin

作用 抗血癌藥

申報金額（元） 12億

代表藥物 基利克

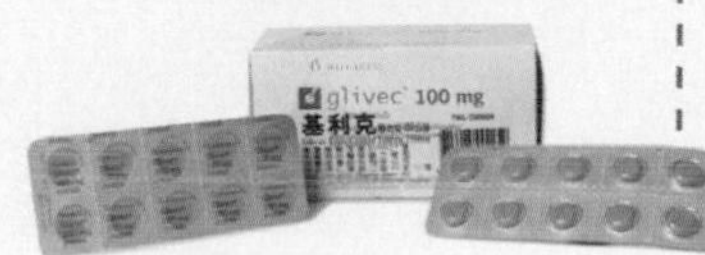

8

成分 Rosuvastatin

作用 降血脂藥

申報金額（元） 12億

代表藥物 冠脂妥

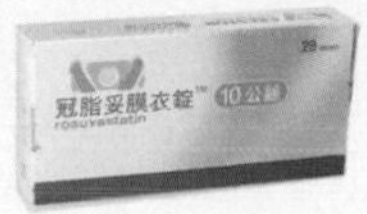

9

成分 Pioglitazone

作用 降血糖藥

申報金額（元） 11億

代表藥物 愛妥糖

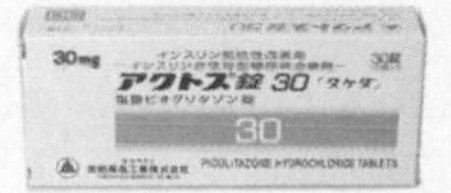

10

成分 Losartan

作用 降血壓

申報金額（元） 6億

代表藥物 可悅您

本書以國人的健保藥費支出和藥物銷售等統計資料，歸納整理最常被國人使用的十五大類藥物，將它們的作用機制、副作用、注意事項等，詳細介紹給讀者，幫助讀者更深一層認識藥物，也讓藥物只帶來益處、沒有傷害。

感謝上帝，賜給我們人類偉大的智慧，讓我們在疾病困苦中，仍然可以藉由藥物這個神奇的利器，戰勝病魔！

心臟血管藥物

劉采艷　藥師

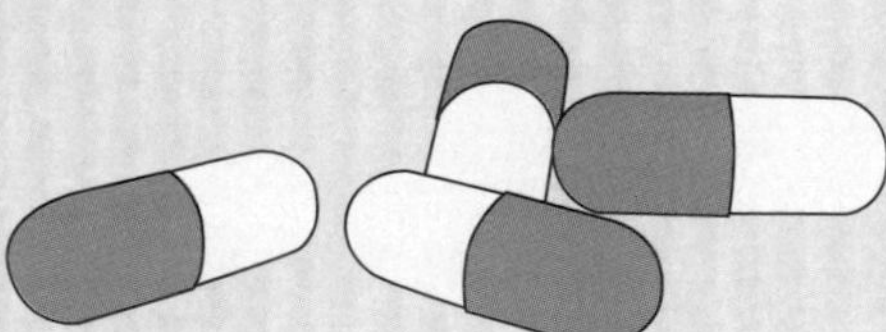

● 心臟病

● 高血壓

● 中風

● 高血脂

心臟病

案例 1

陳太太，六十四歲，家庭主婦。

有高血壓及缺血性心臟病。曾因胸悶，頭暈及暈厥數度進出病房。後來在加護病房心電圖監視器偵測到心搏過緩及心搏休止長達五秒。另診斷為病竇症候群。經置放永久性心律調節器後，上述症狀的發生頻率，即大為減少。

案例 2

呂先生，四十五歲，公司負責人。

高血壓病史約十年，平時服藥控制。工作需要經常應酬，體重約九十公斤。某一天，用完餐開車時覺胸口劇烈疼痛，送醫後不治，被診斷為急性心肌梗塞。

在我們的週遭或電視上經常可見到心臟病發作或猝死的故事，它的可怕在於使週遭的親人措手不及。心臟病是現代人最常見的疾病之一，也是國人十大死因的第三、四名。心臟病總是來勢洶洶，又造成立即性的生命威脅，甚至造成「英年早逝」、「來不及說再見」的遺憾。

心臟為什麼會產生這些快又急的病症呢？最主要是因為心臟供應我們全身器官所需的血液和養分，一但心臟血管阻塞、血流不通暢，或是心肌結構出問題，就會使全身組織缺氧壞死，造成癱瘓、說話障礙，甚至昏迷、死亡。

我們從心臟的構造與功能，就知道心臟病發生的起始來由了。心臟是由三種組織構成的。最內面一層叫做心內膜，構成心臟內面，也是心臟瓣膜的主要成分；中間一層稱作心肌，是構成心臟的主要成分。由於是心臟收縮力量的來源，因此心肌相當厚實。構成心臟的最外層組織叫做心外膜，可用來保護心臟免於外力的直接撞擊，是保護心臟不可或缺的角色。

在心臟表面包裹著一套像花冠般的血管組織網路，被稱為「冠狀動脈」。這一套血管網路供應了充沛的氧氣和養分，使心臟不停地運轉跳動。當冠狀動脈狹窄，或動脈血液阻塞不通暢時，心肌就會缺乏氧氣，因而引起心臟疾病。急性心臟病發作，又稱為急性心肌梗塞，會出現胸前疼痛、呼吸困難短促、心悸、疲倦無力、四肢浮腫、頭暈目眩等等。在前六小時是心肌受損最危險的時刻，應立即進入冠狀動脈加護中心觀察。

當心臟血管被阻塞時，緊急的治療就是使用血栓溶解劑和心導管氣球擴張術。而心導管氣球擴張術能夠提供較藥物更高的成功率，以及較低的腦出血機會。因此選擇上多半以心導管氣球擴張術為優先。

血栓溶解劑（Urokinase、tPA）

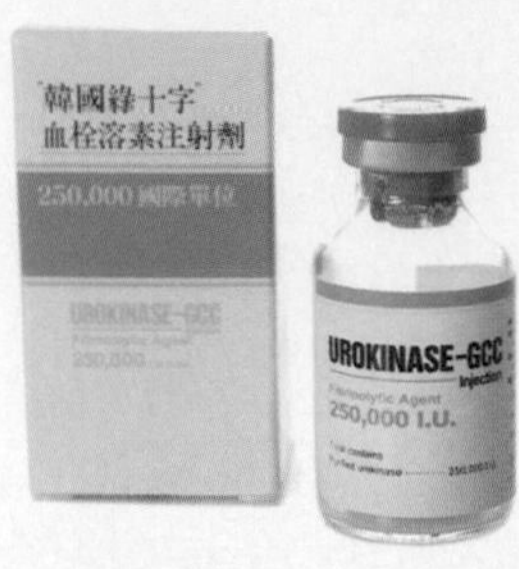

血栓溶解劑，其主要作用是使胞漿素原（Plasminogen）受激動而變為胞漿素（Plasmin），使纖維蛋白分解，即可將阻塞血管的物質分解。有報導指出，透過急性心肌梗塞病患的冠狀動脈攝影，可以發現急性心肌梗塞後六小時內之冠狀動脈會有90%完全阻塞。於完全阻塞之冠狀動脈內注射血栓溶解劑，可以使血栓完成溶解，所以當心臟病發作後六小時內應儘速使用血栓溶解劑。血栓溶解劑最大的副作用是出血，所以並非每個人都適用，應由醫師判斷是否能使用。

抗血小板凝血劑（Aspirin®，阿斯匹靈）

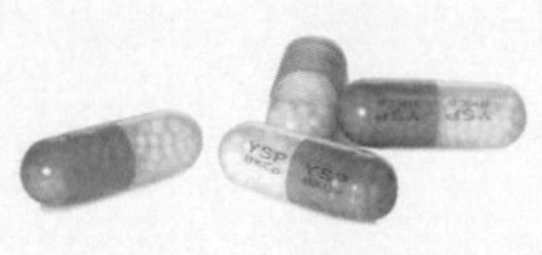

Aspirin具有不可逆的血小板凝集抑制作用，單次劑量的Aspirin就可以延長出血時間。它能使血小板內的環氧化脢（Cyclo-oxygenase）乙醯化，防止一種強力血管收縮劑及血小板凝集，及Thromboxane A2的合成。這項不可逆反應使aspirin的血小板凝集抑制作用可長達七至十天。Aspirin可用於血栓栓塞患者，作為抗血小板劑。低劑量可能比高劑量更能有效抑制血小板凝集，因為高劑量會抑制動脈管壁的環氧化脢（Cyclo-oxygenase），干擾血管擴張劑及血小板凝集抑制劑—

前列腺素（Prostacyclin）的產生。

Tirofiban（Aggrastat®，雅瑞濃縮輸注液）

為新一代預防血小板凝集藥物，可降低心肌梗塞的發生機率。作用機轉是藉由阻斷纖維蛋白原（Fibrinogen）和醣蛋白Ⅱb/Ⅲa接受體（GPⅡb/Ⅲa receptor）的結合，而達到抑制血小板凝集之作用。GPⅡb/Ⅲa是血小板上的一種接受體。

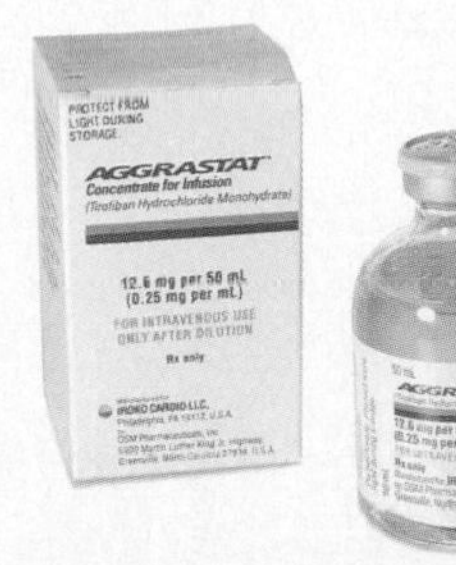

當血管受損後，血小板會與受損血管的內皮下層所曝露出來的膠原黏（Adhesion），進一步刺激像ADP、Thrombin、Epinephrine等化學物質的釋放，而這些化學物質會活化血小板上的GPⅡb/Ⅲa接受體，血塊因此就被形成。Tirofiban則是藉由阻斷纖維蛋白原（fibrinogen）和醣蛋白Ⅱb/Ⅲa接受體（GPⅡb/Ⅲa receptor）的結合，而達到抑制血小板凝集之作用。

肝素（Heparin）

肝素能直接和血液裡的各種凝血因子（IIa、IXa、Xa、XIa和XIIa）結合，所以抗凝血作用是立即產生的。其中，又以對凝血酶（IIa）與第十凝血因子（Xa）最具抑制效果。美中不足的是，肝素與類肝素均為針劑劑型，必須以靜脈或皮下注射方式使用，對於出院後的患者，長期使用上較為不方便，且增加醫療開銷。又，傳統肝素結合於血漿蛋白、血小板、巨噬細胞以及內皮細胞，因此侷限了肝素的生體可用率，並且導致抗凝血反應成效難以預測。

低分子量肝素（Low molecular weight heparin）

分子量為兩千到六千，可加強Antithromibin Ⅲ、凝血因子Xa和Thrombin的抑制作用；抑制凝血因子Xa作用最強，且副作用較少。用於預防深部靜脈血栓（Deep vein thrombosis）。影響Thrombin和凝血時間（APTT或PT）較小。與一般肝素（Heparin）比較，它在皮下注射的吸收較好，不需要常給藥（一天一到二次）。

血管擴張劑（Nitroglycerin，硝化甘油片）

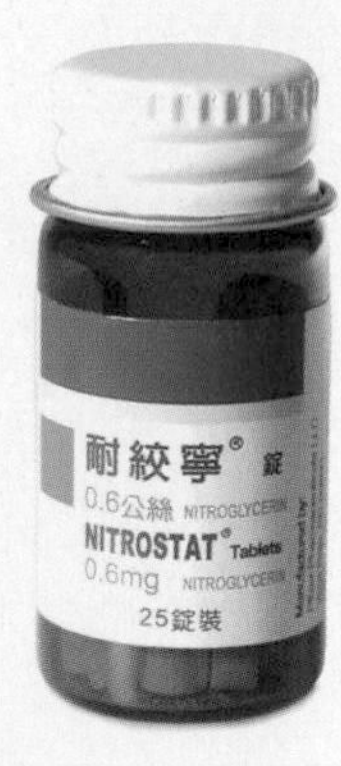

硝化甘油片（Nitroglycerin）是心絞痛的必備藥，在短暫時間內可解除胸口不適，但是，若服用方法不適當，也會帶來危險。正確的使用方法為：

1.坐下或蹲下，含一粒於舌下直到溶解，不可吞服或咬碎。通常一至兩分鐘就可緩解症狀。

2.如果症狀沒有減輕，每隔五分鐘可再含一粒，若含了三粒後胸痛仍未改善，則應立即前往醫院急診室就醫。

3.含此藥時不要吞口水、吃東西、喝飲料、抽煙或漱口。

硝化甘油是藉由擴張心臟冠狀動脈的血管平滑肌，增加供應心臟肌肉的血液，因而可改善或預防心臟因為缺氧而產生的心絞痛症狀，但使用上有一些應注意事項：

1.含藥後會有短暫頭暈感及頭痛，應避免開車、操作機械或從事有危險性的動作。

2.藥品要放在原裝棕色瓶中，栓緊瓶蓋，避光、避熱及避濕貯存，取用時不要與手接觸，以免藥品遇濕潮解而減低藥效。

3.藥品要隨身攜帶，但不可貼身存放，以免體溫促使藥品失效。

4.二十四小時內不可和威而剛（Viagra）、犀利士（Cialis）或樂威壯（Levitra）併用，以免發生血壓降太低等心血管意外事件。

硝化甘油可能的副作用有：皮膚癢疹、視覺模糊、口乾、頭暈、頭痛、臉潮紅、噁心、嘔吐、虛弱等。

其他輔助性的藥物

1.止痛劑：解除疼痛、減低心臟負荷。

2.血管加壓素轉換脢抑制劑：心肌梗塞後血管增壓素系統會被激活，致左心室壁張力增加，導致左心室內徑逐漸擴大，進而使心室功能衰退，此藥不但可以阻止這種惡性循環，且可以改善左心室功能以及增進運動的耐力，其副作用是乾咳、起立性低血壓、食慾不振、噁心、嘔吐。

3.利尿劑：緩解肺水腫降低心肺負荷。

4.抗心律不整藥物：防止出現頻繁心律不整。

藥物可以有效的治療急性發作心肌梗塞，但最重要的還是矯正危險因子，如：高血壓、糖尿病、高血脂等。應該藉由戒菸、減重及做適當運動，來防止心血管疾病的發生。

高血壓

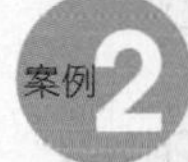

男性，六十歲。

高血壓患者，長期血壓都高達160～180毫米汞柱，但是就是很鐵齒，不願服藥控制，結果右腦出血，緊急送醫治療後，幸運救回一命，但已半身不遂，必須接受極為艱苦的復健治療。

案例 2

吳先生，三十四歲。

從十八歲就常有血壓超過180毫米汞柱的情形，因為沒有特別症狀，而未接受治療，直到三個月前出現頭痛、頭暈，才發現腎功能異常，就診時血壓高達240/160毫米汞柱，經進一步檢查證實病患因高血壓未做適當控制，造成眼底視網膜病變及惡性腎絲球硬化，雖然治療後血壓已經獲得控制，但因高血壓對腎臟的傷害卻只能恢復一部分而已。

高血壓是心血管疾病的前兆，心臟病和中風患者在發病之前通常都有高血壓的毛病。因此，高血壓是引發心臟病和中風最主要的危險因素之一，心臟血管疾病患者中，有一半都有高血壓的病史。

臺灣地區四十歲以上的人口中，高血壓的盛行率約有五分之一，但知道自己罹患高血壓並進行控制的人卻相對偏低。在臺灣地區十大死因中，與高血壓有直接或密切相關的疾病就佔了一半，可見高血壓對健康造成相當大危害。相較於其他短時間就能致命的疾病，高血壓似乎是容易使人忽略的一種緩和疾病。但高血壓如果沒有適當控制，將導致重大器官的損傷，包括腦中風、心臟病、腎衰竭和眼睛病變等，甚至造成死亡，因而被稱為「沉默的殺手」。

其實高血壓只要藉由藥物控制，每天按時吃藥、定時追蹤血壓，就能夠避免發生上述的併發症。而降血壓藥物的選擇是很大的學問，同一種藥物用在不同人身上會有不同的效果。有些人喜歡將自己吃了有效的藥，分送給親友吃。但降血壓藥物可不能亂吃，因為降血壓藥物很容易造成頭暈、心悸或血壓過低的副作用，甚至還可能中風，還是乖乖給醫生評估再吃藥吧！

降血壓藥物的選擇，依據英國劍橋大學布朗教授等人，所分享的實用簡易分類，可分為ABCD四

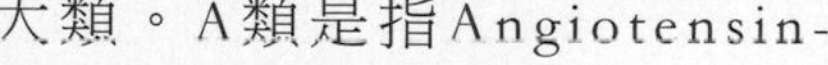
大類。A類是指Angiotensin-

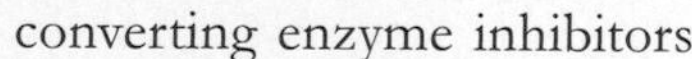
converting enzyme inhibitors

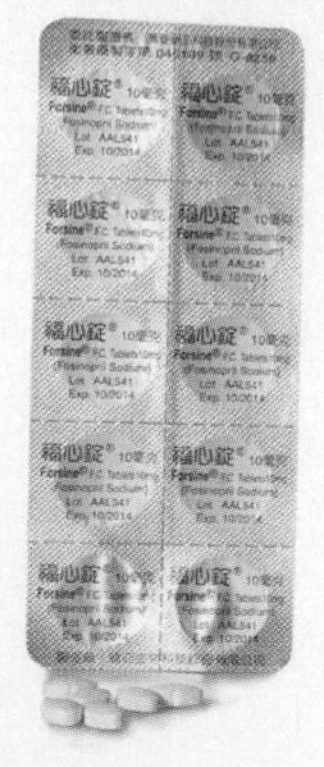

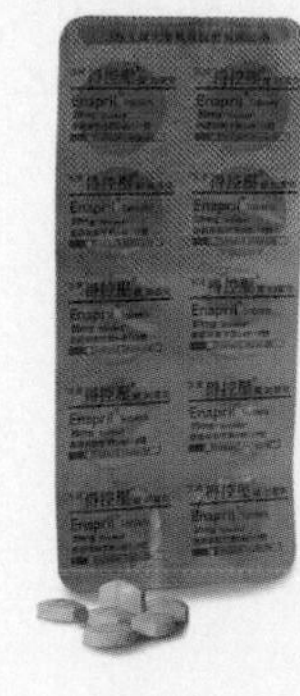

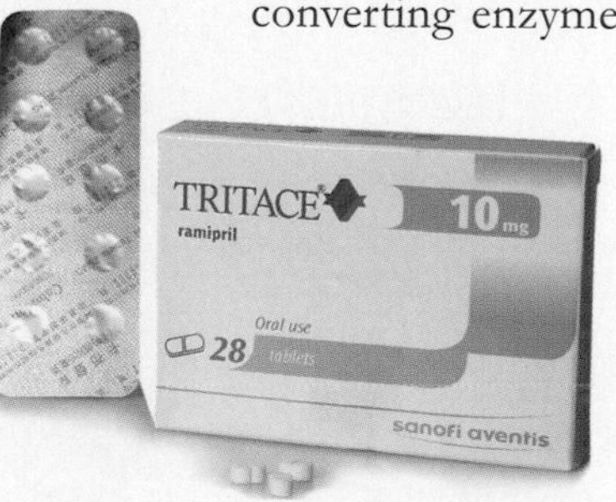

（血管收縮素轉換酵素抑制劑；如Capoten、Monopril、Renitec、Tritace、Zestril）或Angiotensin II receptor blockers（血管收縮素II受器阻斷劑；如Cozaar、Diovan）；B類是指β-blockers（乙型交感神經阻斷劑，如Betaloc、Concor、Dilatrend、Inderal、Tenormin）；C類是指Calcium-channel blockers（鈣離子通道阻斷劑，如Adalat OROS、Herbesser、Isoptin、Norvasc）；D類是指Diuretics（利尿劑，如Aldactone、Lasix）。

小於五十五歲、中年人或白人，首選藥物為A類或B類；而大於五十五歲、老年人或黑人，主要是低腎素的高血壓，比較不適合A類藥物，應該一開始就採用能擴張血管的C類藥物，或可經由利尿減少血中鈉離子濃度，而降低血壓的D類藥物。糖尿病合併高血壓的病患，使用A類藥物比B類更能降低總死亡率與心血管疾病發生率。

若只使用一種藥物，仍無法控制血壓在140/85毫米汞柱以下，此時可以考慮合併兩種藥物，如A加C或D，或B加C或D，但一般較不採用B加D，因它可能會增加糖尿病發生的機會。

如果使用兩種藥物還無法使血壓降至理想值，則併用A加C加D。但若還降不下來，就要考慮體內可能有腫瘤存在，如腎上腺皮質醛酮瘤會造成高血壓，此時要測血中腎素和皮質醛酮值來診斷。如果診斷結果沒有腫瘤，但血壓

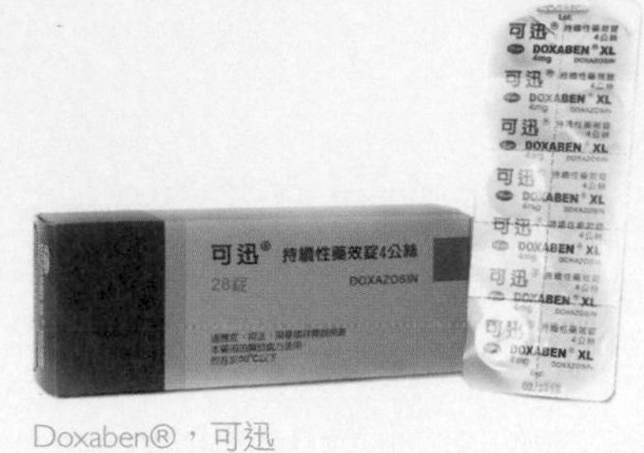

Doxaben®，可迅

仍降不下來，此時除A加C加D外，可再併用甲型交感神經阻斷劑（α-blockers），如Doxaben、Hytrin。

降血壓藥物其實可細分為六大類，醫師會依患者狀況決定使用何種藥物，高血壓藥物需要長期服用，但安全性高，民眾不必過於擔心長期使用可能產生的副作用，把握規律服用、不隨意增減藥量的原則，就能使血壓控制得宜，不出中風意外。六類降血壓藥分述如下：

血管收縮素轉換酵素抑制劑
（Angiotensin converting enzyme inhibitors；ACEI）

腎素—血管收縮素系統（Renin-angiotensin system）是我們身體內調控血壓的系統。該系統對於身體的作用不單單只是把鈉跟水留在體內，它還有讓細胞增生，血管增厚等作用。

首先，血管加壓素原（Angiotensinogen）經由腎素（Renin）切割後會產生血管收縮素轉換酵素I（AngiotensinI），之後再經由Angiotensin converting enzyme作用後就會變為血管收縮素轉換酵素II（AngiotensinII）。AngiotensinII本身即為強力之血管收縮劑，會刺激腎上腺皮質分泌Aldosterone，引起鈉和水分滯留。

ACEI就是藉由抑制血管收縮素轉換酵素（Angiotensin

converting enzyme）的作用來減少AngiotensinII的產生而達到降壓的目的。

此外，因為血管收縮素轉換酵素在激肽釋放酶一激肽一前列腺素體（Kallikreinkinin-prostaglandin system，KKP體系）系統中負責把舒緩激素（Bradykinin）去活化，所以抑制了血管收縮素轉換酵素（Angiotensin converting enzyme）的活性，也使得緩激肽（Bradykinin）量增加，緩激肽（Bradykinin）這個發炎物質是造成ACEI引發咳嗽的主因，但由於讓血管擴張，所以更加強了降壓的效果。

ACEI的副作用是血中鉀離子會升高，而亞洲人服此藥也較容易出現咳嗽症狀，長期過量使用要注意可能引發腎衰竭。因此，使用ACEI治療高血壓，必須要注意的是：

1.具有致畸胎性，懷孕第二期為C級、第三期以後為D級，不可以再吃。

2.使用ACEI以前應先補充體液或停用利尿劑，以免使用ACEI後讓腎臟灌流量更低，而造成急性腎衰竭。

3.腎功能不全的病人，使用ACEI初期，會出現血清肌酸酐（Serum creatinin）上升情形，但這是可逆性的，不需要停藥，因為ACEI還有保護腎臟的效果。

4.除非有醫師或藥師的指示，否則避免使用含有擬交感神經作用劑的咳嗽、感冒或抗過敏製劑。

5.ACEI會使血鉀升高，應該避免使用富含鉀的食物（如低鈉鹽、菠菜、紫菜、香蕉、楊桃、柳橙、木瓜）。

市面上常見的ACEI製劑有Captopril（Capoten®，刻甫定錠）、Fosinopril（Monopril®，脈樂甫利）、Enalapril（Renitec®，悅您定）、Ramipril（Tritace®，心達舒）、Lisinopril（Zestril®，捷賜瑞錠）。

血管收縮素II受器阻斷劑（Angiotensin II receptor blockers；ARB）

人體內產生血管收縮素II的途徑，並非只有血管收縮素轉換酵素途徑（ACEI pathway），它也可以透過凝酪（Chymase）等途徑來產生血管收縮素II。科學家發現腎臟的血管收縮素II，有40%是經由其它非ACEI途徑產生，因此ACEI類藥物無法完全控制血壓，ARB類藥物因此問世。ARB類藥物直接作用在血管收縮素II的接受體上，理論上它比ACEI類藥物更能阻斷腎素—血管收縮素系統之作用。臨床醫學證實，ACEI類藥物副作用為咳嗽、無痰乾咳、偶爾伴有鼻塞，且作用時間長者較嚴重，此外鉀離子過高，容易產生高血鉀問題。ARB類藥物在這方面的副作用則比較少。

ARB類藥物較常見的副作用為頭暈、頭痛、疲倦、上呼吸道感染、腹瀉、背痛等，乾咳的副作用則比ACEI少很多。

市面上常見的ARB類藥物有Losartan（Cozaar®，可悅您）、Valsartan（Diovan®，得安穩）、Iirbesartan（Aprovel®，安普諾維）。

乙型交感神經阻斷劑

血壓的高低，受到兩個因素影響：一是心臟對血液的推動力，二是血管血流的阻力。當我們的交感神經受到刺激時，心臟的推動力及血流的阻力會增加，血壓就會上升。相反地，當副交感神經受刺激，反而會減低心臟的壓縮力，對周圍血管阻力也沒有實際作用，此時血壓反而略為下降。交感神經阻斷一旦被阻斷，就能使血壓下降。乙型交感神經阻斷劑，是一種與交感神經中的β受體結合的藥物，能阻斷交感神經系統對心臟與血管的作用，減緩心跳速率以及心臟收縮的強度，因此可以治療高血壓以及心律不整。

乙型交感神經阻斷劑常見的副作用是心跳過慢，不過這也是乙型交感神經阻斷劑可以用來治療心律不整的原因。另外還有少數人會出現失眠、幻覺、陽萎、支氣管阻塞惡化、末梢血管血流受阻、陽萎、疲倦、手腳冰冷等症狀。服用乙型交感神經阻斷劑需注意的是：

1. 會使周邊的動脈循環變差，嚴重周邊動脈循環失常的人禁用。
2. 會延長心臟的傳導時間，一級心臟傳導阻斷的病人應特別小心。
3. 可能會掩蓋低血糖所造成的心跳過速，而使糖尿病人陷於低血糖的危險中而不自知。
4. 可能造成氣喘病人呼吸道阻力增加，加重氣喘症狀。

市面上常見的乙型交感神經阻斷劑有Metoprolol（Betaloc®，舒壓寧）、Bisoprolol（Concor®，康肯）、Carvedilol（Dilatrend®，達利全）、Propranolol（Inderal®，思特來）、Atenolol（Tenormin®，天諾敏）

C類降血壓藥（鈣離子阻斷劑）

所有鈣離子阻斷劑都能有效地降低血壓，而且耐受性很好，臨床上普遍使用在老人收縮性高血壓及心臟病；可降低腦中風或罹患老年失智症的機率，對心律不整也有幫助。

鈣離子阻斷劑的作用機轉是讓鈣離子流到心臟細胞及血管壁的速度變慢，心臟可以較省地打出血液，又因為血管也放鬆變寬了，自然能減少心臟負荷及降低血壓。

鈣離子阻斷劑依化學結構可分為Dihydropyridine（DHP）與非Dihydropyridine（Non-DHP）類兩類。

1.DHP類鈣離子阻斷劑（商品：Adalat®、AdalatOROS®、Plendil®、Hypoca®、Norvasc®、Zanidip®）副作用為：反射性心跳加快、不當使用反而增加心血管疾病的風險。其他常見副作用還有：暈眩、嗜睡、潮紅、頭痛、週邊水腫。

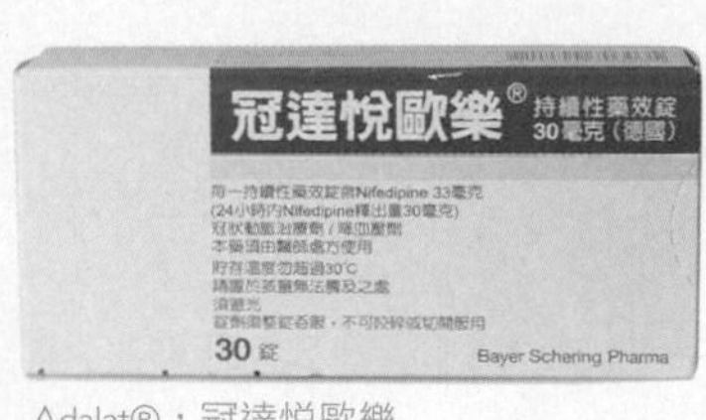

Adalat®，冠達悅歐樂

2.Non-DHP類鈣離子阻斷劑副作用（商品：Herbesser®、Diltelan®、Isoptin®、IsoptinSR®）。副作用為：減少心收

縮力，不建議用於收縮性心臟衰竭病患；心跳變慢，心房心室傳導阻塞（AVblock）病患使用需非常小心謹慎。其它常見副作用：便秘、食慾不振、噁心、週邊水腫。

D類降血壓藥（利尿劑）

利尿劑在降血壓藥的歷史上最悠久，臨床上把利尿劑拿來作為基礎降血壓藥物。利尿劑為什麼能降血壓呢？因為利尿劑能抑制腎小管對鈉和水的再吸收，達到排鈉利尿的作用，當人體內鈉和水分的排出量超過攝入量，身體內的血容量和細胞外的體液就會減少，心輸出量下降，就能達到降壓作用。心臟輸出量愈大或血管對血液流動的阻力增加，人的血壓就會升高。

利尿劑只是一種藥物的分類統稱，依機轉不同還可以分為四大類：

1.Thiazide利尿劑，如Hydrochlorothiazide（益爾爽錠）、Indapamide（Natrilix®、鈉催離）。

2.Loop（管套）利尿劑，如Furosemide（Lasix®、樂泄錠）、Bumetanide。

3.保鉀利尿劑，如Amiloride、Spironolactone（Aldactone®，安達通）。

4.其他：如Mannitol。

其中，以Thiazide類的利尿劑最適合配合其它藥物使用在高血壓和心衰竭患者，因為除利尿外，它還有擴張血管的效果，可以減少血管阻力，進而達到降低血壓的目的。

利尿劑的副作用是鈣、鎂離子濃度下降、血糖及膽固醇暫時性上升、尿酸上升、消化不良。Aldactone®（安達通）可能有男性乳房肥大（女性化乳房）、女性月經不順等副作用。使用上要注意的事項有：

1.鈉離子代謝也會同時代謝鉀離子，若長期過量服用，必須注意低鉀血症的發生。

2.長期使用應注意糖的耐受性變差，可能導致血糖偏高。

3.利尿劑應該在早上吃，因為吃了利尿劑會想上廁所，影響夜間睡眠。

甲型交感神經阻斷劑

這類藥物能使平滑肌鬆弛，可改善攝護腺肥大的病患急尿頻尿的症狀，同時也能擴張血管，使血壓下降。除非是高血壓合併攝護腺肥大，否則這類藥不適合當降血壓的首選藥。此類藥的副作用有站立昏眩、心悸、陽萎、眩暈，疲倦，嗜睡。要注意剛服用此藥，可能會有姿態性低血壓，起床時不要太過匆促，以免因為姿勢突然改變引發頭暈、噁心等低血壓症狀。這類藥常見的有Doxazosin（Doxaben®，可迅）；Erazosin（Hytrin®，定脈平）。

中風

案例1

盧先生，六十歲，已退休。

高血壓病史。最近常感肩頸酸痛及頭暈，親人發現左側肢體較無力，經友人介紹接受腦血管磁振造影檢查，發現右側腦部血管有阻塞的情況，經醫師建議後安排住院治療。

王媽媽，五十二歲，平日並無任何不適。

有一天早晨起床進食後突然右側肢體無力並且言語困難，家人緊急送醫，確定是心律不整引起腦中風。

中風是由於腦部血液循環受阻而迅速發展的腦功能損失。無論是血栓所造成的缺血，或因出血造成的血液循環障礙，都可稱為中風。在過去，中風被稱為腦血管意外或CVA，但現在通用的名詞為「中風」。

中風會造成許多器官發生病變，包括腦動脈栓塞引起心絞痛、心臟衰竭、冠心病、腦中風；或四肢深層靜脈栓塞會造成水腫、疼痛；甚至還有耳朵血管栓塞造成重聽、耳聾等。

血管是維持身體血液循環不可缺少的系統器官。血液藉著動脈血管離開心臟，流動到身體各個器官，為器官提供營養，然後又藉著靜脈血管回到心臟。動脈血管與靜脈血管之間有無數個毛細血管，分佈在全身各處，為肌肉和神經等細胞提供氧氣和營養物質。如果血管栓塞，堵塞部位的細胞就得不到營養供應，細胞就會逐漸喪失功能，甚至死亡。堵塞的部位不同，出現的症狀也不同。例如，中風之後，身體的神經細胞缺氧過久，就會造成半身不遂或癱瘓的後遺症。

為什麼血管會堵塞呢？當身體受傷流血時，血液中的血小板會先在傷口處聚集，同時活化凝血因子，凝血系統在傷口處形成網狀堵住傷口，使流血停止。血止住後，體內的溶血系統又會開始工作，將傷口附近血管內壁多餘的血小板清掉，以保證血液的順暢流通。可是，如果血液凝固系統過度被活化，溶血系統功能又不夠時，血液流動性降低，就會產生病理性血栓（黏貼在血管壁上使血管狹窄）或者栓子（遊走在血液中），造成血流障礙。一旦栓子在狹窄部位被堵住，該處的器官或部位就會產生病變。將栓塞溶解或是預防栓塞的藥物有「抗血小板凝集藥物」與「抗凝血藥物」二類，介紹如下：

抗血小板凝集藥物

這類藥物具有抑制血小板凝集的作用。在血小板的活化過程中，除了顆粒體釋放ADP，5-HT和Fibrinogen外，另外一個很重要的反應為磷脂酶A2（Phospholipase A2）作用於細胞膜上的磷脂（Phospholipids），釋放花生四烯酸

（Arachidonicacid），花生四烯酸經由環氧化酶（COXI；Cyclo-oxygenase I）的作用產生血栓素A2合成酶（TXA2；Thromboxane A2）。TXA2有很強的血小板聚集作用，可以刺激血小板纖維蛋白受體（Fibrinogen receptor）的活性。而這類藥物不可逆地抑制血小板的Cyclo-oxygenase I（COXI），而抑制TXA2的合成。

常用的抗血小板藥物有Aspirin（阿斯匹靈）與新一代的Clopidogrel（Plavix®，保栓通膜衣錠）。Clopidogrel的療效較Aspirin佳，且具有更高的安全性，較不會產生胃腸道的副作用。

傳統一般劑量的Aspirin通常用來退燒、消炎及止痛，同時也有抑制血小板凝集的作用。然而許多大型的研究顯示低劑量的Aspirin就可以達到抑制血小板凝集的效果，預防血栓生成，進而降低中風、心肌梗塞等血管疾病的再發生率。由於Aspirin同時會減少胃部保護物質的分泌，所以最常見的副作用為腸胃不適、胃出血，且通常和劑量相關，因此醫師會請病人服用最低有效劑量的Aspirin。Aspirin最好每天固定時間於飯後馬上服用，可以減少腸胃道副作用的發生率。另外須在醫師指示下監測腎功能（因為Aspirin會減少腎臟血流，可能降低腎臟功能）、肝功能、出血症狀（抗血小板凝集藥物會抑制血小板，可能會引起出血危險性）、過敏症狀。Aspirin用於患有水痘或流行性感冒的兒童及青少年，可能與產生雷諾氏症候群（Reye's syndromes）有關，特徵為嘔吐、嗜睡及好鬥，可能逐漸發展成譫妄及昏迷，死亡率為20-30%，存活者可能遺留永久性腦損傷。因果關係還不明確，但美國疾病管制中心，藥物食品管理局建議患有水痘或流行性感冒的兒童及青少年應避免使用水楊酸鹽類。

Clopidogrel（Plavix®，保栓通膜衣錠）通常用於醫師評估無法使用Aspirin的病人。由於作用機轉和Aspirin不同，因此較不會有胃出血的副作用。比較需要注意的是如果病人同時有胃腸潰瘍而併用某些治療潰瘍的藥物（如Omeprazole），這類藥物可能降低Clopidogrel（Plavix®，保栓通膜衣錠）的藥理作用，需詢問醫師或藥師作進一步的評估。

高劑量的Dipyridamole（Solantin®，心耐糖衣錠）也可抑制血小板的凝集，但由於Dipyridamole的作用時間短、而且高劑量通常會造成頭痛的副作用，因此作成持續釋放的劑型可延長藥物作用的時間並減少副作用的產生。使用Dipyridamole必須整顆吞服，不可以將膠囊打開以免破壞劑型。頭痛的副作用通常在開始治療的兩至三天內發生，幾天後就會自行消失，因此輕微而可以忍受的頭痛通常不需停藥。

Solantin®，心耐糖衣錠

抗凝血藥物

此類藥物能預防血栓的形成，抑制或減緩正常的凝血反應，但對已存在的血塊，沒有溶解的作用。抗凝血藥物可分為注射和口服二種；注射劑型有肝素（Heparin）和AntithrombinIII，口服劑型有Warfarin（Coumadin®，可邁丁錠）和Ticlopidine（Licodin®，利血達錠）。

Licodin®，利血達錠

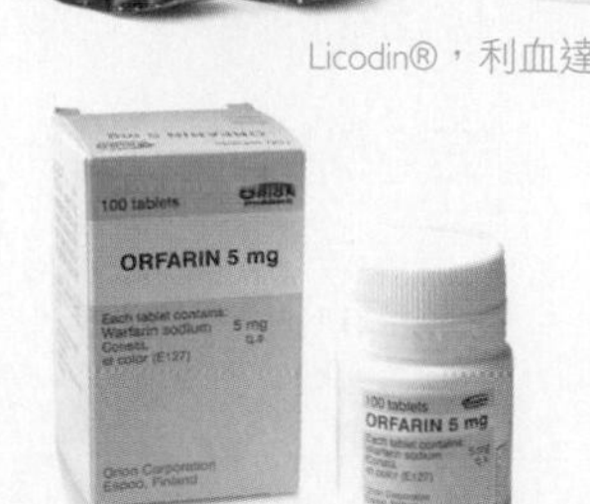

Warfarin (ORFARIN®)

肝素存在於肥大細胞（Mastcells），它在正常血液中的濃度很低。所有商業上的肝素皆從牛肺或豬腸分離出來。肝素為一種黏多醣體（Mucopolysaccharide），由Hexosamine和Uronicacid以多種不同的方式組成，並與硫酸結合成酯鹽，分了量從六千至二萬，因此肝素分子量很大且帶有很多負電。肝素直接和血液裡的凝血因了（lla，lXa，Xa，Xla和Xlla）結合，所以抗凝血作用幾乎是瞬時產生的。但肝素的作用同時需要AmtithrombinIII。AmtithrombinIII為一種蛋白酶，它與Thrombin、lXa、Xa、Xla和Xlla結合而抑制這些凝血因子的作用。肝素的作用在和AmtithrombinIII結合後，加速AntithrombinIII和Thrombin、lXa、Xa、Xla和Xlla的結合而抑制它們的作用。

Warfarin（Coumadin®，可邁丁錠）是心臟內科常開立的口服抗凝血藥物，其主要功用是干擾體內依賴維他命K的凝血系統而達到抗凝血的作用，維他命K是合成凝血因子II、VII、IX及X的輔助因子。臨床上Warfarin（Coumadin®，可邁丁錠）廣泛應用於預防和治療深部靜脈栓塞、肺栓塞、心房纖維顫動或人工心臟瓣膜置換手術所引起之血栓栓塞併發症。Warfarin（Coumadin®，可邁丁錠）使用劑量太高，可能會有出血的危險性，而劑量太低，可能會導致血栓形成，服藥期間一定要遵照醫師指示定期監測及執行PT（凝血酶原時間）或INR（國際標準化凝血酶原時間比值）等抽血檢驗，以確認藥物在合適的劑量範圍內。

而Ticlopidine（Licodin®，利血達錠）是藉由抑制血小板纖維蛋白原受體的表達，進一步抑制血小板的聚集。其作用機制不清楚，但藥效要三至七天後才產生。此藥適合於不能忍受Aspirin副作用的病人。但它本身的副作用如腹瀉，皮膚疹，特別是白血球減少（Leucopenia）卻使的它的用途受到限制。

由於抗血小板或抗凝血藥物會造成凝血遲緩，而導致不容易止血，服藥期間應該注意身體有沒有出血的危險，如牙齦出血、紅色或深棕色的尿液、血便、傷口流血不止或皮膚有不明原因的瘀青。副作用於停藥一段期間如果沒有改善或持續惡化應該通知醫生。如要進行拔牙或開刀等侵入性治療，應該先詢問主治醫師，由醫師決定直接停藥或調整劑量。

服藥期間醫生會參考抽血值中凝血功能（PT或INR）結果，作為調整藥物劑量的依據，所以每次回診領藥時，應看清楚藥袋標示的服用劑量。另外服藥期間應維持平日的飲食習慣，不要突然食用大量富含維他命K的食物，如綠葉蔬菜、捲心菜、花椰菜、動物內臟等，因為，這些食物可能會減低Warfarin的藥效。

高血脂

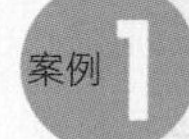

男性，二十八歲。

從四肢出現許多紅黃色的小顆粒，經由皮膚切片檢查，及抽血檢驗各項生化值後，證實為「發疹性黃色瘤」。患者總膽固醇為526mg/dL（正常應少於240mg/dL），三酸甘油脂為5511mg/dL（正常應少於兩百）空腹血糖值高達248mg/dL，醣化血紅素13%，根據以上抽血結果，證實患者同時罹患高血脂以及糖尿病。患者接受高血脂和糖尿病的治療，使血脂肪和血糖得到控制，皮膚的黃色瘤自然消失。

童先生，四十歲。

患有高血脂與糖尿病，同時體重過重，在服用降血脂藥物後，卻發現稍微運動就累，同時發生肌肉酸痛的症狀。所幸他即時察覺不對勁就醫，經血液檢查後，發現體內的肌肉酵素升高，經醫師評估停藥後，他的肌肉酵素便降低，肌肉酸痛症狀也就自然消失了。接著同先生接受醫師建議，改以飲食與運動自我控制血脂一段時間後，三酸肝油脂便順利地降低了。

以上案例說明，高血脂其實是可以透過健康的生活習慣預防或延後發生的。雖然有部份高血脂症是家族遺傳，無法預防，但它也是一種文明病。而且，如果有遺傳因子存在，飲食生活習慣不當的話，高血脂症也可能提早報到。

「高血脂症」顧名思義就是血中的脂肪過高，它是造成動脈硬化和心臟病的重要危險因子。發生率男性高於女性（糖尿病患者例外）。高血脂症發生原因可能經由遺傳（如家族遺傳性高血脂症）、或經由次發性的因素所導致（如糖尿病、肥胖症、庫欣氏症候群、腎病症候群、甲狀腺低能症）。另外，脂肪的每日攝取超過總熱量的40%、飽和脂肪酸超過總熱量的10%、膽固醇每日攝取超過三百毫克、或飲酒過量，及某些藥物如利尿劑、女性荷爾蒙、避孕藥丸、類固醇、或乙型交感神經阻斷劑使用等，也會造成次發性的高血脂症。

血脂肪的高低，是以血中脂蛋白來測定。脂蛋白包括：乳糜粒脂蛋白（Chylomicrons）、極低密度脂蛋白（VLDL）、低密度脂蛋白（LDL）、中密度脂蛋白（IDL）、與高密度脂蛋白（HDL）等。其中高密度脂蛋白（HDL）因可保護心臟減低心臟病的發生率，故又稱為「好的膽固醇」，而低密度脂蛋白（LDL）因與心臟病的發生有關，所以又叫「壞的膽固醇」。

臺灣的健保給付，如果患者沒有心臟血管性疾病（冠狀動脈心臟病、心肌梗塞、腦血管疾病、週邊動脈粥樣硬化症等），同時也沒有超過二個心臟病危險因子者，即血中總膽固醇值超過240mg/dl，或LDL-C壞膽固醇超過160mg/dl，或血三酸甘油脂值（TG）超過200mg/dl，患者需先「飲食治療」三至六個月，無效後才可給付使用「降血脂藥物治療」。

「飲食療法」是高血脂最先應採取的處理步驟，而對於體重過重者，則應減輕體重至理想體重。對於大部份的人而言，第一期的飲食限制為降低總熱量（卡路里）、膽固醇（每天300毫克以內）、及飽和脂肪酸含量（10%以下）。至於飲食限制的程度則應該視高血脂症嚴重程度來決定。如果三個月後血脂仍高，則應進入第二期的飲食限制療法：膽固醇每天應少於200甚至150毫克、及飽和脂肪酸含量7%以下。如果三個月後血脂仍高，則應考慮降血脂藥物治療。但糖尿病患者、動脈硬化或心血管疾病患者、或家族史者建議應提前使用藥物治療。

藥品類型的選擇，依據患者血中何種血脂升高決定。如果單種藥物使用二到三個月仍無療效，則應馬上停止使用，並嘗試轉用他類藥物。有時須使用到二種，甚至多種藥物混合療法，才能達到較佳的療效。

膽汁樹脂Cholestyramine resin（Questran®，貴舒醇）

Cholestyramine resin是一種陰離子的交換樹脂，會在腸道吸收膽酸，結合形成不溶性的複合物，並經由糞便排出。這樣的作用機制，能將膽酸從肝腸循環中移出，膽酸流失，就會促使膽固醇不斷氧化為膽酸。如此一來，血清中的膽固醇及低密度脂蛋白濃度就會下降了。此藥的副作用有腹部不適、胃腸氣、噁心、嘔吐、下痢、胃灼熱、厭食、消化不良及脂肪痢。

使用時需注意以下事項：

1.Cholestyramine resin會減少膽酸濃度，當服用高劑量時（每天24克）可能會干擾脂肪的正常吸收，需考慮補充維他命A、D、K。

2.Cholestyramine resin可能會與同時服用的其它藥物結合，所以服藥間距應盡量加長，建議在前或四至六小時後，以避免干擾這些藥物的吸收。

還原酶抑制劑HMG-CoA（Statins，史塔丁類）

使用還原酶抑制劑HMG-CoA（Statins，史塔丁類）這類藥物是藉由抑制肝臟的膽固醇合成及增加肝臟細胞LDL接受器數量與活性，有效降低總膽固醇、低密度脂蛋白與三酸甘油脂等，來治療高血脂症，並減少罹患心血管疾病之發生率。

史塔丁類（Statins）藥物常見的副作用包括：腸胃不適、暈眩、頭痛、皮膚疹等。長期使用Statins可能引起異位性多發性神經病變。而Statins最廣為大家熟知的副作用為肌毒性，肌毒性變化可能從輕微的肌肉無力，到重度致命性的橫紋肌溶解。特別是親脂性較高的Simvastatin（Zocor®，素果）與Atovastatin（Lipitor®，立普妥），較容易產生肌毒性。可能是親脂性較高的Statins，比較容易穿透肝臟以外的細胞。

使用此藥須注意的事項包括：

1.葡萄柚汁會抑制此類藥物的代謝，增加藥物血中濃度，可能增加發生橫紋肌溶解現象，應留意肌肉病變的產生。

2.紅麴本身就含有Statins成分，不可同時併用Statins與紅麴來降血脂。

3.史塔丁類（Statins）會受到其他藥物的交互影響而增加橫紋肌溶解等不良反應發生率。因此，此類藥物與酵素抑制劑或酵素誘導劑併用時，必須小心監測病人的情況，以免發生嚴重的副作用。

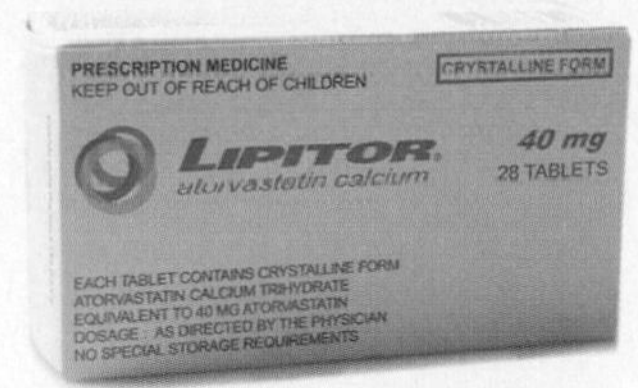

Lipitor®，立普妥

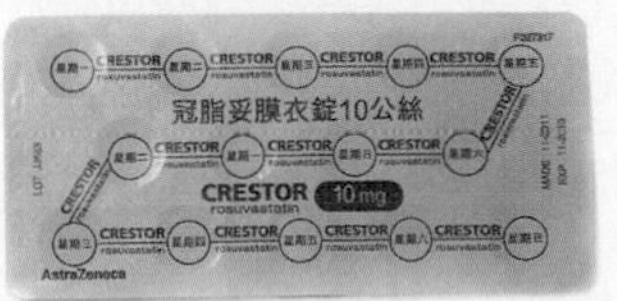

Crestor®，冠脂妥

臨床上常見的史塔丁類（Statins）藥物包括：Pravastatin（Mevalotin®，美百樂鎮）、Simvastatin（Zocor®，

素果）、Fluvastatin（LescolXL®，益脂可）、Atovastatin（Lipitor®，立普妥）、Rosuvastatin（Crestor®，冠脂妥）

菸鹼酸Nicotinicacid（Niacin）

菸鹼酸（Nicotinicacid）是維他命B群的一種，又稱為維生素B3，具有降血脂的作用，確實的作用機轉至今仍不清楚。有幾個推論是：菸鹼酸能減緩肝臟中的三酸甘油脂酯化速度，阻止游離脂肪酸從脂肪組織釋放出來；還可能提高脂肪分解脢活性，促使乳靡微粒從血漿中排出。總而來說就是，HDL（好的膽固醇）增加，LDL（壞的膽固醇）、三酸甘油脂和總膽固醇減少。菸鹼酸（Nicotinicacid）適量的使用，並不會有太大的副作用。菸鹼酸有降低LDL、升高HDL的效用，但是劑量高達一天1300～3000毫克時，有多種副作用，如干擾肝臟功能，引發胃潰瘍，升高血糖與尿酸等，對糖尿病與痛風患者而言是有害的。市面上的藥物有Lipo-nicin（Lipo-nicin®，寧百欣）與Acipimox（Olbetam®，脂倍坦）二種。

膽固醇吸收抑制劑Ezetimibe（Ezetrol®）

Ezetimibe是一個新一代降血脂藥，屬於膽固醇吸收抑制劑，可抑制食物與膽汁中所含膽固醇的吸收，降低血中低密度脂蛋白膽固醇（LDL，壞的膽固醇）。Ezetimibe口服後吸收快且不受食物影響，可以在一天之中任一固定時間隨餐或空腹服用，且不會影響膽酸、脂肪酸、三酸甘油脂、脂溶性維生素或口服避孕藥之吸收。由於Ezetimibe抑制膽固醇的吸收之後，可能會代償性地增加膽固醇之合成，此時若與Statins（史塔丁類）類藥物併用時，可增加降血脂療效、降低Statins（史塔丁類）使用劑量而減少藥物副作用，並能同時抑制膽固醇之吸收與合成，雙管齊下達到更佳的降血脂作用。Ezetimibe具有獨特的作用機轉、能有效降低膽固醇吸收，是治療高血脂症之另一新選擇。

Ezetimibe的副作用有降低HDL-C（好的膽固醇）、心電圖的Q-T期延長、下痢、腹脹、腹痛等。需注意的事項包括：

1.單用Ezetimibe時，降血脂療效不如Statins類藥品，且藥價昂貴，因此不建議單獨使用Ezetimibe作為第一線治療用藥。

2.目前健保對Ezetimibe的給付規定為：「對史塔丁類（Statins）藥品發生無法耐受的藥物不良反應（如嚴重肌痛、肌炎）者；或經使用史塔丁類藥品單一治療三個月未達治療目標者，得合併使用本藥品與史塔丁類藥品」。

抗感染劑

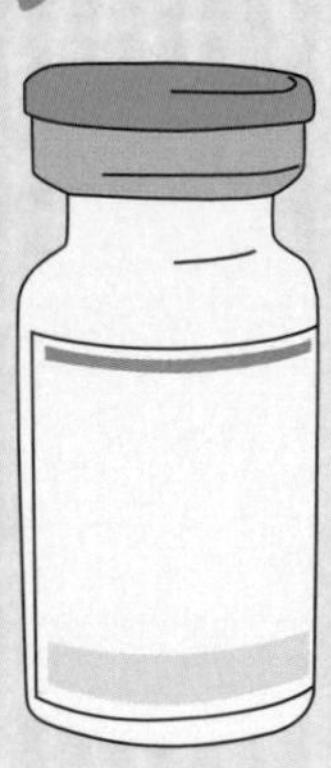

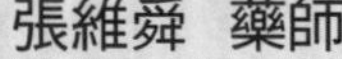

張維舜　藥師

- 肺炎
- 流感
- B型肝炎
- 人類疱疹病毒

肺炎

案例1

朱先生，五十五歲。

有高血壓與慢性阻塞性肺部疾病。一週前有去電影院看電影，因冷氣過強，感到寒冷和有點呼吸不順，但之後沒有任何不適的症狀。三天前開始有呼吸急促，發燒，寒顫，右側胸痛，並且持續咳嗽。原本不以為意，但是症狀嚴重到呼吸困難，緊急到醫院治療。X光顯示是肺炎伴隨胸部肋膜積水，需住院使用抗生素治療。

案例2

林先生，七十三歲。

因為心臟疾病，住院進行冠狀動脈繞道手術，術後先在加護病房內觀察，確認狀況穩定，兩天後轉至一般病房。但是轉到一般病房一天後，開始感到發燒、呼吸困難、很喘，咳嗽有黃色濃痰，抽血檢查白血球每西西有兩萬三千五百個，X光片顯示左下肺葉有些液體浸潤，血液細菌培養有革蘭氏陽性球菌，林先生疑似感染肺炎，可能是院內感染造成的。

肺炎，也就是肺部實質遭到微生物感染，產生發炎的反應，微生物可能是病毒、細菌、結核菌、黴菌等。當呼吸時，空氣通過鼻腔和喉部，並經過氣管與支氣管，最後到達肺泡，因此整個呼吸道經常接觸到微生物。不過身體的防禦機制可以阻擋微生物的進入和感染，像是鼻毛、咳嗽反應、氣管上的纖毛、免疫系統等。一旦防禦機制變弱，微生物就會進入體內，造成感染現象，進而發展為肺炎。

容易引起肺炎的高危險群包括：年齡大於六十五歲、吸菸者、糖尿病或心臟病等慢性病、潛在的肺部疾病、免疫力不全者（如化療、器官移植或長期使用類固醇）、最近有病毒性上呼吸道感染者（像是流行性感冒）。肺炎的症狀最主要是發燒，而病毒引起的支氣管炎則不常有發燒症狀，可用此區別兩者。肺炎的常見症狀還包括呼吸困難、呼吸感到疼痛、心跳和呼吸頻率過快、噁心、嘔吐、腹瀉、咳嗽、往往會產生綠色或黃色的痰，偶爾有鐵鏽色的痰。

一般可以將肺炎分為兩種，發生於未住院或住院未滿兩天者稱為社區型肺炎（Community-acquired pneumonia），另一種於住院期間感染的肺炎稱之為院內肺炎（Hospital-acquired pneumonia）。引起社區型肺炎最常見的菌種是肺炎鏈球菌（Streptococcus pneumoniae），尤其是六十五歲以上的老人更易感染，其他常見的菌種有：流行性嗜血桿菌（Haemophilus influenzae）、金黃色葡萄球菌（Staphylococcus aureus）、克雷伯氏肺炎桿菌（Klebsiella pneumoniae）與大腸桿菌（E.coli）。兒童的肺炎還常見有肺炎黴漿菌（Mycoplasma pneumoniae）等之感染。院內肺炎的菌種與病人的特性、住院天數、住院期間所用抗生素相關，常見的菌種有：抗藥性金黃色葡萄球菌（methicillin-resistant Staphylococcus aureus，MRSA）、綠膿桿菌（Pseudomonas aeruginosa）、鮑氏不動桿菌（Acinetobacter baumannii）、腸桿菌（Enterobacteriaceae）等。抗生素使用方面會考慮許多因素，不同的菌種引起的肺炎會使用不同的抗生素治療，另外年齡、肝腎功能等因素也會影響藥物選擇。

盤尼西林類（Penicillins）

盤尼西林類抗生素藉由抑制細菌的細胞壁合成，達到殺菌的作用。第一代的盤尼西林有苄基青黴素鈉注射劑（PenicillinG），對肺炎鏈球菌與效果很好。但是若感染的是有抗藥性的菌株，就須改用第二代以後的抗生素了，像是扼煞西林注射劑（Oxacillin），Amoxicillin＆Clavulanic acid（Curam®，諾快寧）等。

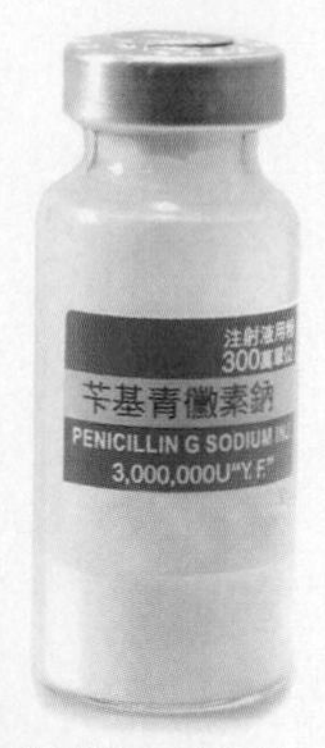

苄基青黴素鈉注射劑

盤尼西林類的抗生素常見的不良反應是腹瀉、嘔吐、頭痛等。口服使用高劑量的盤尼西林類抗生素常會有噁心的副作用發生，可以在開始用餐時服用藥品以減少腸胃不適感。過敏反應的發生率不高，但是嚴重時會有致死的可能，因此在靜脈給藥前，先做盤尼西林皮膚過敏試驗（Penicillin Skin Test，PST），以避免嚴重過敏性休克的發生。服用此類藥物應補充足夠水分，避免結晶尿的發生，減少引起腎衰竭的可能。

頭孢菌素（Cephalosporins）

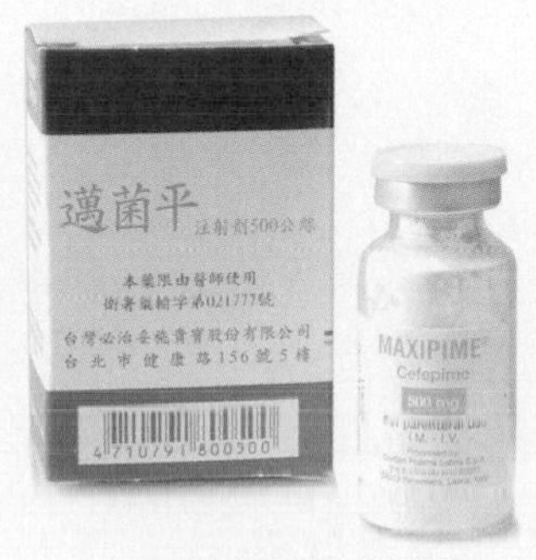

Maxipine®，邁菌平

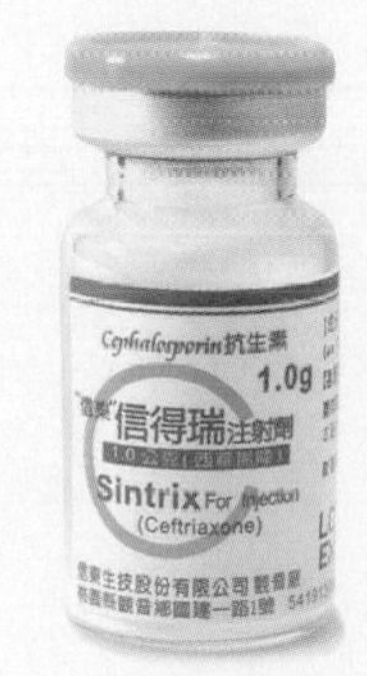

Sintrix®，信得瑞

頭孢菌素類的抗生素結構與盤尼西林類相似，作用機轉也是抑制細菌細胞壁的合成，所以也是屬於殺菌性抗生素。依照研發的先後與抗菌的範圍共有四代的頭孢菌素，以第四代的頭孢菌素作用範圍最廣。此類抗生素的研發曾經盛行一時，所以目前臨床使用上的項目非常多，在檢視九十八年健保給付金額前兩百名的藥品，此類抗生素就佔了九項，依序是：Cefepime（Maxipine®，邁菌平）、Ceftriaxone（Sintrix®，信得瑞）、Flomoxef（Flumarin®，氟黴寧）、Ceftazidime（Cetazine®，孢妥）、Cefazolin（Lofalin®，樂法林）、Cefmetazole（Metacin®，西腹黴素）、Cephradine（Nakacef-A®，好立復）、Cefpirome（Cefrom®，喜活能）、

Cephalexin（Ulexin®，優力黴素）。頭孢菌素類的藥物大多都是針劑劑型，很少有口服藥物，因此這類藥物通常用於住院病人的感染，像是菌血症、腦膜炎、肺炎、膽道感染、泌尿道感染等。

頭孢菌素常見的不良反應有胃痙攣、噁心、嘔吐、腹瀉等，但是症狀輕微，持續使用通常可改善。由於化學結構類似盤尼西林類抗生素，對於盤尼西林類會過敏的人，有大約10%的機會對頭孢菌素類抗生素也會過敏，要特別注意。

巨環類（Macrolides）

巨環類抗生素作用方式是抑制細菌的蛋白質合成，藥物血中濃度低時有抑制細菌作用，高濃度時有殺菌作用。此類抗生素屬於廣效性抗生素，對於革蘭氏陽性菌（如肺炎鏈球菌、金黃色葡萄球菌）以及革蘭氏陰性菌（如流行感冒嗜血桿菌、退伍軍人菌、淋病奈瑟菌等），以及分枝桿菌、肺炎黴漿菌、披衣菌等均有效。第一代巨環類抗生素是Erythromycin（Erythrocin®，紅黴素），早期因大量使用，造成許多具有抗藥性菌種的產生。第二代的巨環類抗生素有Azithromycin（Zithromax®，日舒）、Clarithromycin（Klaricid®，開羅理黴素）這些藥物主要是以口服為主，故臨床上大多使用在門診，可以在家服用治療輕微的肺炎。

巨環類抗生素因使用方式的關係，因此副作用以腸胃道方面較為常見，像是噁心、嘔吐、腹痛、腹瀉、消化不良等，另外，其他的副作用有頭痛、味覺異常、肝指數上升等。在與其他藥物併用方面，由於紅黴素會抑制肝臟酵素，導致其他藥物像是Theophylline（Xanthium®，善寧）、Warfarin（Orfarin®，歐服寧）、Carbamazepine（Tegretol®，癲通）等的血中濃度過高而產生不良反應。另外，需特別注意巨環類抗生素對分枝桿菌有效，在未區別感染菌種之前，勿直接使用此類抗生素，以避免干擾細菌的檢驗判讀。

氟化奎林酮類（Fluoroquinolone）

氟化奎林酮類作用方式是抑制細菌的DNA旋轉酶（DNA-gyrase），使細菌的DNA無法合成。這類抗生素是由奎林酮類（Quinolone）演變而來的，除了奎林酮類原有的泌尿道感染治療之外，多了許多組織器官的分布，因此像是呼吸道感染、中耳炎、腹腔感染、皮膚及軟組織感染、骨骼關節感染均可以治療。此類藥物在九十八年健保藥品申報金額排行中，Levofloxacin（Cravit®，可樂必妥）排名第二十五名，Ciprofloxacin（Ciproxin®，速博新）第三十名，Moxifloxacin（Avelox®，威洛速）第一百二十八名，其中

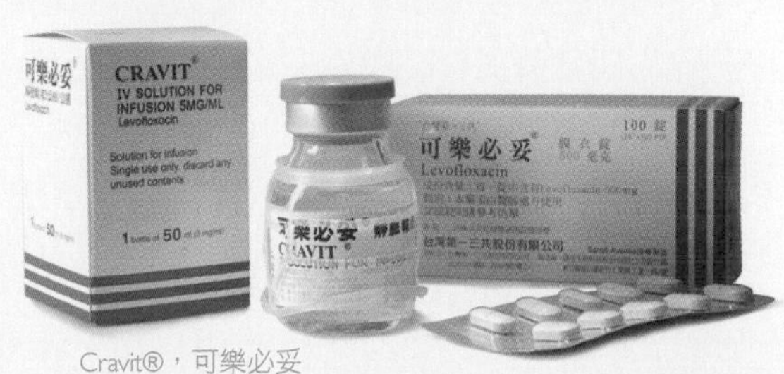

Cravit®，可樂必妥

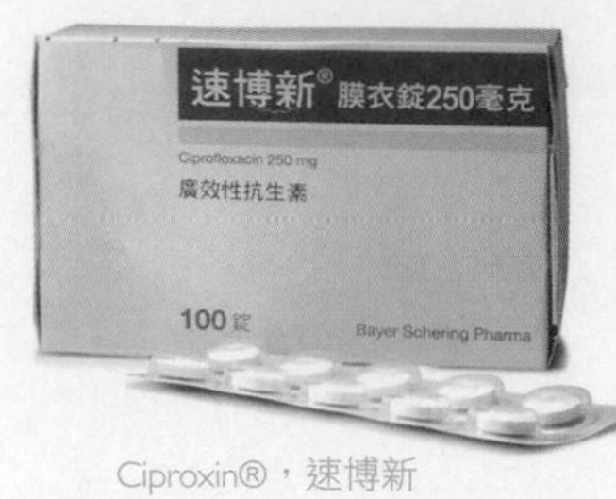

Ciproxin®，速博新

Levofloxacin是所有抗生素中排名第一名，Ciprofloxacin則是第二名，代表這類藥物在臨床使用的角色非常重要。

臨床上使用氟化奎林酮類常見的不良反應是噁心，嘔吐，腹瀉，便秘，腹部疼痛，發生率約5%以下，通常不會因此停藥。但是有些少見的副作用卻很嚴重，像是肌腱炎和肌腱斷裂、光過敏反應、腎衰竭等。需注意十八歲以下的兒童與青少年不建議使用此類藥品，因為氟化奎林酮類會影響關節軟骨及生長板（Growthplate）的發育。在與其他藥物的交互作用中，Ciprofloxacin有比較明顯的肝臟酵素抑制作用，容易使得茶鹼類的藥物的血中濃度過高，造成中毒現象。

流感

案例1

李先生，五十七歲。

有糖尿病、高血脂與高血壓。昨天開始發燒高達三十九度，肌肉與骨頭感到疼痛，覺得很疲倦，而且有頭痛。由於最近有許多同事感冒，懷疑自己也是感冒，自行使用乙醯胺酚來改善病情。但是症狀越來越嚴重，感覺呼吸困難，食慾不佳，於是到醫院診療，確認是流行性感冒。

賴小弟，七歲。

三天前發燒，至診所就醫，給予一般感冒用藥後症狀仍未緩解，於是到醫院就醫。經由流感快篩檢驗，並不是A型流感，但是因流感快篩的敏感度只有76%，且臨床症狀符合流行性感冒，因此醫師給予克流感治療。

流感，就是流行性感冒，也有人稱為季節性流感，是一種高度傳染性的疾病，可以發生在任何一個年齡。以冬季最常見，可能是因為天氣冷，公共場所緊閉窗戶所導致的。主要傳染途徑是飛沫傳染，經由打噴嚏、咳嗽，將病毒傳染給附近的人，所以戴口罩可以減少流感傳染。另外，在寒冷天氣中，流感病毒可以存活數小時之久，可能經由接觸到含有流感病毒的體液而傳染，所以常洗手也是預防流感的主要方式之一。

流感病毒可分為A、B、C三型，其中以A、B兩型會感染人類。A型再依照H抗原與N抗原可以區分為不同亞型，例如H1N1（新型流感）、H5N1（禽流感）等，B型流感病毒則無此抗原型作為分類。A型病毒的抗原很容易發生變異，若產生新的A型病毒的亞型則很容易引起全球的大流行。為了避免大流行的發生，科學家每年都會確認新的疫苗組合，提供大家預防可能發生的流行性感冒。

流感病毒感染人體後，會引起高燒、寒顫、頭痛、肌肉痠痛、關節疼痛、全身疲倦，病程約一至二週。初期症狀可能會與一般感冒相類似，但是兩者引起的病原完全不同，後續病程發展也不同，像是感冒不太會發燒，若有，也只是輕微發燒，不超過二天，不會有肌肉或關節疼痛，感冒的病程短，三至五天即可復原，不容易出現合併症，一般都可自行痊癒，只要支持性治療即可。流感就可能會導致肺炎、中耳炎、心肌炎、腦炎等嚴重併發症，對於高危險群的患者（如老人、小孩、有重大傷病或心血管疾病的人，或是伴隨呼吸急促、呼吸困難、發紺、血痰、胸痛、意識改變、低血壓等危險徵兆的病人），就需要考慮使用抗病毒藥物來治療。

對於流感病毒感染可以使用的藥物有兩大類：M2離子

通道抑制劑（Ionchannelinhibitors）與神經胺酸酶抑制劑（Neuraminidaseinhibitors）。

M2離子通道抑制劑（Ionchannelinhibitors）

在A型流感病毒的結構上有M2蛋白所組成的離子通道，而B型與C型流感病毒沒有此種物質。藉由抑制M2離子通道，抑制了病毒脫鞘的步驟，減少細胞被病毒感染。不過由於M2離子通道抑制劑已經上市多年，目前A型流感病毒漸漸的對此產生抗藥性，也造成此類藥物的使用角色不再重要。目前市面上此類藥物有Amantadine（Enzil®，英智）。

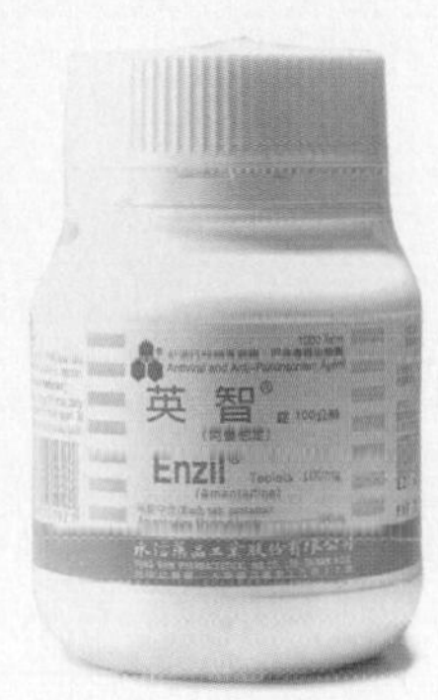

Enzil®，英智

神經胺酸酶抑制劑（neuraminidaseinhibitors）

流感病毒需要神經胺酸酶才可進入人類細胞，進行病毒複製等步驟；另外，新複製的病毒顆粒從細胞內釋出也需要神經胺酸酶。若抑制此一酵素，可以大大減少流感病毒在體內的傳播。藉由此一作用，神經胺酸酶抑制劑可以預防與治療流感病毒所引發的流行性感冒。

目前市面上神經胺酸酶抑制劑有：Oseltamivir（Tamiflu®，克流感）、Zanamivir（Relenza®，瑞樂沙）、Peramivir（Rapiacta®）等三種藥物。各個藥物使用方式均不同，

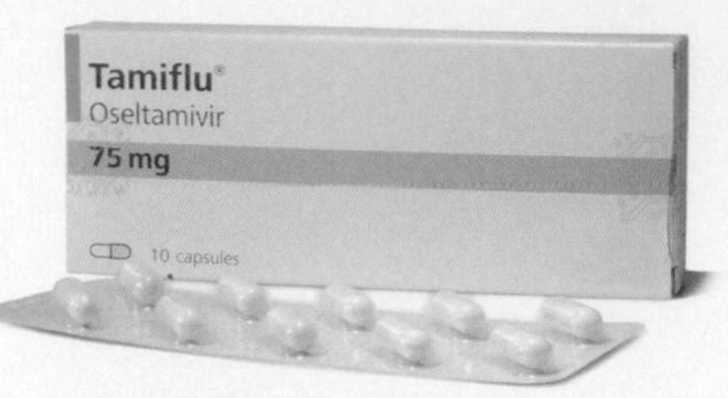

Tamiflu®，克流感

Oseltamivir為口服膠囊，Zanamivir則是吸入劑，而Peramivir屬於注射劑型。在預防流感的用法是一天一次，使用十天；治療流感則建議在發病四十八小時內使用效果較好，一天服用二次，使用五天。注射劑Peramivir則是用於流感重症因昏迷而無法口服藥物的病人。

Oseltamivir常見的副作用是噁心、嘔吐、腹部疼痛與頭痛，比較少見但重要的副作用有癲癇與精神錯亂，大多集中在青少年和小孩。

Zanamivir除了噁心、嘔吐外，還有支氣管炎、氣管痙攣與臉部水腫等不良反應的報告。Peramivir常見副作用則是腹瀉、噁心、嘔吐及白血球低下。

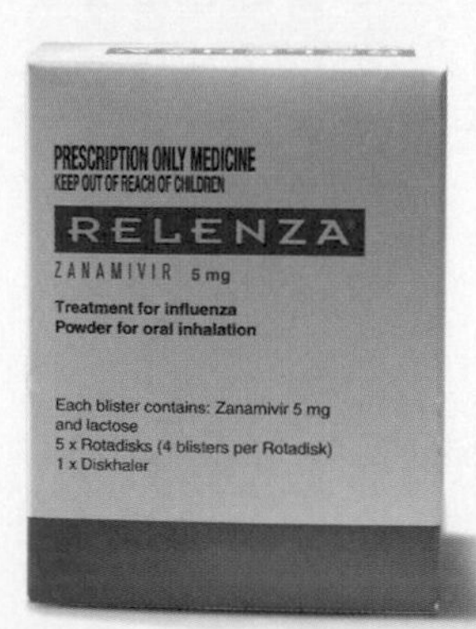

B型肝炎

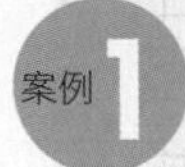

謝小姐，三十九歲。

已知有B型肝炎帶原，但是都沒有臨床症狀，不過有定期追蹤。在一次健康檢查時，發現肝指數上升的現象，AST高達98IU/L，ALT高達109IU/L，於是趕緊回到腸胃科與醫師討論，開始使用抗病毒藥物治療，六個月後，肝指數回復到正常範圍內。

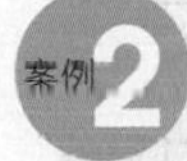

彭先生，四十歲。

已經服用干安能　年治療慢性B型肝炎。但是最近漸漸覺得很容易疲倦，感覺好像B型肝炎控制不是很好。醫師進一步檢驗發現，肝功能指數均上升，懷疑是B型肝炎病毒對干安能產生抗藥性了，建議改用新的抗病毒藥物治療。於是彭先生開始接受用貝樂克來持續治療B型肝炎。

肝炎，顧名思義，就是指肝臟發炎的現象。造成肝臟發炎的原因很多，比較常見的是藥物與病毒，藥物引起的肝炎通常是急性肝炎，一般停藥即可，肝臟會自行恢復；但是病毒引起的肝炎則有可能變成病毒帶原者或是後續併發症，如慢性肝炎、肝硬化、肝癌等。

引起肝炎的病毒稱為肝炎病毒，可以分成A型、B型、C型、D型與E型肝炎病毒。除了A型與E型肝炎病毒是經口傳染，其餘三型肝炎病毒則是經由血液感染的。在臺灣，所有的肝炎病毒中，最重要的是B型肝炎病毒，約有80%的成人感染過，其中15~20%會變成帶原者。由於民國七十五年開始全面新生兒接受B型肝炎疫苗接種，現在青少年中有B型肝炎病毒帶原的比例已大幅下降，顯示疫苗可有效預防B型肝炎病毒的感染，然而對於B型肝炎病毒感染者，則必須以藥物治療之。治療B型肝炎早期以干擾素為主要用藥，但是現在陸續研發出核苷類似物這一類的口服藥物，考量干擾素須皮下注射的給藥方式，而且副作用較多，所以目前治療方式大多以口服用藥為主，但實際上仍需就醫，依據病情選擇最適當的治療方式。

核苷類似物（Nucleosideornucleotideanalogue）

B型肝炎病毒感染之後，病毒的DNA會進入肝臟細胞內，利用DNA聚合酶（DNApolymerase）製造出病毒複製所需要的物質，核苷類似物會被當作DNA的原料，嵌入病毒正在複製的DNA中，阻斷了複製程序，病毒也就無法順利增生。有些B型肝炎病毒會產生突變，造成原本使用的核苷類似物無法抑制病毒複製，導致治療失敗，需要改換其他核苷類似物或是使用干擾素治療。目前國內上市的核苷類似物有四種，分別是Lamivudine（Zeffix®，干安能）、Adefovir（Hepsera®，干適能）、Entecavir（Baraclude®，貝樂克）、Telbivudine（Sebivo®，喜必福），此類藥物均只需每天服用一次即可，對於腎功能不全者，需要調整劑量。

Lamivudine（Zeffix®，干安能）

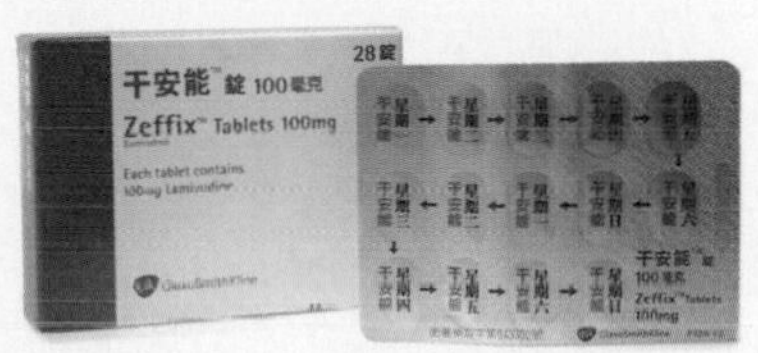

Zeffix®，干安能

干安能是第一個上市的核苷類似物，能抑制B型肝炎病毒與人類免疫不全病毒（HIV）的複製，在B型肝炎治療方式是每天口服100毫克。對於肝指數ALT越高（二至三倍正常值）的病人，使用干安能的臨床反應（HBsAg血清陰轉）會越好。干安能的副作用輕微，常見有疲勞、頭痛、噁心、嘔吐、腹瀉、腹部不適、呼吸道感染等。在五年長期使用經驗下發現，病毒的抗藥性高達70%，因此目前不建議初次治療B型肝炎的病人優先使用干安能；若使用干安能有抗藥性產生時，可以併用Adefovir或改為Entacavir每天1毫克。雖然干安能易造成抗藥性，但是對於免疫功能不全或是肝硬化患者，仍是以干安能為主。

Adefovir（Hepsera®，干適能）

干適能是第二個上市的核苷類似物，最主要的角色就是對於產生干安能抗藥性的B型肝炎病毒，仍能抑制病毒之複

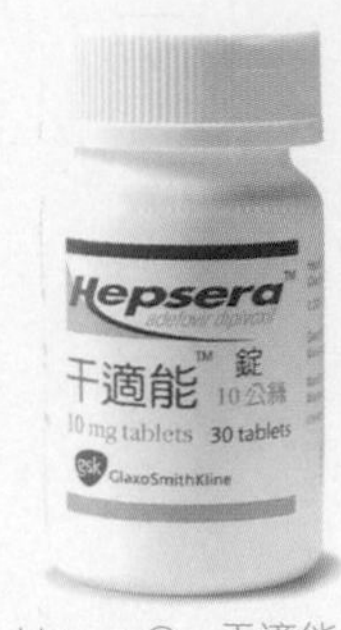

Hepsera®，干適能

製。與干安能相比，干適能使用五年的抗藥性發生率只有29%，相對較低。雖然抗藥性發生率低，但是使用干適能一年後，HBsAg血清陰轉率只有12%，是同類藥物中最低的。使用干適能常見的副作用有腹痛、噁心、脹氣、腹瀉、消化不良等，肌酸酐會有上升的現象，但是腎毒性機率與安慰劑組是相近的。

Entecavir（Baraclude®，貝樂克）

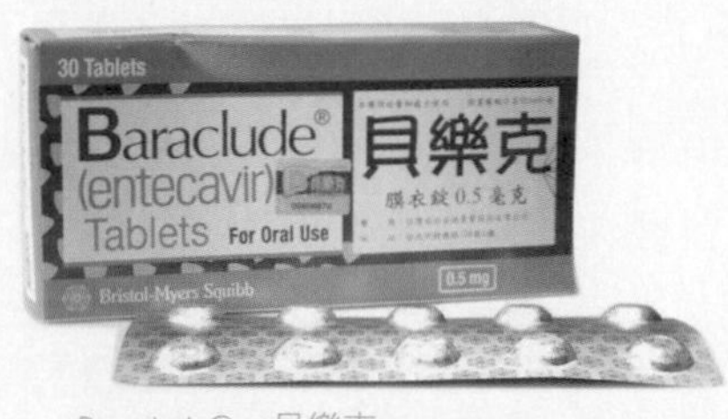

Baraclude®，貝樂克

貝樂克是第三個核苷類似物，2005年美國FDA核准上市。劑量有0.5毫克與1毫克兩種：對於初次接受藥物治療的B型肝炎患者，建議用量是0.5毫克；對於曾經使用過干安能而產生抗藥性的病人，則建議使用1毫克的貝樂克治療。由於食物會影響約20%的吸收，建議必須空腹服用，也就是飯前二小時或飯後二小時以上。若是腎功能不全，則須調整劑量，通常是劑量減半或減成四分之一。常見的藥物不良反應是頭痛、疲倦、頭暈與噁心，另外，三酸甘油脂過高與ALT上升等現象也需注意。在治療效果上，由於長期貝樂克不易產生抗藥性（五年約1.2%），建議可以當作第一線治療用藥。

Telbivudine（Sebivo®，喜必福）

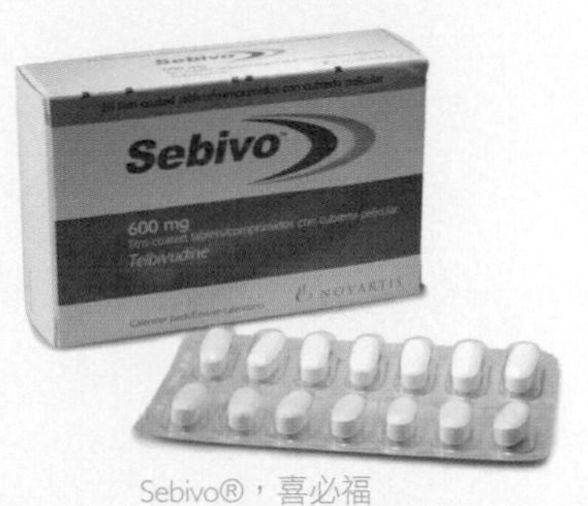

Sebivo®，喜必福

喜必福是最新被核准用於治療B型肝炎的核甘類似物藥物。與干安能相比，喜必福有更強的抑制病毒複製的作用，降低血中病毒數的能力更大。喜必福與干安能併用沒有比單獨使用喜必福更有效，建議單獨使用即可。雖然喜必福降低病毒數量之能力較好，但是對於HBeAg血清陰轉與肝功能指數（ALT）回復正常的比例，兩者相當。使用喜必福一年後，約有5%的患者體內B型肝炎病毒會產生抗藥性；另外，對於已經有干安能抗藥性的患者，不可以使用喜必福繼續治療。喜必福的懷孕分級屬於B級，其他核苷類似物的藥物則是C級，因此孕婦若需使用藥物治療B型肝炎，可以選擇喜必福。喜必福最常見的藥物不良反應是上呼吸道感染。另外，肌酸酐（Creatinine）上升、頭痛、疲倦等情形也有。

Interferon（干擾素）

當病毒進入人體後，體內會引發免疫機制防止病毒入侵及複製，這些防禦機制有干擾素、補體系統、淋巴細胞、單核球、顆粒性白血球、巨噬細胞等，其中又以干擾素特別重要。人類的干擾素有α、β、γ三種，各有其臨床作用：干擾素α與干擾素β合稱為第一型干擾素（TypeIinterferon），是由病毒感染而誘發產生，有抵抗病毒、調節免疫功能、抑制增生等特性，可以治療肝炎病毒；干擾素γ則用於免疫疾病，例如多發性硬化症。早期使用的干擾素α由於作用時間較短，需每週皮下注射三次，相當不方便。

傳統干擾素經聚乙烯二醇化（Pegylation）處理後，就變成了長效型的干擾素（Pegylatedinterferon，PEG-IFN），使用頻率也減少為每週一次，方便許多。現在市面上有兩種長效干擾素，分別是IFNα-2a（Pegasys®，珮格西施），以及IFNα-2b（Peg-Intron®，派樂能）。此類藥物在九十八年健保的申報金額排行第八十二名，成長率高達16%。不管是傳統干擾素或長效干擾素，最主要的副作用都是類感冒症狀，像是頭痛、發燒、寒顫、肌肉關節痠痛及疲倦，這些不良反應可用非固醇消炎藥或乙醯氨酚緩解。其它的副作用有：緊張、憂鬱、白血球下降及甲狀腺功能異常等，可於使用前評估精神狀態，必要時給予抗憂鬱劑。對於肝功能指數ALT高於五倍，或是有肝硬化的病人是不建議用干擾素治療。雖然干擾素需要皮下注射給藥，但是用干擾素治療而有反應者，通常會有很久的持續療效，而且不用擔心會有抗藥性的問題。

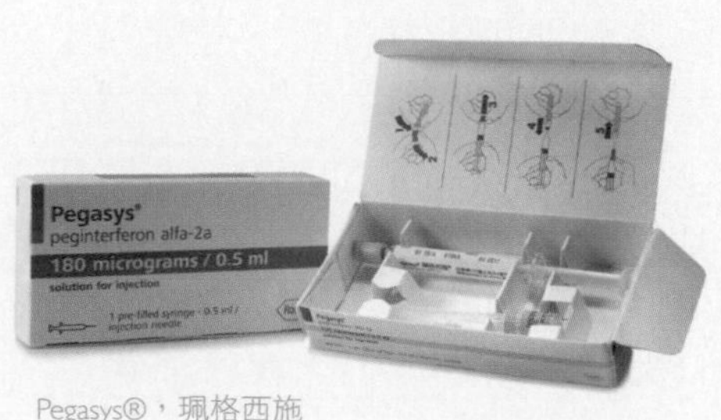

Pegasys®，珮格西施

人類疱疹病毒

案例1

許小弟，十一歲。

因為班上同學長水痘而被傳染，全身長出水痘，一週後漸漸痊癒。但是，許媽媽開始有發燒、頭痛等症狀，皮膚也開始長出水痘，醫師診斷是成人水痘。許媽媽以為和許小弟一樣，多多休息就好，但是醫師卻告訴她必須服用抗病毒的藥物，否則症狀會很嚴重，而且病程也會比較長。

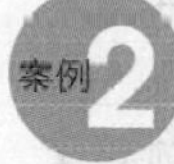

黃小姐，二十八歲。

二天前開始覺得泌尿道疼痛，以為是泌尿道感染，喝了大量的水與蔓越莓汁，但是疼痛感依舊。於是服用止痛藥，但是仍無法改善，只好至診所就醫檢查。醫師告知是生殖道的疱疹病毒感染，需要使用抗病毒藥物治療，並告知注意日常生活作息，避免勞累，以免再次誘發感染。

人類疱疹病毒（Human Herpesvirus，HHV）是一個常見的DNA病毒，依照基因構造可分為八種病毒，每種病毒感染會引起不一樣的疾病表現，最廣為人知的疾病有水痘、帶狀疱疹、生殖道疱疹等。

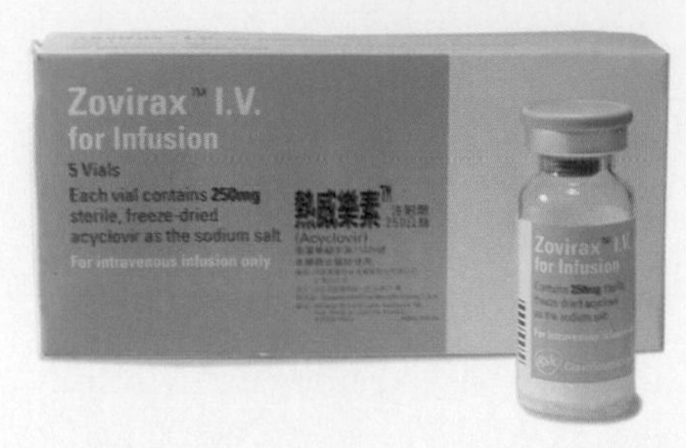

第一型（HHV-1）與第二型（HHV-2）人類疱疹病毒稱為單純疱疹病毒（Herpessimplexvirus，HSV），是第一個確認的人類疱疹病毒，可以分為HSV-1與HSV-2（前已述），兩者主要差別在於HSV-1感染腰部以上的部位，常見於顏面部；HSV-2則是常見於腰部以下的感染，以生殖器為主。感染後則潛伏於神經節，若身體抵抗力變弱，病灶容易一再復發。

第三型人類疱疹病毒（HHV-3），稱為水痘—帶狀疱疹病毒（Varicella-ZosterVirus，VZV），早期以為水痘與帶狀疱疹是不同病毒引起，故分別命名，但在儀器進步後，才發現是同一種病毒引起的，因此統一名稱為水痘—帶狀疱疹病毒。

初次感染VZV，在兒童的症狀可能較輕微，有小水泡遍佈全身，即為水痘，伴隨著發癢，水泡結痂，痊癒後一般不會有疤痕，但是抓破水泡容易導致細菌感染而留下痕跡。若是成人初次感染，症狀通常會很嚴重，有高燒現象，甚至致命的間質性肺炎也可能產生，對於沒有抗體的成人，需接種水痘疫苗。一旦感染VZV後，此病毒如同單純疱疹病毒也會潛伏在感覺神經節中，潛伏期間病毒不會複製，待宿主抵抗力較弱時復發，此時病毒開始複製，沿著神經分布的表皮，產生如同腰帶形狀散佈的水泡，一般伴隨者疼痛感，稱為帶狀疱疹。

病程約二到四週，但是有些人在水泡消失後仍有疼痛感，此痛覺如同火燒或是刀刺，在衣服摩擦、碰觸，甚至接觸水、風吹都會引發痛覺，就是所謂的疱疹後神經痛，需要另外使用藥物處理，若沒改善，則需以手術阻斷神經節，改善病人的疼痛感。病毒若是侵犯到眼睛的三叉神經，會引起帶狀疱疹眼炎，可以使用含抗病毒藥物的眼藥膏治療。

Acyclovir（Zovirax®，熱威樂素）

長期以來，Acyclovir被用來治療水痘、帶狀疱疹、生殖道疱疹，雖然抗病毒藥物無法根除人類疱疹病毒，但是可以縮短病程或減輕症狀。Acyclovir是一種核苷酸類似物（鳥糞嘌呤），可以抑制病毒的DNA合成。Acyclovir在有HSV或VZV病毒感染的細胞中，會被磷酸化，轉變成具有活性的三磷酸鹽來抑制病毒DNA合成；沒有被感染的細胞則無法將Acyclovir磷酸化，此種專一的特性減少了臨床上藥物的毒性。使用Acyclovir臨床上常

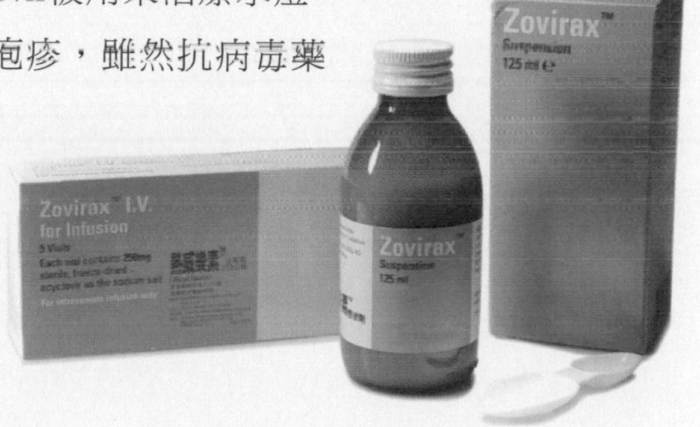

Zovirax®，熱威樂素

見的副作用有：噁心、腹瀉、皮疹、頭痛等，少數嚴重需特別注意的是神經毒性與腎毒性。外用藥則可能會有輕微刺痛感、局部發炎等。

Acyclovir可使用的劑型有針劑、口服、外用、眼用等四種，注射用法為每天三次，口服與外用治療則需每天五次給藥，由於藥物口服吸收程度不好，需要一天五次的給藥頻率，造成用藥不便，所以一般會建議使用別種藥物口服治療，例如Valaciclovir或Famciclovir。

Valaciclovir（Valtrex®，祛疹易）

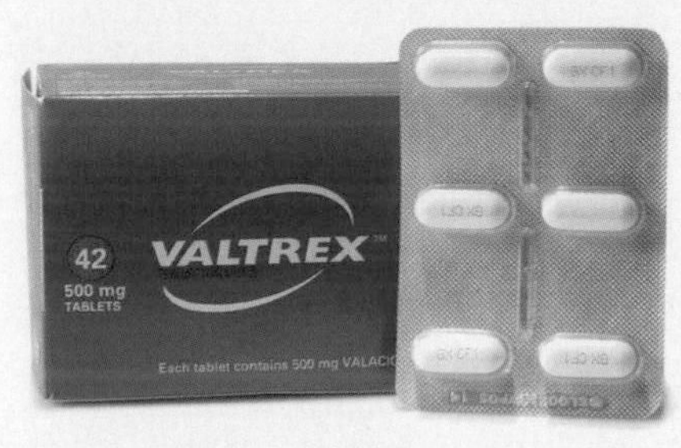

Valtrex®，祛疹易

Valaciclovir是Acyclovir的改良版，結構上多加了一個胺基酸（L-valine），可以增加口服的吸收率，進入體內後，會分解成Acyclovir與胺基酸。依照不同疾病有不一樣的給藥頻率，帶狀疱疹每天給藥三次，單純疱疹每天給藥二次即可，用藥天數約七至十天左右。

在副作用方面，Valaciclovir和Acyclovir一樣，主要有噁心、頭痛，若服用大劑量，可能會有神經方面的副作用，像是混亂、幻覺、激動、意識力減低和昏迷等，對於老年人或腎功能不全者需要注意用量上是否需做調整。

Famciclovir（Famvir®，抗濾兒膜衣錠）

Famciclovir如同Valaciclovir，本身不具抗病毒活性，待進入人體內會被轉化成具有抗病毒活性的Penciclovir，不管是水痘－帶狀疱疹病毒還是第一型及第二型單純疱疹病毒均有效。Famciclovir也有專一性，只在有疱疹病毒感染的細胞內可測得，正常細胞內則無Penciclovir。

Famciclovir臨床使用一天需服用三次，每次一顆（250毫克）。帶狀疱疹需服藥七天，生殖器疱疹只需服用五天，若是復發型生殖器疱疹，劑量可用半顆，一天兩次，服用五天即可。副作用發生率很低，罕見的有幻覺、頭痛、噁心等症狀。

中樞神經系統藥物

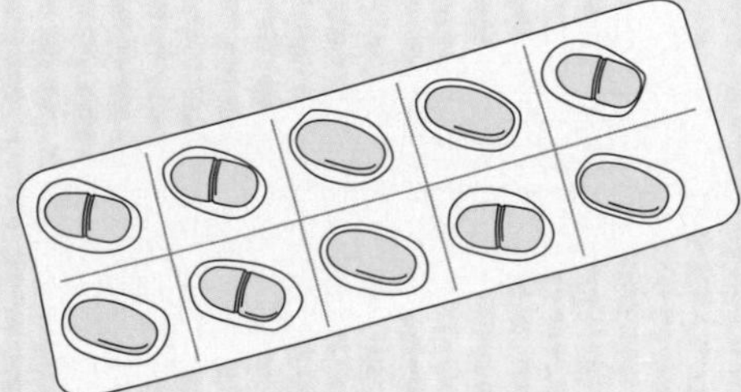

黃欣怡　藥師

- 失眠症
- 憂鬱症
- 巴金森病
- 阿茲海默症

失眠症

案例1

陳小姐，知名公司的年輕行銷主管。

最近因為公司推出新產品，業績壓力遽增，所以常無法入睡，只要一睡不著，就開始焦慮、擔心會影響隔日的重要會議或工作。一開始只是偶爾一兩天，後來失眠情況越來越嚴重及頻繁，一天在會議時情緒失控。經過求醫並服用安眠藥物後，不僅失眠情況改善，也較不易焦慮了。

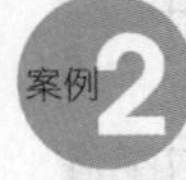

林先生，三十三歲。

患有第一型糖尿病十五年，三年前發生嚴重車禍左腿骨折，現在左腿仍常常疼痛。因為失業及左腿疼痛長期不易入睡，睡著後半夜容易醒，一醒來就睡不著而服用安眠藥，一開始只要服用半顆，但是現在要服用兩種安眠藥共五粒才能睡的好。之前，曾發生半夜起床吃東西而不自覺，早上發現身上有餅乾屑才知道。在轉介精神科醫師調整安眠藥後，現在已減少至兩顆。

失眠不是疾病而是一種症狀的表現，躺在床上輾轉難眠著實令人困擾。失眠已是現代人非常常見的抱怨，平均有80%的成人曾發生短暫性失眠（一至三週），也有15%的成人長期為失眠所苦。每個人失眠的情形各不相同；有些人是翻來覆去無法入睡；有人是無法持續睡眠，夜裡一直醒來；很早醒來；還有人即使睡了足夠的時間，睡醒後仍然覺得想睡；另外，打鼾亦是睡眠障礙的一種，有時會出現呼吸暫時停止的現象，稱為呼吸終止症。

不論是何種型態的睡眠障礙都會影響白天的生活功能，包括精神恍惚、注意力無法集中、想睡覺或打瞌睡。長時間無法睡好所造成的影響就如同酒醉駕車一樣危險，也對身體的健康有很大的損害，長期的失眠也有可能引發憂鬱症，因此若有失眠的困擾應積極的解決。

引起失眠的原因有許多，短暫性的失眠通常是因為外在環境的改變所造成，如時差、認床、外在壓力、過度興奮、睡眠環境不佳等，其解決的方法很簡單，只要將造成的原因除去即可，適時的服用安眠藥可以幫助儘早回復正常生活。長期的失眠大部分是有潛在疾病如焦慮症、憂鬱症、精神分裂、甲狀腺亢進等或者是其他藥物所造成的副作用（如一些支氣管擴張劑、緩解鼻塞的藥或類固醇等），除了正確的使用安眠藥可以幫助解決睡眠的問題、改善情緒障礙疾病，更應積極治療潛在性疾病才能有效解決失眠問題。另外，睡眠呼吸終止症則與肥胖有很大的關係。

治療失眠最好的方法是養成良好的睡眠習慣，每天固定就寢的時間，睡前避免飲用含咖啡因或酒精的飲料，不要吃過飽，避免劇烈運動、吸菸，下午三點以後不要打盹，睡前不要想事情或解決問題。

營造舒適的睡眠環境，應避免燈光過亮及噪音，床是用來睡覺的，不要在床上做其他的事。在睡覺前二十至三十分鐘就要開始培養睡意，可以作些放鬆的事，如聽輕音樂、沖溫水澡、冥想、瑜珈、深呼吸運動等等，或者喝熱牛奶、吃富含色氨酸Tryptophan的食物（如香蕉、乳酪等）都可以幫助睡眠，若是躺在床上十五分鐘以上仍未睡著，最好起床做些其他放鬆心情的事再回床睡覺。

當失眠的情況超過一個月且使用以上的方法仍無法改善時，就必須找醫師處方安眠藥。失眠的藥物治療目標主要在減緩失眠的症狀，而短期安眠藥的使用可以幫助病患回到正常的睡眠週期，以提升生活品質。

不過仍要再次強調，安眠藥的使用主要是暫時性的幫助，若是需長時間使用安眠藥的長期失眠，應積極了解造成失眠的原因，才能徹底解決失眠的問題。

理想的安眠藥應不能影響隔日白天的工作，也就是「殘留作用」。安眠藥的殘留作用，主要與其作用時間長短有很大的關係，較長效的安眠藥容易造成白日工作的危險（如車禍、因跌倒而骨折等）且長期使用會加劇其鎮靜的副作用，特別是用在年齡較大的病患，雖然如此，較長效的藥物卻能有效維持睡眠時間。而短效的藥物較不會有殘留作用，但是，也因為其藥效較短所以較無法維持長時間的睡眠，有些人睡到半夜就會醒來。

因此，每個人應該依照其失眠的型態來選擇合適的安眠藥物。目前市面上一些用來輔助睡眠的藥物，如非處方藥物的抗組織胺、三環抗憂鬱劑及其他抗憂鬱劑等，皆是利用其鎮靜的作用來幫助睡眠，其效果有限，使用時應注意其容易有白日的殘留作用。但是抗組織胺有助於因過敏而造成的失眠，而抗憂鬱劑很適合有憂鬱症狀的失眠患者。用來治療失眠的處方藥物可分為兩大類：苯二氮平類（Benzodiazepines，簡稱BZD）及非苯二氮平類。這兩類藥物有何特色且使用時應注意哪些事項呢？

苯二氮平類（Benzodiazepines，簡稱BZD）

這類的藥物可以加強大腦中抑制性神經傳導物質γ—丁氨基酪酸（Gama-aminobutyric acid，簡稱GABA）的作用，γ—丁氨基酪酸可以減少神經衝動而穩定神經，因此苯二氮平類的藥物具有鎮靜安眠、肌肉鬆弛、抗焦慮、抗癲癇等多功能的作用，所以這類藥物在臨床上的用途相當廣，不僅僅只用在安眠而已。

苯二氮平類藥物對於安眠的作用主要為抑制睡眠結構週期中的第三、四期（熟睡期、沉睡期）以及快速動眼期（活動睡眠狀態），並且增加睡眠結構週期中的第二期（深睡期）。而當睡眠進入快速動眼期時，常會有生動的夢境，因此苯二氮平類藥物對於整晚頻頻作夢而影響睡眠品質的人有很大的幫助。苯二氮平類藥物依照其作用時間的長短可分為短效、中效及長效三種：

短效的代表藥物有Triazolem（Halcion®，酣樂欣），能有效的使失眠者進入睡眠，適用於不易入睡的失眠患者。因為作用時間較短，約二至四小時，所以較不易有白日的殘留作用。中效的代表藥物有Nitrazepam、Estazolam（Eurodin®，悠樂丁）、Flunitrazepam（Rohypnol®，羅眠樂）等，作用時間可達八小時，能有效延長睡眠，適用於半夜易醒來的失眠患者。而長效的藥物適用於治療嚴重失眠，對白天合併有焦慮症的人較有幫助，因為易有白天的殘留作用，故除非有特別需要一般較不建議使用。

使用苯二氮平類安眠藥時，需注意應由少量開始使用，若無效再慢慢增加，以避免其副作用的產生，特別是老年人應由一般成人的的半量開始用起。苯二氮平類安眠藥若長時間持續的使用可能會增加依賴性以及戒斷症狀，要提醒大家短期使用（使用數天或

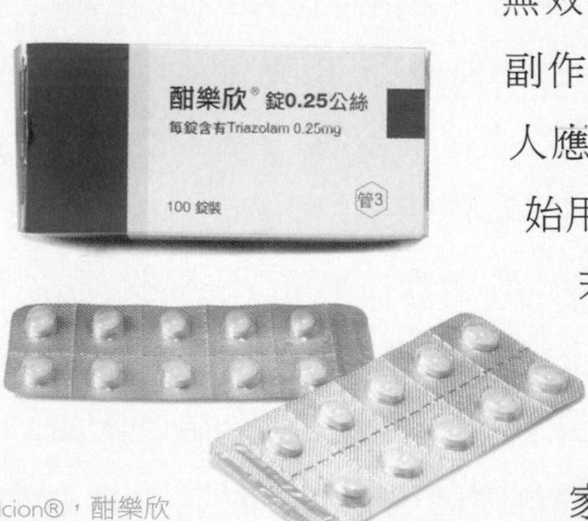

Halcion®，酣樂欣

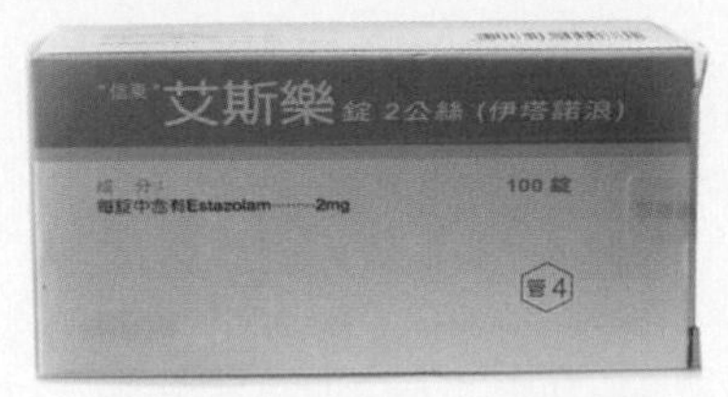

Estazolam

數週）、需要時服用或每週服用二到三次的間歇性使用方法較不會發生此情形。

戒斷症狀通常是發生在服用較高劑量的病患突然停用藥品，造成反彈性的嚴重失眠或焦慮，尤其是短效的藥品，逐步減低劑量或在停藥前改成長效藥品可以減緩戒斷症狀的發生；若一開始時就不依賴藥品，只在需要時間斷不持續的服用也較不易發生反彈性失眠。另外，需特別注意苯二氮平類安眠藥對記憶多少會有影響，使用短效的苯二氮平類安眠藥，可能造成藥物作用期間及白天的記憶損壞，特別在高劑量使用下更明顯。

還有因為其鎮靜及肌肉鬆弛的作用，容易造成老年人半夜下床時跌倒，應特別注意預防。使用苯二氮平類安眠藥期間應避免飲酒，因為酒精可能會增加其鎮靜的副作用。此外，為了避免藥物交互作用，若同時服用其他精神藥物時，應先告知醫師或藥師。

非苯二氮平類（Non-benzodiazepines）

此為新一代的安眠藥物，其和苯二氮平類安眠藥（BZD）皆與γ-丁氨基酪酸（GABA）這個抑制型神經傳導物質有關，但作用點有些微的不同。γ-丁氨基酪酸要產生穩定神經的作用需透過γ-丁氨基酪酸接受體，接受體就像你使用金錢來換取商品時要透過的商店，前面所敘述的苯二氮平類安眠藥可以放大你金錢的作用，而新一代的非苯二氮平類藥物就像信用卡一樣，拿到商店時具有與金錢相似的作用，在藥學上我們稱為接受體促效劑。這類藥物與苯二氮平類安眠藥的差別在於它只可用在某些特定的商店（在藥學上稱為選擇性），所以也因此不像苯二氮平類安眠藥有那麼廣的用途，只用於安眠，但其他不必要的副作用相對的也較少。

新一代的非苯二氮平類安眠藥的代表藥物有Zopidem（Stilnox®，使蒂諾斯）、Zopiclon（Imovane®，宜眠安）、Zaleplon（Sotalon®，舒得夢），這類藥物藥效快，有很好的導眠效果，適用於不易入睡的失眠患者。相對於苯二氮平類而言藥效較短，因此不太會有白天鎮靜的副作用，對於記憶精神狀態的維持似乎也較佳，但也因此對於維持睡眠無太大的幫助。

此外，因為他對睡眠的結構週期破壞較少，所以造成反彈性嚴重失眠及記憶損害的可能性較小；雖然其在停止使用後也有可能會有一兩天睡不好，但此失眠的狀況並不會比原來的情形嚴重。

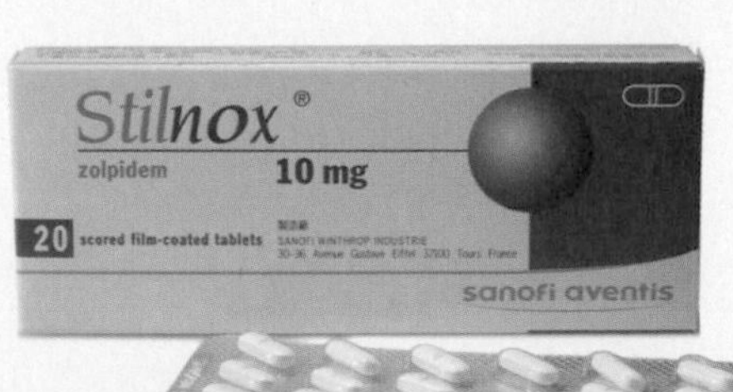

Stilnox®，使蒂諾斯

另外，新一代的非苯二氮平類安眠藥也較不易造成依賴性，不過最近開始出現有病例需服用大量的這類藥物，其中大部分的病患曾有酒精或藥物的依賴性，因此提醒大家若具有酒精或其他藥物依賴性之病史，應小心使用。有些人在使用這類藥品入睡後會胡言亂語、夢遊等，醒來後卻完全沒印象，身邊的人應注意避免患者受傷，若有此情形應告知醫師及藥師協助處理。

無法獲得良好的睡眠，會影響白天正常的工作與生活，長期失眠的情況下會造成身心的傷害，安眠藥可以幫助身體回復正常的睡眠習慣，但應避免長期的使用並需依照醫師及藥師的指示服用，避免自行購買或增減劑量。找到失眠的原因並養成良好的睡眠習慣，才是徹底解決失眠的最好方法。

憂鬱症

案例 1

吳女士，四十一歲。

二年前因為丈夫外遇而離婚，與前夫生有兩個兒子，由祖父母扶養。離婚後因為收入不穩定，而積下大筆的卡債，所以開始酗酒來緩解壓力。一年前接受酒精中毒的治療後，情況改善許多，並在八個月前再婚。前幾個月，因為兩個青春期兒子先後逃家，造成情緒低落及擔憂，而且情況越來越嚴重。最近，吳女士常覺得悲傷而落淚，晚上睡的不好，白天注意力無法集中，覺得疲倦，會一直吃東西來紓解壓力。因過去不完美的婚姻而覺得對現任丈夫愧疚，工作也暫停一個月且把所有的假期及病假都用完了。在現任丈夫的支持與鼓勵下，至精神科開始憂鬱症的治療。

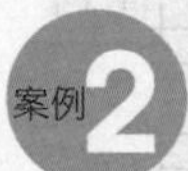

李先生，五十六歲。

在大陸經商多年。五年多前發現罹患大腸癌，而開始癌症的治療，因為身心不堪疾病及治療過程的痛苦折磨，罹癌一年後被診斷患有憂鬱症，在服用藥物及家人的支持下憂鬱的症狀改善許多，不過王先生變得焦慮、易怒，而且常頭昏得讓他無法處理在大陸的事務，所以服藥約半年多即自行慢慢減低藥量後停用。三個月前大陸的事業欲擴展但是不太順利，又開始覺得自己無能、嚴重失眠並有自殺的念頭，李太太覺得不對勁，趕緊陪同李先生回臺灣看診後，診斷憂鬱症復發，重新開始服藥。

根據統計臺灣十五歲以上的民眾患有中度憂鬱的有8.9%，重度憂鬱的有5.2%，臺灣憂鬱症人口估計已超過百萬。而自殺的人口中，有70%的人患有憂鬱症。憂鬱症是二十一世紀三大疾病之一，也是臺灣社會大眾極需認識的健康問題。其實在人生的過程當中，難免碰到不如意的事情而感到沮喪與憂鬱，這是一種情緒的表現。憂鬱的情緒與憂鬱症是不一樣的，憂鬱症是每天或幾乎每天出現以下至少五種以上的表現或症狀，並且持續至少兩週以上：

1.感到悲傷低落、空虛，容易哭泣
2.覺得不快樂，對事情失去興趣
3.睡眠障礙，失眠或睡眠過多
4.食慾及體重明顯改變，可能增加或減少
5.精神行為改變，如：說話或動作變的遲緩、坐立不安或激躁的行為
6.覺得疲倦，缺乏能量或動力的來源

7.注意力無法集中

8.覺得自己無用、自責、有罪惡感

9.有自殺的想法

以上這些症狀與表現包括了情緒、行為、認知能力以及身體健康感覺（如一直覺得疼痛或身體不適）的改變，所以造成日常生活功能、工作及社交的影響。憂鬱症常伴隨焦慮、冷漠、易怒的情緒，有些病患可能會只有這些情緒表現但沒有憂鬱或悲傷。

憂鬱症發生的平均年齡約在三十歲左右，但現在有越來越年輕化的趨勢。通常女性發生的機會是男性的兩倍。造成憂鬱症的原因主要可分為以下幾個因素：

1.生物因子

憂鬱症與大腦內的內分泌失衡有關，在大腦中有許多神經傳導物質（腦中的內分泌）掌控著我們的情緒、精神狀態及行為。目前比較清楚知道與有憂鬱症有關的有血清素（Serotonin）、正腎上腺素（Norepinephrine）及多巴胺（Dopamine）。

血清素在大腦中主要與我們吃的行為、睡眠、情緒及感覺有關，憂鬱症的患者腦中的血清素較低，血清素缺乏會造成食慾改變，失眠、容易被吵醒，易怒、自責，常覺得身體疼痛或不適而到處求醫卻找不到原因。這些也都是憂鬱症患者可能表現的症狀。

正腎上腺素與大腦內的獎勵系統（Rewardsystem）有關，也就是當我們得到獎賞或榮耀時，心裡會有愉悅的感覺，這愉悅的感覺也是我們的動力促使我們努力去獲得獎勵。有部分物質濫用所造成的成癮性也與這個系統有關。憂鬱症的病患正腎上腺素缺乏而使患者失去動力及興趣，覺得全身無力沒有能量。

除了以上兩種神經傳導物質之外，多巴胺的失調也可能與憂鬱症有關，但是我們目前對它造成憂鬱症的了解沒有血清素與正腎上腺素那麼清楚。多巴胺與動作及精神狀況有關。多巴胺過多會造成精神分裂症，過少則會造成巴金森症，如行動緩慢。

巴金森病患約有40%的人同時併有憂鬱症，另外，臨床上發現使用多巴胺減少的藥物Reserpine可能導致憂鬱症。因此，認為憂鬱症可能與多巴胺的減少有關。

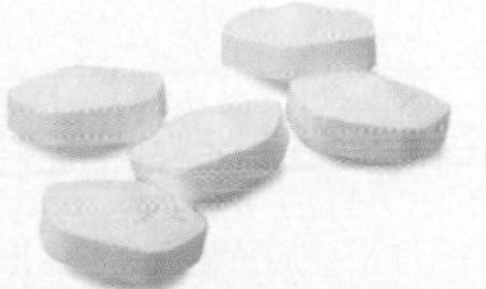

2.基因因子

憂鬱症可能具有中度遺傳性，研究發現家族中或雙胞胎的另一半患有憂鬱症時，發病的機率較高，且發病年齡亦較早。

3.身體疾病

有慢性疾病的患者，因長期受疾病的困擾，較易產生憂鬱症，特別是老年人。

4.外在壓力及重大事故

在生命中曾遭受重大事故的人，亦較容易造成憂鬱症。如：喪偶、喪子、離婚、兒時遭受到創傷，像失去雙親，沒有獲得父愛或母愛、受虐、性虐待等；另外還有失業、離婚、性功能障礙、工作壓力等等。

5.藥物

如前述早期用來降血壓的藥物印度舌根鹼（Reserpine）。還有，長期使用類固醇會間接造成血清素的量減少，使病患較易產生憂鬱的情況。

6.物質濫用

酗酒或物質濫用皆較易有憂鬱症，尤其是酗酒加物質濫用的患者。具有憂鬱症病史的患者中約有29%的人符合物質濫用的診斷。憂鬱症與酗酒或物質濫用是一種惡性循環。

其實憂鬱症本身不可怕，他就像一般的慢性病一樣，是一種腦中內分泌不平衡的疾病而已，一樣給予適當的藥物治療後，能獲得的良好控制甚至可以痊癒。可怕的是大家對它的不了解與錯誤的認知，造成患者無法獲得適當的支持及早就醫治療。其實平常我們就可以預防憂鬱症的發生，預防的關鍵就是提升正向的心理精神狀態以及適時的衡量情緒狀態。生活習慣的改變及一些調解壓力的習慣可以預防憂鬱情緒的惡化，包括試著去發現並寫下壓力的來源，然後接受並面對它；不要喝酒，酒精無法改善你的情緒與現況，借酒澆愁，愁更愁；治療或戒掉所有物質濫用的習慣，包括菸、酒、檳榔、藥物；讓運動變成你的生活習慣；吃富含Omega-3脂肪酸及維他命B的食物；禱告與冥想。

還有，當心理遇到創傷或情緒低落時可以尋找心理諮商，如張老師、生命線等等，要主動向外求援。若真的發現自己或身邊的人有前文所述憂鬱症的症狀持續兩週以上，應主動及協助至精神科治療，及早發現及早治療對憂鬱症的痊癒及預防復發有很大的幫助。

治療憂鬱症的方法包括心理治療及藥物治療，藥物治療的最終目標在緩解甚至是消除憂鬱症的所有症狀，減輕因為憂鬱症所伴隨或造成的其他疾患，使病患能回復未得病之前的生活及社交功能，最後預防憂鬱症的復發。要達到以上的目標，藥物的使用劑量與使用時間長短是關鍵，因此病患及家屬須與醫師及藥師緊密的配合，切勿擅自更改藥物劑量或停用。抗憂鬱劑的作用比較慢，通常在開始使用後二到十二週才會看到病情有明顯的改善，所以使用時需要耐心等待。還有，抗憂鬱劑必須持續使用至少九個月，即使病情改善也不可斷然停用，因為這樣可能會增加疾病復發的機會。使用過程中常會出現輕微的副作用，但不用擔心，大部分的副作用會隨著時間而改善。

用在治療憂鬱症的藥物總類繁多，其作用大部分主要是在調節前文所述的三種神經傳導物質：血清素、正腎上腺素及多巴胺，依照其作用的方式不同可分為以下七種。各有其優缺點，每個人所適用的也不盡相同。詳細聊解各個藥物的作用與注意事項，才能幫助順利完成整個療程。

選擇性血清素回收抑制劑（Selective serotoninre-uptake inhibitor，簡稱SSRI）

代表藥物有Fluoxetine（Prozac®，百憂解）、Sertraline（Zoloft®，樂復得）、Paroxetine（Seroxat®，克憂果）、Escitalopram（Lexapro®，立普能）、Fluvoxamine（Luvox®，無鬱寧）等。

SSRI是治療憂鬱症的第一線用藥，它的作用在阻止血清素回收到細胞中儲存起來，而增加血清素的作用。血清素就像金錢一樣，SSRI減少這些錢回流到銀行中存起來，因此增加金錢在商店之間的流通，而增加作用。服用SSRI後在一至二週後就可以看到情緒的改善，有些病患則須等三至四週，無論如何在藥效出來之前皆需要耐心等待。這類藥物較沒有鎮靜的作用，通常一天服用一次，除了無鬱寧之外，儘量在白天服用，因為其可能影響睡眠。

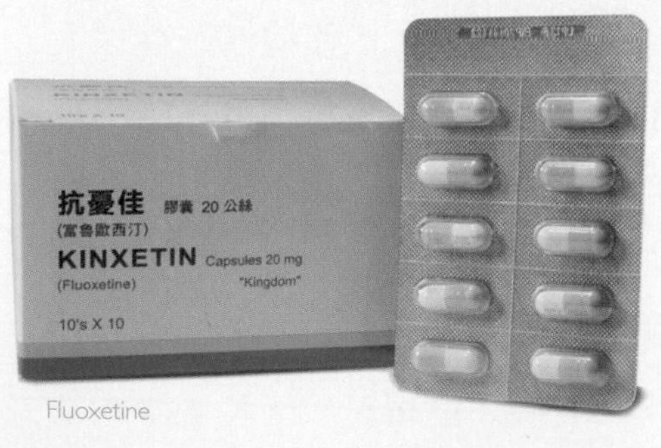

Fluoxetine

使用SSRI最常見的副作用為胃腸道的症狀，主要是有噁心感或嘔吐，還有便秘及腹瀉。另一個常見副作用是性功能障礙，包括沒有性慾、射精延遲及無性高潮，若造成病患的困擾，可以減低劑量或選擇較不影響性功能的抗憂鬱劑。若是有勃起困難的男性，可以使用威而鋼、犀利士等治療勃起障礙的藥物來改善。

另外，要特別注意的是，雖然SSRI能有效治療憂鬱症，但是其亦有可能增加自殺的風險，尤其是小於十八歲的年輕患者，因此要提醒家屬需隨時注意使用者的狀況，並給予支持與關心，若有此情形應立即回診。其他可能副作用有出汗、頭痛、焦慮、激動、顫抖、口乾等。服藥期間切記不可突然停藥，因為可能造成不適，如頭昏、月經失調、經痛、嗜睡等症狀。

SSRI會使血清素增加，若服用期間同時使用其他也會增加血清素的藥物時，可能產生危險的血清素症候群（Serotonin syndrome）。血清素症候群是一種罕見，因藥物引起中樞神經及周邊血清素過多的不良反應。

其症狀包括精神狀態變化、激動、肌肉抽筋、肌肉僵直、手抖、大量出汗、腹瀉、腹痛、發燒等，並可能造成橫紋肌溶解、心血管衰竭的嚴重症狀。因此服用期間應避免同時使用單胺氧化酶抑制劑（MAOI）、鋰鹽及部分止痛藥（Meperidine、Tramadol）。

血清素及正腎上腺素回收抑制劑（Serotonin & Norepinephrine re-uptake inhibitor，簡稱SNRI）

代表藥物有Venlafaxine（Efexor®，速悅）、Duloxetine（Cymbalta®，千憂解）、Milnacipran（Ixel®，鬱思樂）。

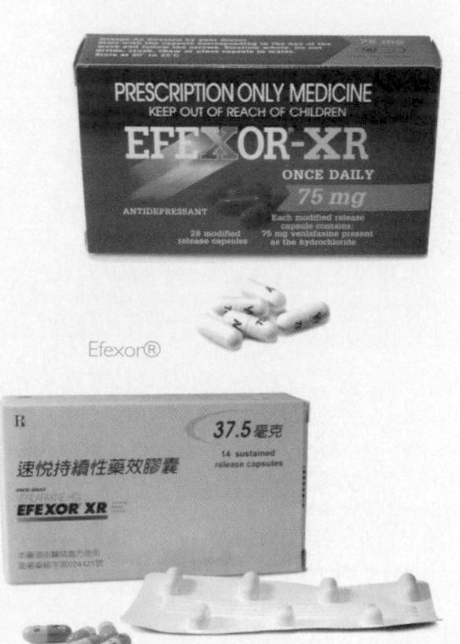

Efexor®

Efexor®，速悅

SNRI的作用與SSRI類似，它可以同時抑制血清素及正腎上腺素的回收儲存，使血清素及正腎上腺素的量增加，也就像增加金錢的在商店之間的流通一樣。之前提過憂鬱症的病患，大腦中細胞間的血清素及正腎上腺素較少，所以SNRI能治療憂鬱症，也是憂鬱症的第一線用藥，此外SNRI對於與憂鬱症相關的疼痛症狀亦有幫助。其中，速悅在低劑量時是一個強效的SSRI，只有在高劑量時有SNRI的作用。

SNRI常見的副作用主要也是以胃腸道反應為主，包括噁心、口乾、便秘。其他還有頭暈、出汗等等。它與SSRI一樣可能影響睡眠，若會加重失眠症狀則儘量在早上服用，此外，性功能障礙也可能出現。速悅可能會增加血壓且劑量越高對血壓的影響越大，所以使用速悅時應定期監測血壓，特別是本身患有高血壓的患者。而使用千憂解應避免突然停藥，以免產生戒斷症狀，如作惡夢、失眠、頭昏、感覺異常、焦慮、易怒、疲倦、心跳加快、噁心、嘔吐等。

SNRI亦有可能產生血清素症候群，所以注意其與其他藥物的交互作用，尤其是單胺氧化酶抑制劑。

正腎上腺素及多巴胺回收抑制劑（Norepinephrin & dopamine re-uptake inhibitors，簡稱NDRI）

代表藥物Bupropion（Wellbutrin®，威克倦）。

NDRI是抑制神經傳導物質正腎上腺素及多巴胺回收儲存，而增加正腎上腺素及多巴胺的作用，它除了是憂鬱症第一線的治療藥物，亦可以減低菸癮者對尼古丁的渴望，所以在臨床上也用在戒菸。因為NDRI對於血清素較無影響，所以不會有性功能障礙。其可能的副作用有口乾、噁心感、發汗、顫抖、失眠、焦躁等。

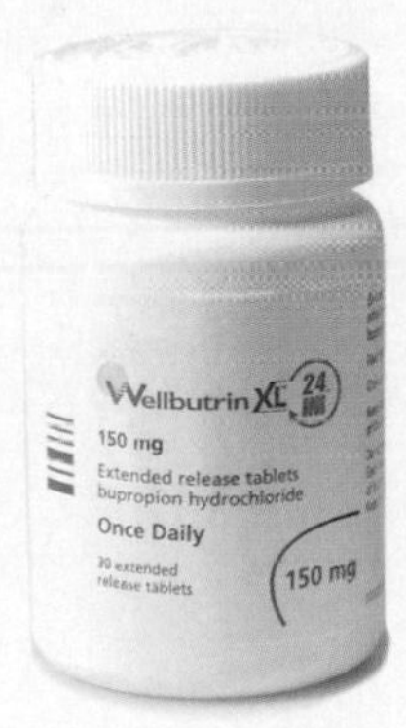

Wellbutrin®，威克倦

威克倦相較於其他抗鬱劑較容易有發生癲癇的危險，特別是有癲癇病史的病患或用在治療飲食障礙（如厭食症或暴食症）時，其發生的風險隨劑量增加而提高。

Mirtazapine（Remeron®，樂活憂）

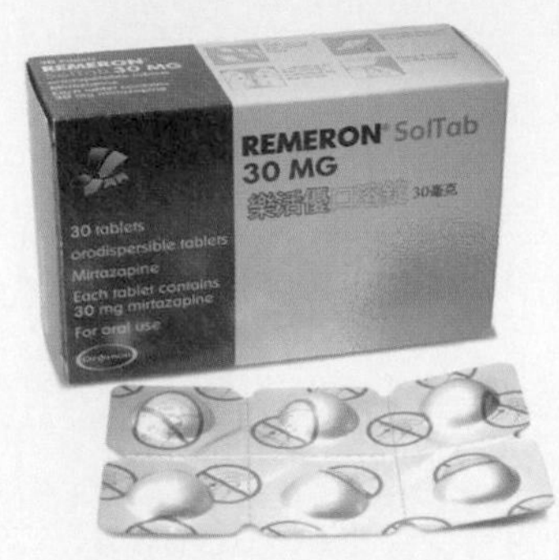

Remeron®，樂活憂

樂活憂抗憂鬱的作用機轉與前述的藥物較不相同，這個藥物是Alfa-2受體（一種正腎上腺素的受體）的拮抗劑，他藉由抑制Alfa-2受體間接增加血清素與正腎上腺素的釋放。另外，它同時具有強效的抗組織胺作用，所以鎮靜的效果很好，適合晚上睡前服用，對於失眠的憂鬱症患者有很大的幫助。樂活憂對於性功能的影響較小，適合用於對SSRI無效或造成性功能障礙、噁心等胃腸不適的病患。不過他會刺激食慾造成體重增加，也可能增加血中的膽固醇，所以使用期間要記得定期監測體重與膽固醇。其他可能副作用有頭昏、頭痛、口乾、周邊水腫等。

單胺氧化酶抑制劑（Monoamine oxidase-A inhibitors，簡稱MAOa-I）

代表藥物Moclobemide（Eutac®，憂停）

單胺氧化酶是一種存在神經裡的酵素，它的作用在將神經細胞內過多的神經傳導物質（包括血清素、正腎上腺素、多巴胺）分解掉，使神經傳導物質失效。它有兩種型態，A型態在分解血清素、正腎上腺素；B型態則分解多巴胺。A型態的單胺氧化酶抑制劑（MAOa-I），可以選擇性的抑制A型態的單胺氧化酶，使血清素、正腎上腺素不會被分解，而增加神經內儲存的血清素及正腎上腺素，以達到抗憂鬱的效果。這類藥物用於對其他抗憂鬱劑無效的病患。

Eutac®，憂停

低血壓是服用MAOa-I後常見的副作用，病患需定期監測血壓，若有低血壓的狀況可以增加食鹽的攝取。除了低血壓MAOa-I亦有可能造成周邊水腫。還有MAOa-I也會影響睡眠及造成性功能障礙，其它可能的副作用有頭暈、噁心、感覺異常等。

服用MAOa-I期間應避免含大量酪胺（Tyramine）的飲食（如起司、發酵過的肉類、蠶豆、醃漬的魚、酵母粹取物、紅酒、無花果等），否則可能造成「起司作用」，患者會突然血壓升高、頭痛、噁心、有坐立不安、頸部僵硬、心悸等症狀，嚴重時可能會引發中風及死亡，若有這些症狀應立即就診。

除了飲食之外，MAOa-I與許多藥物有交互作用，與SSRI、SNRI、TCAs等使血清素增加的藥物併用時可能產生血清素症候群。所以，若MAOa-I與其他抗憂鬱劑相互轉換使用時，需間隔四至六週。

三環抗憂鬱劑（Tricyclicantidepressants，簡稱TCAs）

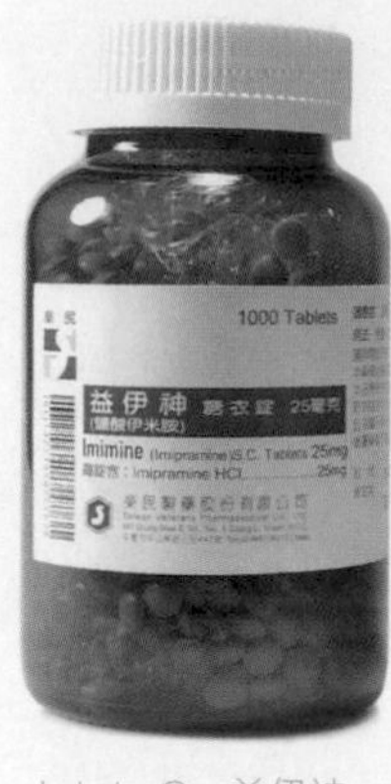

Imimine®，益伊神

代表藥物Imipramine（Imimine®，益伊神）、Amitriptyline（Pinsaun®，平躁錠）

TCA與SNRI的作用一樣，可以抑制血清素與正腎上腺素回收儲存，所以使神經細胞間血清素與正腎上腺素的量增加。不過，除了SNRI的作用之外，還有抗組織胺及抗膽鹼的作用。TCA是治療憂鬱症的第二線用藥，現在用於治療憂鬱症的比例越來越少，在臨床上常使用低劑量來治療膀胱過動症、尿床或輔助治療神經痛。

TCA較少用於治療憂鬱症，因為若用它治療憂鬱症需較大劑量，容易產生副作用。因為它具有抗膽鹼的作用，所以病患會有口乾、便秘、尿液滯留、視力模糊、惡化青光眼的可能性，老年人使用要注意可能影響其認知功能。而其抗組織胺的特性，具有鎮靜的作用，開始服用時可先由晚上用起。TCA可能產生姿勢性低血壓，在改變姿勢時會有短暫眩暈，應放慢動作以避免跌倒。另外，TCA也會影響性功能及增加體重。要特別注意的是，TCA會影響心臟傳導造成心律不整，其發生心血管事件的比例較SSRI高，過量使用還有致死的可能。TCA也有可能產生血清素症候群，故應注意其飲食及藥物交互作用。

Trazodone（Mesyrel®，美舒鬱錠）

Trazodone是最老的抗憂鬱劑，目前是治療憂鬱症的第三線用藥，除了抑制血清素回收儲存，還可間接使神經細胞釋放血清素；此外，其強力抗組織胺的作用產生鎮靜效果，因此現在較少用於治療憂鬱症，主要利用其鎮靜效果，低劑量用於輔助治療失眠。

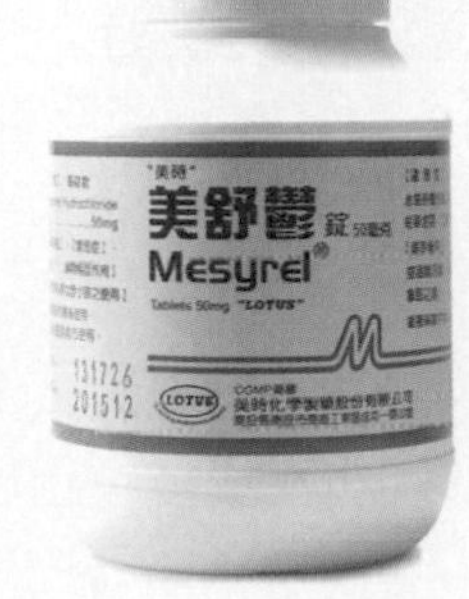

Mesyrel®，美舒鬱錠

此藥與TCA一樣可能造成心血管的副作用，包括姿勢性低血壓，尤其是老年人及有心血管疾病者應特別注意；對於心律不整的影響則較TCA少一些。Trazodone也會造成體重增加及性功能障礙。

憂鬱症是現代常見的疾病之一，但常常因大眾對它誤解而造成病患的延誤治療，早期治療對憂鬱症的痊癒非常重要。要使憂鬱症治療能痊癒而不復發，必須有正確的藥物治療觀念，再次強調，開始使用藥物治療時需要時間，耐心等待藥物的療效出現，治療時切勿自行調整劑量及斷然停藥，與醫師及藥師配合，確實完成藥物治療的完整療程，才能遠離憂鬱，暢快人生。

巴金森病

案例1 **周先生，六十七歲，食品公司的老闆。**

朋友發現周先生在聊天時左腳會顫抖而告知，但當周先生注意其左腿時顫抖即消失，所以並不以為意。後來漸漸發現走路時手沒有自然擺動且步伐比同行的老伴慢，到神經內科檢查醫師說是腦部退化了，患了巴金森病，在服用藥物後症狀明顯改善了。

案例2 **李先生。**

十年前被診斷出患有巴金森病，剛患病時使用藥物都有良好的效果，症狀明顯改善，但是這樣的情形在六、七年後慢慢開始轉變，需使用更多的藥量才能達到預期的效果，而且藥物有效的時間越來越短，只要一過藥物的作用時間身體便很僵硬，要跨出第一步或轉身時動作困難。最近還因為出現幻覺而使同住的兒子非常困擾。

巴金森病是因為1817年英國的一位詹姆士巴金森醫師（Dr. James Parkinson）首先描述此疾病的症狀而得名。巴金森病通常於中老年時發病，以五十五至六十歲為發病之最高峰，大於五十五歲以上的老人中約每一百人就有一人罹患巴金森病，在臺灣的患病人口約有二十萬人。

75%的巴金森病屬於原發性的，發病的原因未知，主要是神經的退化；另外25%的患者為次發性，可能因為血管退化、感染或病毒性腦炎所引發，部分則與藥物或環境毒物有關。最早被發現與巴金森症有關的環境毒物是MTPT，1983年發現有四名吸毒者罹患巴金森症，這與他們吸食的人工合成毒品中含有MTPT的不純物質有關。另外，治療精神分裂症的藥物、胃腸藥物Metoclopramide、部分鈣離子阻斷劑如：Flunarizin（一種預防偏頭痛或治療頭暈的藥物）、印度蛇根鹼Reserpine（早期用來降血壓的藥物）等皆有可能產生巴金森的症狀。

大腦中的黑質區有許多的多巴胺神經元，這些神經會分泌多巴胺來傳遞訊息，掌控與協調性相關的運動。巴金森病是因為腦中黑質區的多巴胺神經元退化，使多巴胺分泌減少而造成運動障礙，當黑質區的多巴胺神經元退化到只剩下25%時，就會開始出現症狀。

主要的典型症狀有四種，包括顫抖（休息或分散注意力時顫抖會更明顯）、行動緩慢、僵硬及姿態不穩，通常這些症狀會由身體的一側（左邊或右邊）開始出現，漸漸另一側也會開始出現症狀，這是因為大腦兩側的神經元退化的速度不同的關係。除了典型症狀還包括走路時不擺手、起步或轉身困難、臉部無表情、語調單調、因為容易跌倒而需要助行器或輪椅、吞嚥困難等；其他非動作的症狀則有小便失禁、性功能障礙、憂鬱等。因為這些運動障礙造成許多生活上的不便，使巴金森病患的生活品質嚴重受到影響，不過巴金森病並不會直接危害生命。巴金森病是一種進行性的退化疾病，目前的治療方式並無法有效的延緩或阻止疾病的進展。現在有許多藥物能改善動作障礙，維持病患的生活功能及提高生活品質，不過必須了解這些藥物雖然有效，但在長期使用下，藥物的反應會漸漸不如以往，亦可能產生我們所不想要的不良反應，就如「水能載舟，亦能覆舟」。

有專家認為若巴金森病的症狀不會影響日常生活功能，還不需使用藥物，這樣可以延長藥物使用的有效時間。藥物治療的首要目標就是儘可能的使用不會產生副作用但又有效之最小劑量，使病患在長久使用下仍能達到良好的效果。所以病患及家人應學習了解如何正確使用抗巴金森藥物，並做好長期抗戰的心裡準備，使巴金森病友能擁有良好的生活品質。用於治療巴金森疾病的藥物主要在增加腦內多巴胺的作用，目前分為五大類，包括左旋多巴、COMT抑制劑、單胺氧化酶抑制劑、多巴胺受體促效劑、安曼他錠；以及作用在非多巴胺系統的第六類藥物—抗膽鹼藥物。種類繁多的藥物怎麼記得起來他們的作用呢？其實治療巴金森疾病與「理財」的觀念相似，怎麼說呢？

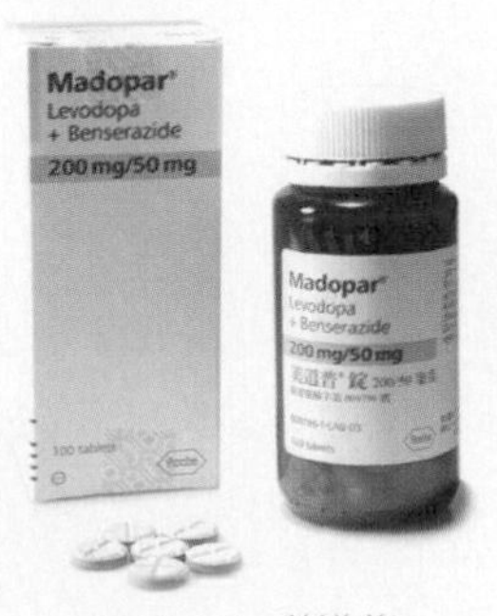

Madopa®，美道普

作用在多巴胺系統的藥物

Levodopa（左旋多巴）：

代表藥物Madopa®（美道普）及Sinemet®（心寧美）。如果將多巴胺比喻為「錢」，那「錢」不夠了處理生活上的大小事就顯得綁手綁腳的，就像巴金森病患少了多巴胺後一樣的行動不變。解決這個問題最直接有效的方法就是補充金錢，而左旋多巴就如同「鈔票」，所以左旋多巴是治療巴金森的王牌藥物，大多數的病患在使用左旋多巴後，可明顯改善行動緩慢及僵硬的症狀而不再綁手綁腳了。如何使「鈔票」可以長期使用而不失療效，是使巴金森病患擁有長期良好生活品質的重要課題。

COMT抑制劑

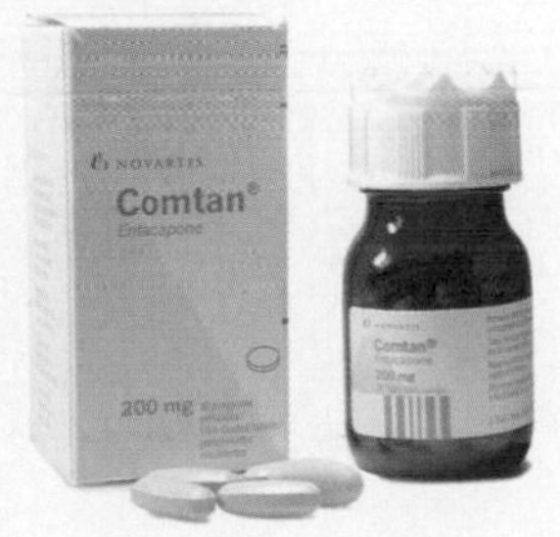

Comtan®，諾康停

代表藥物Entacapone（Comtan®，諾康停）

有了鈔票後，必需將鈔票（左旋多巴）拿到大腦中的商店（多巴胺接受體），才可換取生活所需。不過在這途中會有叫做COMT（一種分解左旋多巴的酵素）的強盜將你的鈔票（左旋多巴）搶走，而「諾康停」就猶如「保鑣」，幫你把鈔票護送到大腦中，所以諾康停必須和左旋多巴同時服用才有效果。為了使病患服藥方便，現在有將左旋多巴及諾康停合併在一粒錠劑的藥物，名為Stalevo®（始立）。

單胺氧化酶抑制劑（MAOb-I）

代表藥物Selegiline（Parkryl®，巴可癒）

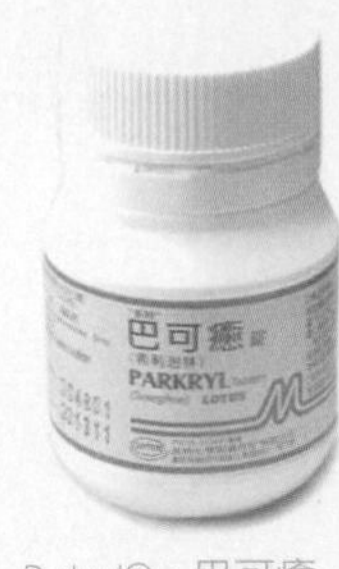

Parkryl®，巴可癒

除了要預防強盜之外，錢（多巴胺）放在家中要提防小偷的竊取，這個小偷就是單胺氧化酶（一種分解多巴胺的酵素），巴可癒就像「警察」的角色將小偷移送法辦，這樣錢才不會減少，而單胺氧化酶目前有部分證據顯示能延緩巴金森疾病退化的藥物。通常用於較年輕就發病的病患，以延長其他用藥的時間。

多巴胺受體促效劑：

代表藥物Ropinirole（Requip®，力必平）、Pramipexole（Mirapex®，樂伯克）

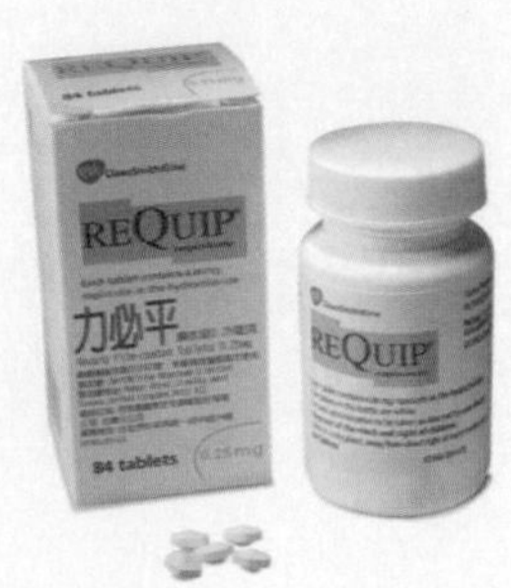

Requip®，力必平

前面提到的錢及鈔票，要拿到大腦中的商店才有作用。沒錯，多巴胺受體的功能就像商店一樣，接受金錢後給你生活所需品。除了錢之外，還有什麼東西可以拿到商店換取生活所需呢？那就是「金融卡」。力必平、樂伯克就像是金融卡一樣，可以代替鈔票（左旋多巴）而有類似的作用，不過他畢竟不是鈔票（左旋多巴），因此效果沒有左旋多巴顯著，但是他可以延緩左旋多巴的使用並對於長期使用左旋多巴所產生的開一關症狀有幫助。

阿曼他定Amantadine

阿曼他定的作用就如同「提款卡」一樣，他可以把存在銀行的錢（多巴胺）「先」提出來使用，達到治療的效果，但也因此服用阿曼他定三到六個月後藥效會逐漸降低。

抗膽鹼藥物：

代表藥物Trihexyphenidyl（Artan®，阿丹）、Biperiden（Biperin®，帕金寧）

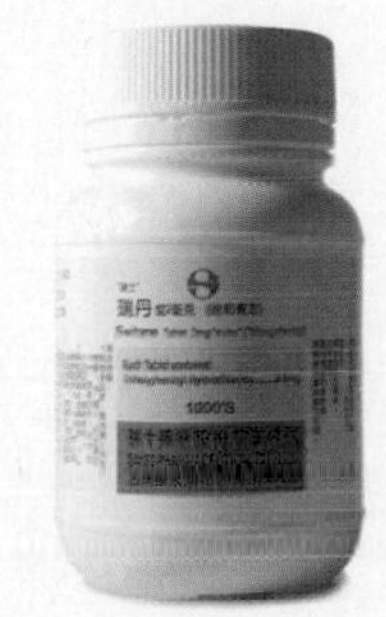

Artan®，阿丹

抗膽鹼藥物是與以上的藥物作用較不相同，是唯一不是作用在多巴胺系統的藥物。在大腦中多巴胺與乙醯膽鹼是相互制衡的，就像「錢」與「負債」一樣，而巴金森的病人因為多巴胺（錢）的減少使乙醯膽鹼（負債）的活性增加，所以在金錢缺少時，控制負債能有效改善生活的拮据。抗膽鹼藥物就像你的「理財專員」幫你對抗負債的增加，他對於顫抖的症狀有良好的效果，使你看到負債列表時不再害怕的顫抖。

抗巴金森藥的副作用與用藥注意事項

作用在多巴胺系統的藥物：

這類藥物常會引起噁心、嘔吐等腸胃不適之副作用，尤其在剛開始服藥時，嚴重的話可以使用止吐藥物Domperidone來緩解。

左旋多巴（鈔票）、多巴胺接受體促進劑（信用卡）及單胺氧化酶抑制劑（警察）在剛開始使用或增加劑量時可能會有短暫性暈眩，尤其是在改變姿勢（如躺著突然坐起來或坐著時突然站起來時）時，宜放慢改變姿勢時的動作，才不會跌倒。以上噁心、嘔吐或短暫性眩暈的症狀會隨著時間慢慢適應而改善。有些病人在使用單胺氧化酶抑制劑（警察）及阿曼他定（提款卡）時會引起睡眠障礙，因此須於白天或晚間七點以前服用。COMT抑制劑（保鑣）本身無特別的副作用，唯一的是會使尿液變成紅棕色，但不會有身體上的任何影響。另外，使用左旋多巴（鈔票）及多巴胺接受體促進劑（信用卡）時，未經醫師或藥師指示不可突然自行停藥。

長期使用作用在多巴胺系統的藥物，特別是左旋多巴胺難免會出現困擾的副作用包括開一關症狀、藥效減退、不自主運動、幻覺等，這些需要與醫師緊密配合，適時的調整使用的藥物，以改善或延緩這類副作用的發生。

抗膽鹼藥物：

服用抗膽鹼藥物（理財專員）最常見的副作用是便秘、口乾、視力模糊、排尿困難及影響認知能力，年紀越大的老人對此藥的副作用越敏感。口乾可以嚼無糖口香糖來緩解，但此副作用對於晚期巴金森病患流口水的症狀反而是有幫助的。抗膽鹼藥物可能會減少排汗，降低體溫調節的能力，所以服用此藥的病人避免到過熱的場所，以免中暑。服用這類藥品也可能會有視力模糊的情形，特別是會怕光，可以戴太陽眼鏡來減少光線的刺激，而有青光眼的病患應先告知醫師以避免使用抗膽鹼藥物。另外，市面上販賣的感冒藥及抗過敏藥物可能會增加此藥的副作用，應避免自行購買這些成藥服用。

飲食習慣對藥物的影響：

高蛋白飲食與胺基酸會減低左旋多巴（鈔票）的作用，所以空腹服用（飯前）會有較好且穩定的效果。酒精會加強多巴胺接受體促進劑（信用卡）所產生的鎮靜的副作用，服用期間應避免飲酒。

香菸會減低力必平的作用，有吸菸或有計畫戒菸的患者應先告知醫師，以調整藥物用量。服用高劑量單胺氧化酶抑制劑（警察）時（指每天服用超過兩顆以上），若過量服用含有酪胺（Tyramine）的食物（如起司、發酵過的肉類、蠶豆、醃漬的魚、酵母粹取物、紅酒、無花果等），可能造成「起司作用」，患者會有坐立不安、頭痛、噁心、高血壓等症狀，此時應立即就診。

巴金森病患需要長期服用抗巴金森藥物，這些藥物多為針對症狀的治療，希望病人及家屬在了解藥物後，與醫師及藥師作良好的溝通，共同擬定治療計畫，學習如何自行依療效及副作用調整藥物而知道如何與藥物共處，以達到良好生活品質的目標。

阿茲海默症

案例1

王老太太，七十二歲。

兩年前開始出現忘東忘西的跡象，有時忘了自己剛吃飽，一直吵著要吃飯，晚上起來上廁所，也會找不到廁所，不然就是無法回到自己的房間。媳婦覺得不對勁，王老太太原本很注重服裝儀容的，這陣子常穿的很奇怪且釦子會扣錯，找不到衣服就說是媳婦藏起來的，吵著要搬出去，以前王老太太對他很好，個性也很和善並不會這樣。原本兒子不諒解認為是媳婦沒好好照顧母親，在媳婦與兒子溝通後，帶王老太太至醫院就診，才發現得了阿茲海默症。

劉先生，五十六歲。

是一家設計公司的總經理，診斷為阿茲海默症，剛開始時會忘記屬下剛報告的事及開會的時間，後來漸漸無法處理公司的事情，所以提早退休。劉太太為了讓他記得家中的生活瑣事在家裡貼滿了紙條。

臺灣在社區中失智症的盛行率隨著年齡增長而增加，六十五至六十九歲約1.2%，八十歲以上將近10%，九十歲以上達30%以上；而養護機構及護理之家的盛行率更高達60%以上。目前估計臺灣總失智人口已超過十七萬人，隨著臺灣社會的高齡化這個數字將越來越多。

失智症分為兩種型態，第一種為退化型失智症，其中最常見的就是大家所熟知的阿茲海默症，另一種稱為血管型失智症。血管型失智症是第二常見的失智症，主要是因為中風或是腦血管的病變造成腦部血液循環不良，腦細胞壞死而造成智力減退。通常病患除了認知能力及記憶力減退之外，還會有神經功能的損害，如步態不穩、失禁、四肢無力等。這一種型態的失智症是可以預防的，它的治療無其專屬的藥物，主要以控制造成腦血管病變的疾病為主，如高血壓、糖尿病、高血脂等，再加上抗血小板藥物，以避免疾病的惡化。這些藥物不在此贅述，請參考其他章節。

最常見的失智症為阿茲海默症，此病是德國的精神科醫師阿茲海默在1906年陳述對一位名為奧古絲特女士的觀察報告而得名。1994年因為美國雷根總統公開其患有阿茲海默症，而使這個疾病受到大眾的重視。阿茲海默症，是一種退化型的失智症；其特性為患者出現認知能力的退化及智力的減退，而嚴重影響到日常生活能力。

造成阿茲海默症的主要原因未知，其可能與環境及基因有關，研究發現25%有相關的家族病史。年紀越大且有家族病史的人發病機率較高，具有Apolipoprotein E之Epsilon4（APoEe4）對偶基因者，也是患病的高危險群；而具有

Apolipoprotein E之Epsilon2（APoEe2）對偶基因者，則較不易罹患阿茲海默症。還有，唐氏症及教育程度較低者也是危險因子；另外，具有血管病變風險的疾病，如糖尿病、高血壓、高血脂等亦會增加阿茲海默症的風險。

通常記憶力的退化是阿茲海默症最早且明顯的症狀，最近發生的事一下就忘了，而且事後怎麼也想不起來，因此影響到工作。另外，阿茲海默症也會影響患者的行為、個性、判斷力、注意力、語言能力、抽象的思考等。可能症狀及表現如下：認知能力方面，可能會時空錯亂，不知道現在是何時？在何地？失去方向感容易走失，誤認自己的家人是別人。常出現重複性行為，如重複做某一種動作，晚期時會出現一直重複他人說的話；抑制性的行為變少，如衛生習慣變差，易口出穢言。情緒變化起伏大，有時會很激動、易怒；個性變得猶豫不決、猜忌、膽小、內向。說話時無法流暢的表達、內容缺乏邏輯、答非所問、會使用的字越來越少、甚至失去閱讀能力。

精神狀態方面，會出現妄想，如懷疑家人偷東西、擔心被遺棄；還會出現幻覺，如看到已死去的家屬或其他昆蟲、小動物等。行動及生活能力降低，對之前的活動興趣缺缺，不愛出門，使用生活用具如洗衣機、電視、電話時出現困難。以上的症狀及改變常造成患者本身的困惑與混亂，易造成家人極大的困擾。另外，阿茲海默症患者除了本身的疾病，常伴隨有憂鬱症、失眠及躁動。晚期時則常有營養失調及脫水的情況。

阿茲海默症和巴金森症都是進行性的腦部退化的疾病，目前的藥物治療無法有效阻止大腦的退化，但可以有效改善病患的認知功能及行為表現。適當的藥物加上非藥物治療能有效改善病患及照顧者的生活品質，但有時要使病患能確實執行藥物治療會有困難度。

若確診為阿茲海默症後，家屬與患者需詳細了解未來疾病可能發生的狀況與進展及治療所能達到的效果。藥物治療主要的目標在儘可能的使病患及家屬獲得良好的生活品質，很重要的是不論患者及家屬需配合心理治療，才能遠離失智對整個家庭的困擾。

治療阿茲海默症的藥物根據其治療的症狀主要分成兩大類：

1.改善認知功能：包括膽鹼脂酶抑制劑、NMDA受體拮抗劑。

2.行為及情緒症狀治療藥物：非典型抗精神病藥物、抗憂鬱劑。

乙烯膽鹼脂酶抑制劑（Acetylcholinesterase inhibitor）

代表藥物Donepezil（Aricept®，愛憶欣）、Rivastigmine（Exelon®，憶思能）、Galantamine（Reminyl®，利憶靈）

乙烯膽鹼是眾多大腦神經傳導物質之一（腦中的內分泌），它對我們的認知能力及記憶力有很大的影響。若能增加大腦中乙烯膽鹼的量，就能改善記憶力及認知力的問題。不過在大腦中乙烯膽鹼會被乙烯膽鹼脂酶分解而失去作用，而這類的藥物可以抑制乙烯膽鹼脂酶的作用，而使乙烯膽鹼不至被分解而增加。

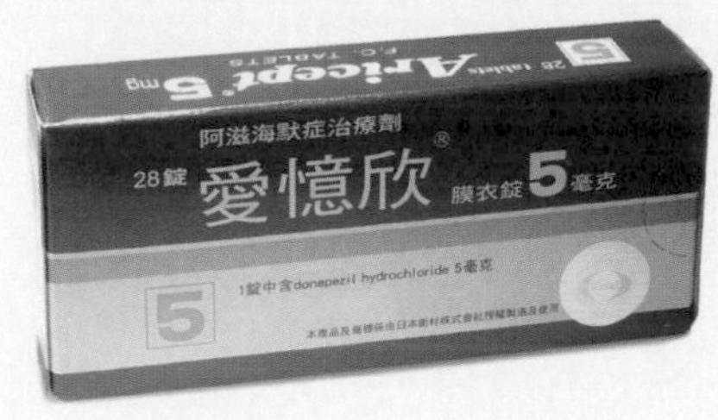

Aricept®，愛憶欣

乙烯膽鹼脂酶抑制劑是治療阿茲海默症的第一線用藥，用在輕至中度的阿茲海默症。這三種藥都是口服劑型，而憶思能有貼片。憶思能及利憶靈應由低劑量開始使用並慢慢增加劑量直到最低的有效劑量且勿突然停藥。這一類的藥無太多擾人的副作用，大部分的患者都能忍受。最常見的副作用是胃腸道的不適，包括噁心、嘔吐、腹瀉、體重減輕等，這只要由低劑量開始使用可慢慢適應而減輕。其它常見的有頭痛、疲倦、失眠、肌肉抽搐等。使用時應注意這類藥物會增加胃酸分泌，所以曾有胃潰瘍病史或同時服用消炎止痛藥（NSAID）者應小心使用，若有黑便或血便應立即回診。另外，曾有心臟傳導疾病、癲癇、氣喘及慢性阻塞性肺疾病的患者，可能會增加發病的風險，應小心使用。

NMDA受體拮抗劑

代表藥物Memantine（Witgen®，威智）

刺激大腦中NMDA受體對於某部份記憶力的形成有很大的幫助，但是若是過度刺激NMDA受體則可能造成神經細胞的凋亡及神經退化。而威智可以阻斷NMDA受體的作用，使NMDA受體不會被過度活化，以避免神經細胞走向凋亡。

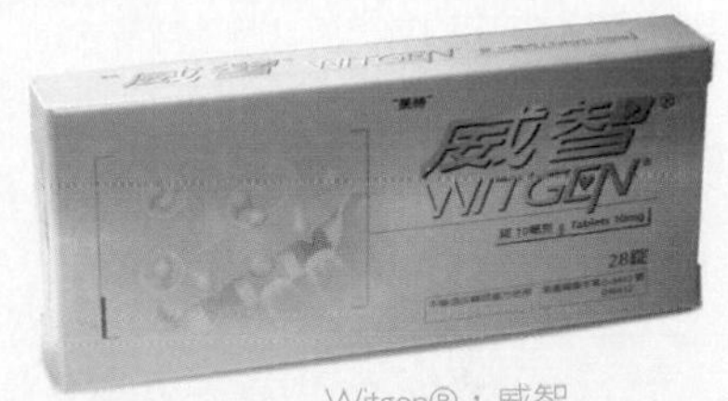

Witgen®，威智

在臨床的效果看來威智能有效減緩阿茲海默症及血管型失智症患者記憶力損失的速度，但目前並無有力的證據顯示他能夠阻擋神經細胞的退化。威智適用於中至重度的阿茲海默症患者，依照藥理作用來看它可以和乙烯膽鹼脂酶抑制劑一起使用，但目前無足夠的證據支持其併用後的效果且健保不給付。

威智在服用時也須由低劑量開始慢慢增加，也是一種相當安全的藥物。大部分的患者都能耐受其副作用，常見的有頭昏、疲倦、困惑、嗜睡、高血壓、嘔吐、便秘、咳嗽等，嚴重時可能會有幻覺、心臟衰竭。使用時要注意威智應避免與阿曼他定（一種治療巴金森的藥物）同時服用。

非典型抗精神病藥物

代表藥物Quetiapine（Seroquel®，思樂康）、Risperidone（Risperdal®，理思必妥）

當阿茲海默症患者出現精神相關行為異常包括激動、妄想、幻覺、攻擊時，可以使用抗精神病藥物當作情緒穩定劑。典型的抗精神病藥物（或稱傳統或第一代抗精神病藥物）對多巴胺受體有較強且專一性的阻斷作用（此作用恰巧與治療巴金森病的用藥相反），所以容易出現類似巴金森症狀的副作用。而新一代的非典型抗精神病藥物則較不易發生此副作用，因此較適合用於阿茲海默症的病患。使用時應由低劑量開始使用，之後再視症狀慢慢增加調整。非典型抗精神病藥物的主要副作用為鎮靜、體重增加、便秘、血壓降低及跌倒等。

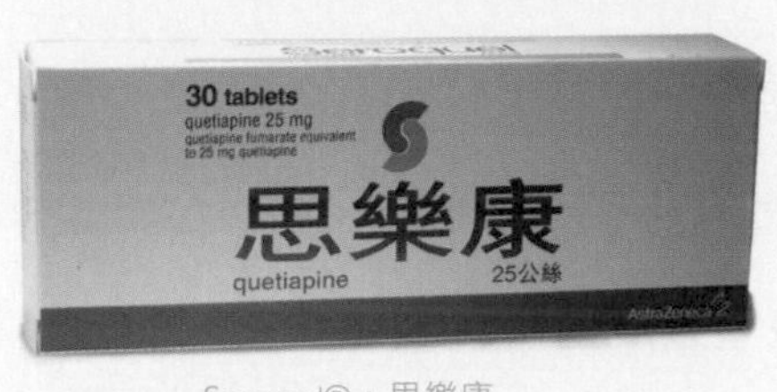

Seroquel®，思樂康

另外，最近有報告顯示，非典型抗精神藥物用於失智老人可能增加腦血管事件及死亡的風險。因此，不論典型或非典型抗精神病藥物在使用前必須仔細考量其對患者及照顧者的利弊後再使用。

抗憂鬱劑

阿茲海默症的患者常伴隨有憂鬱的症狀，SSRI類的抗憂鬱劑適合用於治療這類的患者；應避免使用三環抗憂鬱劑，因為其抗膽鹼的作用可能惡化患者的認知能力。藥物介紹及使用的注意事項請參考憂鬱症的章節。

阿茲海默症的患者常因為患者記憶力及認知能力的減退，造成用藥配合度大大降低，因此最好由照顧者來給藥。還有要特別注意，有些藥物會影響患者的認知能力，如抗膽鹼藥物、市售的綜合感冒藥、抗精神病藥物、鎮靜安眠藥、抗癲癇藥物等，在使用時應特別小心，最好事先詳細詢問醫師或藥師。

要照顧阿茲海默症的患者是一件需要耐心與毅力的事，其行為及情緒的改變造成照顧者莫大的困擾，常見照顧者很有孝心，但身心俱疲；因此除了藥物的治療之外，心理治療、其他家人對照顧者的支持及社會團體的支援亦相當重要；照顧者除了對藥物的認識，也應做好自我身心健康的管理，才能有良好的照顧品質。

荷爾蒙製劑與合成取代藥物

楊文琴　藥師

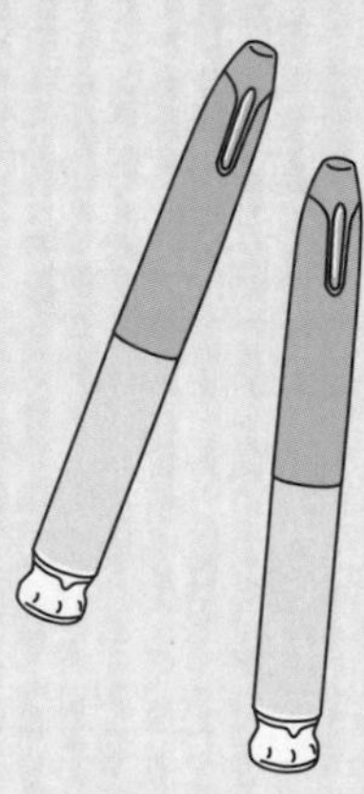

- 糖尿病
- 甲狀腺機能亢進
- 更年期

糖尿病

案例1

林女士，五十三歲。

十二年前知道血糖高後曾經就診吃過抗糖尿病藥物，但覺得越治療越糟，因此很生氣後，停藥並完全以生機飲食控制血糖。約二年前林女士在醫院接受腳趾截肢手術的同時，醫師告知血糖高必須注射胰島素，於是林女士才開始注射胰島素控制血糖。今年林女士又因為眼睛不舒服看眼科醫師。結果醫師診斷是增殖性視網膜病變，必須接受眼睛的雷射治療。同時抽血檢驗發現林女士飯前血糖292 mg/dL，HbA1c 13.1%。糖尿病控制不佳。

案例2

陳先生，六十三歲。

自行經營小型公司，知道自己糖尿病已經超過十五年。平日醫師開的藥陳先生都有按時吃，而且每天騎腳踏車運動約一小時，飲食方面也相當節制。目前陳先生使用兩種口服抗糖尿病藥物，飯前血糖控制約130 mg/dL，HbA1c 6.9%。糖尿病控制良好。

自從民國七十六年以來，糖尿病就一直高居國人十大死因的第五位。民國九十一年起，糖尿病更躍升為十大死因中的第四位。而依據民國九十四年統計，糖尿病死亡率為每十萬人口死亡數四十六點二人，也就是每五十三分三十秒就有一個人因為糖尿病死亡。況且糖尿病又常常跟中風、心臟病、截肢、洗腎、眼睛等問題如影隨形。因此糖尿病也引起大家的注意及害怕。像是林女士對糖尿病並不了解，本來期望吃藥就應該很快治療好糖尿病，吃了幾個月的藥之後狀況沒有改善，於是尋求另類療法，並帶著逃避的想法，連血糖也沒有監測。結果在診斷糖尿病的十年後，先是截肢，接著眼睛罹患增殖性視網膜病變接受多次的雷射治療。相反的，陳先生知道自己糖尿病後，積極的面對糖尿病，不僅依照醫師及藥師的指示正確使用藥物，更重要的是改變自己的生活型態，飲食部分少糖、少油、少鹽而且每天都運動超過三十分鐘，目前對於血糖的控制相當良好，也沒有併發症發生。因此，希望大家可以藉由了解糖尿病，面對糖尿病，控制糖尿病而擁有比一般人更有活力的生活。

糖尿病是一種慢性全身性疾病，可分類為第1型糖尿病、第2型糖尿病、續發性糖尿病及妊娠性糖尿病。一般最為大家熟悉的糖尿病指的是在臺灣佔所有糖尿病中比率高達98%的第2型糖尿病。其產生是漸進性並且與多種荷爾蒙相關。其中最重要的是胰臟β細胞功能損害，造成胰島素無法產生或不足；或是肝臟、肌肉、脂肪組織等的胰島素阻抗性，導致胰島素無法有效的發揮作用。另外，還有腸胃道荷爾蒙腸降糖素（Incretin）如類升糖激素胜肽（Glucagon-likepeptide-1，GLP-1）不足及二肽基肽酶-4（Dipeptidyl peptidase-IV；DPP-IV）活性增加等，結果造成全身代謝異常，血糖持續過高的情形。事實上糖尿病的治療，除了具備正確的知識外，糖尿病人的生活改變及自我照護行動，必須確實執行，才能有好的治療效果。治療糖尿病包括調整飲食、規律運動、正確用藥、監測血糖等。血糖控制建議值為飯前血漿血糖90~130 mg/dL，飯後血漿血糖＜180 mg/dL，糖化血色素（HbA1C）＜7%。

治療糖尿病的藥物包括注射的胰島素、腸降糖素類似物及口服的磺醯尿素類、美格替耐類、阿爾發葡萄糖酶抑制劑、雙胍類、唑烷二酮類、二肽基肽酶-4抑制劑。依照各類藥物作用的不同分別介紹如下：

胰島素（Insulin）

胰島素可以直接補充糖尿病患的胰臟無法製造或是製造不足的胰島素，目前仍然是最有效的治療藥物選擇。當我們吃入含有醣類的食物，如米飯、麵食、水果、牛奶、甜點等，腸胃道將之消化成葡萄糖進入血液循環，然後送到全身的器官組織利用。當血糖升高時，胰臟就會分泌胰島素來幫助血中葡萄糖進入細胞，血糖就可以維持平衡。

使用胰島素最常見的副作用是低血糖。發生低血糖原因包括胰島素劑量太多，施打後沒有吃食物或吃食物的時間太晚，運動過量等。減少低血糖最好是固定飲食及注射的時間，規則監測血糖，運動前要吃適量的食物，當然也要認識低血糖的症狀及處置。低血糖初期會有飢餓、發抖、冒冷汗、心悸、心跳加快的情形。非特異症狀：頭痛、頭暈、噁心、嘴唇發麻等。甚至嗜睡、意識不清、抽筋、昏迷等。發生低血糖時應立即服用十至十五公克容易吸收的糖份食品。例如含糖飲料約一百五十毫升或三至四顆方糖或一湯匙蜂蜜，十至十五分鐘後如未改善則再吃一次。若病患昏迷，家屬可將病患頭部側放，將蜂蜜或糖漿灌入病人牙縫中，並按摩臉頰，以促進吸收。通常每十分鐘一次，並立刻送醫治療。

開始注射胰島素時，有些人會因為血糖值的改變而導致暫時性的視覺障礙，這個現象通常會隨著用藥時間而改善。注射胰島素的部位偶爾有紅、腫、癢等現象發生，但是通常於數天或數週後消退。注射部位可能發生脂質營養不良，藉由每次注射更換注射部位，可以減少此副作用。至於較危險但少見的副作用，像是嚴重過敏、可能引起全身紅疹、呼吸短促、喘息、血壓下降、頻脈或流汗等，一旦發生必須立即就醫。

使用胰島素的注意事項包括每次抽取藥物前要先將胰島素放於手中轉到均勻且不冰冷後再抽取藥物。抽取藥物前要先檢查藥物外觀，如速效、短效及長效胰島素皆為澄清，若外觀呈現混濁或有肉眼可見的顆粒，則不可以使用。中效及混合型胰島素則為混濁的。每次注射胰島素必須輪流更換注射部位，如腹部、大腿、手臂、臀部。而且胰島素的使用不可隨意更換廠牌，也不可自行突然停藥。

市面上常見的胰島素製劑有速效的Insulin Aspart（Novorapid®，諾和瑞）、Insulin Lispro（Humalog®，優泌樂），短效的Regular Human Insulin（Actrapid®，愛速基因人體胰島素）、Regular Human Insulin（Humulin R®，優泌林—常規型），中效的NPH Human Insulin（Humulin N®，優泌林）、中效型的Human Monocomponent Isophane Insulin（Insulatard®，因素來達），長效的Insulin determir（Levemir®，諾和密爾）、Insulin glargine（Lantus®，蘭德仕）及混合型的70% Insulin Aspart Protamine＋30% Soluble Insulin Aspart（Novomix®30，諾和蜜斯30）、75% Insulin Lispro Protamine＋25% Soluble Insulin Lispro（Humalog® Mix 25，優泌樂—混合型25）。

磺醯尿素類（Sulfonylureas）

當初是德國醫師以磺胺劑治療斑疹傷寒病人，結果病人服用後發生低血糖，然後研究發展了此類藥物。磺醯尿素類藥物可藉由刺激胰臟分泌胰島素來控制血糖，作用機轉是磺醯尿素類會和β細胞表面的磺胺受器結合，使細胞表面鉀離子通道關閉，鈣離子通道打開，鈣離子進入細胞內，造成鈣離子濃度增加，於是促進更多的胰島素分泌，使血糖下降。本類藥物適用於胰臟β細胞仍有分泌胰島素功能的病患。對於第1型糖尿病病患或酮酸中毒者就不適合使用。

磺醯尿素類最常見的副作用是低血糖，尤其是老人家因為年齡增加肝腎功能衰退而容易因服用此類藥物發生低血糖。必須特別注意低血糖之症狀及處置。其他副作用包括噁心、嘔吐、腹痛、腹瀉、腹脹、皮膚疹等。

市面上常見的磺醯尿素類藥物有Glibenclamide（Euglucon®，佑爾康）、Gliclazide（Diamicron®，岱蜜克龍）、Glimepiride（Amaryl®，瑪爾胰）、Glipizide（Minidiab®，滅糖尿）。

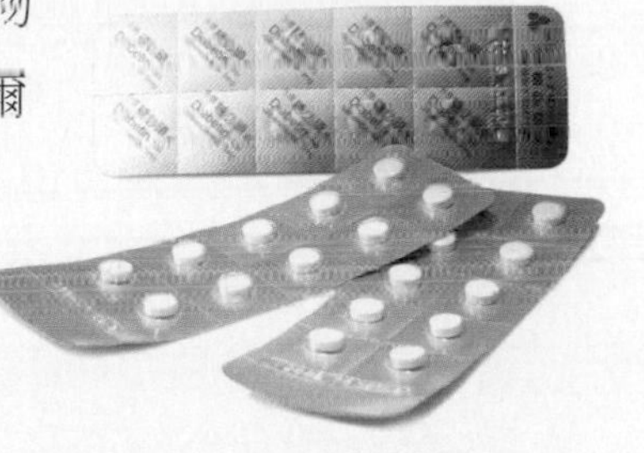

Euglucon®，佑爾康

美格替耐類（Meglitinide）

美格替耐類藥物與磺醯尿素類藥物類似，同樣可藉由刺激胰臟分泌胰島素來降低血糖。不同的是此類藥物作用時間快，藥效時間較短，因此有隨餐血糖調節劑之稱。如果沒有用餐就不需要服藥，若多吃一餐則多服用一次劑量。所以一天必須服用多次，適用於不會忘記服藥或者用餐次數及時間

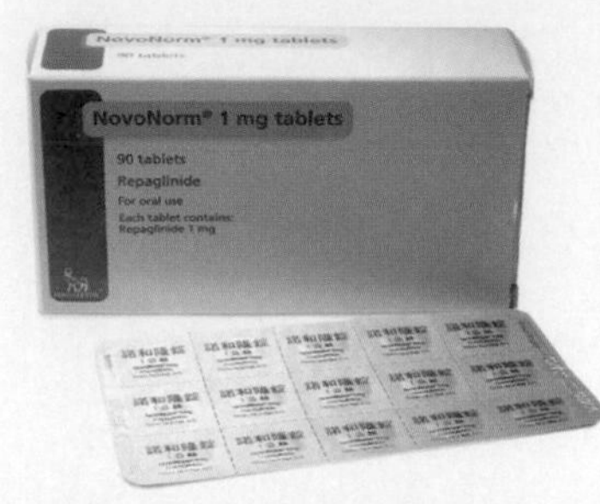

NovoNorm®，諾和隆錠

較不固定的人。美格替耐類藥物造成低血糖的機率較磺醯尿素類藥物低。但仍然可能有低血糖、噁心、嘔吐、腹痛、腹瀉、腹脹等腸胃副作用。

市面上常見的磺醯尿素類藥物有Repaglinide（NovoNorm®，諾和隆錠）、Nateglinide（Starlix®，糖立釋）。

阿爾發葡萄糖酶抑制劑（Alpha-Glucosidase inhibitors）

醣類是身體能量主要來源之一。當我們吃了含醣的食物後，醣類會被唾液、胃液中的澱粉酶或胰臟的消化酶將多醣分解成雙醣或寡醣，之後小腸上皮細胞的阿爾發葡萄糖酶再將其分解成單醣如葡萄糖、果糖。單醣才能進入血液循環送至全身各器官組織利用。阿爾發葡萄糖酶抑制劑的作用就是與阿爾發葡萄糖酶結合，使得食物中的雙醣或寡醣無法被分解成單醣，同時延遲葡萄糖及其他單醣的吸收，因此可以控制血糖。

阿爾發葡萄糖酶抑制劑最常見的副作用是腸胃症狀，如腹瀉、腹脹、腹痛等，開始使用或增加劑量時容易發生。通常可由低劑量開始使用此藥，且慢慢增加劑量來避免這些腸胃症狀。對於患有腸炎、腸潰瘍、腸阻塞或其他可能會增加腸內產氣疾病的人不適合使用此類藥物。單獨使用阿爾發葡萄糖酶抑制劑不會造成低血糖，但是合併使用胰島素或會導致低血糖的藥物胰島素刺激藥物仍可能發生低血糖。服用阿爾發葡萄糖酶抑制劑的人，因為會抑制雙醣或寡醣分解成單醣，一旦發生低血糖，必須使用葡萄糖，不可服用蔗糖、糖果或果汁。

市面上常見的阿爾發葡萄糖酶抑制劑藥物有Acarbose（Glucobay®，醣祿）、Miglitol（Diaban®，抑醣錠；Migbose®，麥芯醣）。

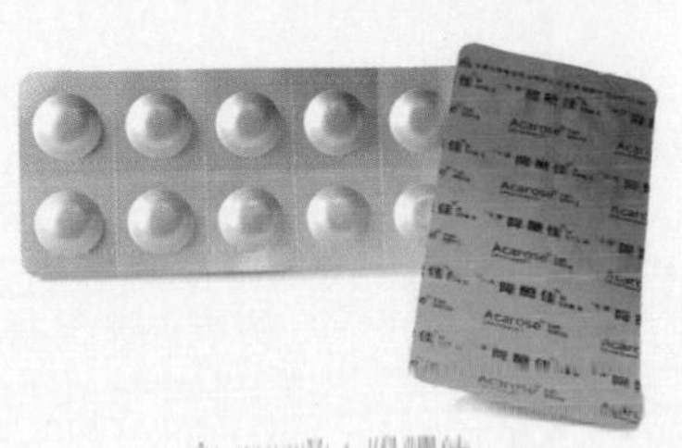

Acarose®，降醣佳

雙胍類（Biguanids）

雙胍類藥物最早是由治療糖尿病藥草法國紫丁香花研究發展出來。抗血糖的作用包括降低肝臟葡萄糖的的製造，減少腸胃道對葡萄糖的吸收以及增加肌肉、脂肪組織對葡萄糖攝取。雙胍類藥物不會刺激胰島素分泌，有研究證實此類藥物會降低體內胰島素濃度，增加胰島素的功能，也就是改善胰島素的阻抗，增加胰島素的敏感性。加上雙胍類藥物會引起輕微的體重減輕，因此成為肥胖糖尿病人的優先選擇。

雙胍類藥物常見的副作用是腸胃道症狀，包括腹脹、噁心、絞痛及腹瀉。通常這些現象是暫時的，可以經由低劑量開始使用此藥，且慢慢增加劑量或將藥物和食物一起服用來避免。其他可能副作用為金屬味、頭痛、躁動、流汗等。長期使用會降低維生素B12的血中濃度。至於較嚴重的乳酸中毒發生率極低，特別是腎功能不良、手術或接受血管注射碘化物顯影劑的情形下較容易發生。因此使用雙胍類藥物若有嚴重疲勞、肌肉痛、失眠、嘔吐、伴有肌肉痙攣的腹痛與全身性不適等，應該停藥並告知醫師或藥師。

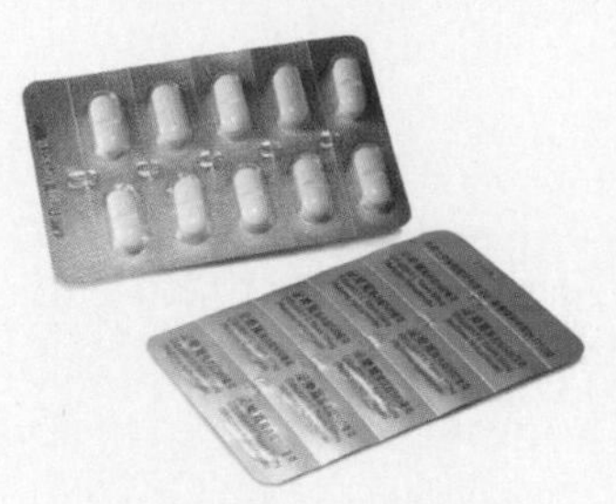

Glucophage®，庫魯化錠

市面上常見的雙胍類藥物為Metformin（Glucophage®，庫魯化錠）。

唑烷二酮類（Thiazolidinediones）

唑烷二酮類藥物因為可以改善胰島素的阻抗，增加胰島素的敏感性，於是有「胰島素增敏劑」之稱。糖尿病除了胰島素的不足外，肝臟、肌肉、脂肪組織等的胰島素阻抗性，也是重要原因。所謂胰島素阻抗性就是肝臟、肌肉、脂肪等組織對於胰島素刺激葡萄糖的利用能力降低，使得葡萄糖無法進入組織細胞利用，於是血糖無法迅速回復到正常的狀態，然後高血糖不斷的刺激胰島素分泌，結果導致胰臟β細胞衰竭。而且長期高血糖可能併發視網膜病變、腎臟病變、神經病變等。唑烷二酮類藥物經由刺激Peroxisome prolifer atoractivated receptor-gamma（PPAR-r），增加胰島素接受體的表現，並且增加葡萄糖轉運蛋白的表現有效降低胰島素阻抗而增加依賴胰島素的葡萄糖利用，且降低肝臟的葡萄糖產量而改善血糖。

唑烷二酮類藥物常見的副作用是輕度至中度的水腫、貧血。其他可能副作用包括輕微體重增加、腸胃不適及咽喉炎。有活動性肝病或肝功能指數在正常上限2.5倍以上者不可使用這類藥品，服用期間肝功能指數可能升高，若發生無法解釋之噁心、嘔吐、腹痛、食慾降低、大便顏色變淺或黃膽發生等肝功能不佳的症狀時，必須檢查肝臟機能。對於較嚴重的心臟衰竭病患，也就是紐約心臟協會訂定的第三級及第四級心臟病患者，不建議使用此類藥物。另外，使用此類藥物可能會使更年期前即已停止排卵且具胰島素抗性的婦女恢復排卵。因此，可能須考慮採取避孕措施。

市面上常見的唑烷二酮類藥物有Rosiglitazone（Avandia®，梵帝雅）、Pioglitazonc（Actos®，愛妥糖）。

腸降糖素類似物（Incretin mimetics）

人體的腸降糖素（Incretin）如類升糖激素胜肽（Glucagon-like peptide-1，GLP-1），由腸道分泌進入循環系統，促進胰臟β細胞分泌葡萄糖依賴性胰島素，減低升糖素的濃度，且減緩胃排空。有些糖尿病患顯示其類升糖激素胜肽不足。因

Byetta®，降爾糖

此市面上出現合成的腸降糖素類似物如Exenatide，其結構乃源於希拉毒蜥，類似人體類升糖激素胜肽。注射腸降糖素類似物效果如同類升糖激素胜肽一般，可促進胰臟β細胞分泌葡萄糖依賴性胰島素，減低升糖素的濃度，且減緩胃排空。藉由這些作用以降低飯前及飯後血糖濃度，達成血糖的控制。

使用腸降糖素類似物最常見的副作用是噁心，此外還有嘔吐、頭暈、頭痛、消化不良等副作用。當腸降糖素類似物合併會誘導低血糖的藥物如磺醯尿素類藥物，低血糖發生率增加，應注意低血糖症狀及處理，並且考慮降低磺醯尿素類藥物的劑量。

使用注意事項包括對於需注射胰島素的病患，腸降糖素類似物不能替代胰島素。因此腸降糖素類似物不可使用於第一型糖尿病病患或治療糖尿病酮酸中毒。另外由於腸降糖素類似物會降低胃排空速度，可能造成食慾降低或體重減輕，同時可能影響需快速經腸胃道吸收的口服藥物如避孕藥及抗生素。因此這些藥物必須於注射腸降糖素類似物前至少一小時服用以避免藥物交互作用。而在腸降糖素類似物上市後的案例中，曾有病患注射藥物後發生急性胰臟炎的報告，因此對於有胰臟炎病史的人，應該考慮使用腸降糖素類似物以外的抗糖尿病藥物治療其糖尿病。

目前市面上的腸降糖素類似物有Exenatide（Byetta®，降爾糖）。

二肽基肽酶-4抑制劑（Dipeptidyl peptidase-IVinhibitors；DPP-IVinhibitors）

人體的小腸會分泌二肽基肽酶-4，這種酵素會分解類升糖激素胜肽（GLP-1）。糖尿病患進食後分泌的類升糖激素胜肽會被二肽基肽酶-4分解。使用二肽基肽酶-4抑制劑能阻止二肽基肽酶-4的作用，增強類升糖激素胜肽（GLP-1）的功能，促進胰島素分泌，減低升糖素的濃度，且減緩胃排空以降低飯前及飯後血糖濃度，達成血糖的控制。因其作用具有葡萄糖依賴性，導致病人產生低血糖的情形較少。

使用二肽基肽酶-4抑制劑常見的副作用是頭痛、鼻塞、流鼻水、上呼吸道感染。使用注意事項包括二肽基肽酶-4抑制劑不可使用於第一型糖尿病病患或小於十八歲的兒童。腎功能不良者須依照腎功能調整劑量。二肽基肽酶-4抑制劑單獨使用引起低血糖的機率很低，但是合併會造成低血糖的藥物如磺醯尿素類藥物或胰島素，應注意低血糖的發生。

目前市面上的二肽基肽酶-4抑制劑有Sitagliptin（Jaunvia®，佳糖維）。

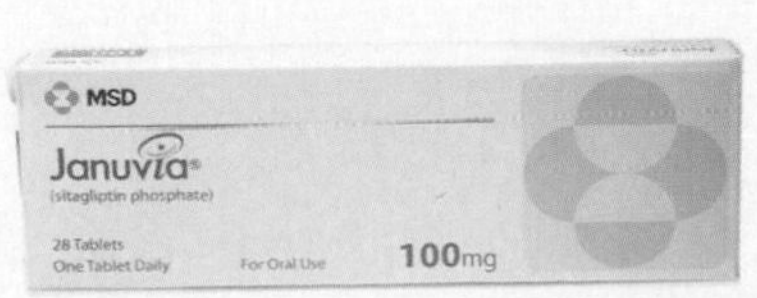

Jaunvia®，佳糖維

甲狀腺機能亢進

案例 1

李女士，二十五歲。

工作壓力大的上班族，必須輪早中晚三班，容易緊張發脾氣。最近體重減輕，心跳很快，生理期不順，頭髮掉得很嚴重。照鏡子時發現脖子有點腫，於是掛號就診。看了醫生檢查後，結果診斷為甲狀腺機能亢進症。

案例 2

林先生，三十八歲。

二週前因為呼吸不順看了醫師後，診斷是支氣管炎，服用了抗生素及支氣管擴張劑後，症狀仍未改善。林先生表示最近幾個月偶爾有心悸的情況發生，這個禮拜更是常常感覺心跳很快。而且過去兩個月來體重減少了約十公斤，但是食慾卻很好。而且林先生經常會覺得很熱且流很多汗，情緒也較焦躁，經醫生轉診檢查後，結果診斷為甲狀腺機能亢進症。

甲狀腺疾病有甲狀腺機能亢進、甲狀腺機能低下、甲狀腺癌、甲狀腺炎等。一般最常見的就是俗稱「大脖子」的甲狀腺機能亢進。甲狀腺位於頸部喉結下方，形狀有如蝴蝶，長約四公分寬約二至三公分，重量約十五至二十五克。正常情況下，因為甲狀腺薄而柔軟且被肌肉覆蓋住，於是不容易被察覺到其存在。當甲狀腺荷爾蒙分泌過多，導致甲狀腺亢進時，甲狀腺多會腫大，此時用手指可觸摸得到，甚至腫脹用肉眼就可以看得出來。不過腫脹與甲狀腺疾病嚴重程度不一定成正比。

甲狀腺主要的作用在於促進蛋白質的合成。人體攝取營養素如碳水化合物、脂肪及蛋白質等，必須於體內進行代謝轉換成為能量，甲狀腺在此發揮其重要之作用，使細胞可正常發揮其功能。

甲狀腺荷爾蒙經由大腦調控，需要時分泌，不需要時貯存，維持平衡。當甲狀腺荷爾蒙分泌過多，合成蛋白質超過身體所須，導致體內新陳代謝過於旺盛就是甲狀腺機能亢進。甲狀腺機能亢進中最常見的是葛瑞夫茲氏症（Graves' disease），命名來自於發表這個疾病論文的愛爾蘭醫師葛瑞夫茲。葛瑞夫茲氏症主要以頸部腫脹及眼球突出表現，然而因為我們全身的新陳代謝都跟甲狀腺有關，包括眼睛、心臟、肌肉、骨骼及皮膚等，於是可能症狀包括心跳加快、手會抖、焦慮、緊張、失眠、月經不順、體重下降、拉肚子、多汗的發生等，症狀可能很明顯也可

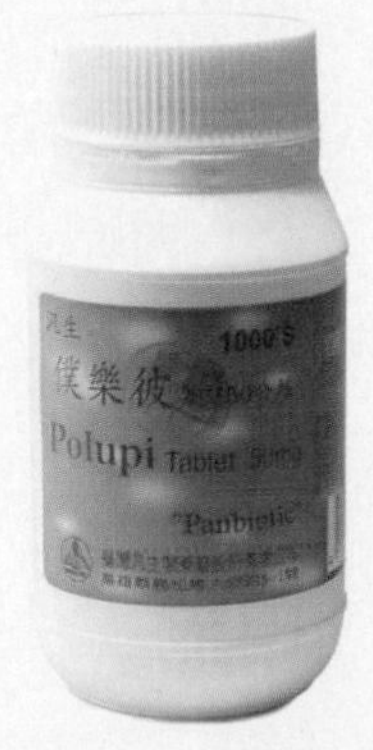

Polupi®，僕樂彼

能極輕微而被忽略。

造成葛瑞夫茲氏症的主要原因是自體免疫的問題，身體產生抗體攻擊自己的甲狀腺，結果受到攻擊的甲狀腺分泌更多的甲狀腺荷爾蒙。甲狀腺荷爾蒙包括四個碘的的甲狀腺素（T4）及三個碘的的甲狀腺素（T3）。T3大部分由T4構成，T3會和細胞核的甲狀腺荷爾蒙受器結合，然後發揮甲狀腺的作用，於是T3有活性甲狀腺荷爾蒙之稱。

治療甲狀腺機能亢進的方式包括手術、放射性碘及藥物治療。其中藥物是最常被使用的治療方式。藥物治療主要是使用抗甲狀腺藥物及針對症狀輔助治療的乙型交感神經阻斷劑，介紹如下：

抗甲狀腺藥物

用於甲狀腺機能亢進的抗甲狀腺藥物主要作用是抑制甲狀腺荷爾蒙合成，其作用機轉包括抑制碘的有機化及抑制Iodotyrosine結合成甲狀腺荷爾蒙。其中Propylthiouracil這個藥物還可抑制T4轉變成T3，Methimazole及Carbimazole則沒有這個作用。有報告指出抗甲狀腺藥物在免疫方面的改善，可能是經由直接作用於甲狀腺細胞，並與T細胞有關，目前正在研究中。

使用抗甲狀腺藥物常見的副作用是皮膚搔癢、皮膚疹。要是只有出現皮膚搔癢且皮膚疹比較輕微可考慮使用止癢藥物、若是出現皮膚疹比較嚴重則考慮停藥，並使用其他抗甲狀腺藥物或其他治療方式如放射性碘、手術。

其他使用抗甲狀腺藥物可能的副作用包括關節炎、肝功能異常、腸胃不適、味覺異常、嗅覺異常、暫時性白血球降低等。至於較嚴重的顆粒性白血球缺乏症相當少見，主要症狀是咽頭炎及發燒。一旦發生顆粒性白血球缺乏症則必須停藥並進行治療。

使用抗甲狀腺藥物必須注意的是治療通常必須四至六週可有較明顯的改善，為了維持甲狀腺功能正常，抗甲狀腺藥物的治療也常必須維持一年以上，因此服用藥物必須相當有耐心配合醫師根據臨床症狀、身體及抽血檢查等調整劑量。自行停藥或不規則用藥很容易導致病情復發。至於甲狀腺功能穩定後一般先進行藥物減量，若立即停藥、復發機率高。

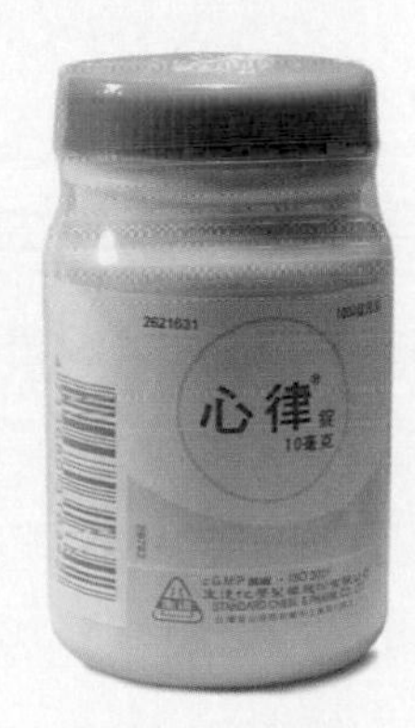

心律

也有另外一種治療方法是維持比較高劑量抗甲狀腺藥物並加上甲狀腺素。這樣看起來不正好是相反的作用嗎？確實是的，這看起來似乎矛盾的情形，在某些狀況下仍是有幫忙的。如此維持抗甲狀腺藥物劑量，可以保有較強的免疫抑制功能，於是對病情有幫忙。

除此之外，同時使用甲狀腺素也就比較不會產生甲狀腺功能低下的問題。不過使用高劑量抗甲狀腺藥物，也就相對比較可能引起抗甲狀腺藥物的相關副作用，仍需密切注意。另外也有報告指出為了降低復發率，可先使用抗甲狀腺藥物，然後再使用抗甲狀腺藥物及甲狀腺素合併治療，然後再使用甲狀腺素來抑制甲狀腺促進激素的分泌的治療方式。

目前市面上的抗甲狀腺藥物有Propylthiouracil（Procil®，普樂治）、Methimazole（Lica®，達百蘇錠）和Carbimazole（Carbizo®，抗泌腫錠）。因為Carbimazole在體內可迅速轉變為Methimazole，所以這二種藥物可視為相同。

β交感神經阻斷劑

甲狀腺機能亢進常常伴隨著交感神經興奮的症狀，如心悸、血壓上升、手顫抖、緊張等，使用β交感神經阻斷劑主要可透過交感神經作用的阻斷達到症狀改善的效果。此類藥物中，最常被使用的是Propranolol（Inderal®，恩特萊錠），同類藥物如Atenolol（Tenormin®，天諾敏錠）及Metoprolol（Betaloc®，舒壓寧錠）也具有類似的效果。

使用β交感神經阻斷劑可能副作用包括頭暈、疲倦、心跳變慢及血壓降低等。因為此類藥物可能使氣喘病患的情況惡化，尤其是最常被使用的Propranolol。因此氣喘病患必須經由醫師評估後選擇適當藥物。

更年期

案例 1

高女士，五十二歲上班族。

約半年前開始覺得頭暈，有時甚至無法站立，或會伴隨著心臟痛。看過耳鼻喉科、神經內科及心臟科，但檢查結果都正常。醫師開藥服用後，並沒有改善。上班常請假，工作效率也不好。同事建議她去看婦產科檢查，診斷為更年期，建議使用荷爾蒙補充治療。高女士服用約三週，頭暈及心臟問題逐漸改善，目前仍持續服藥中，已可回復正常工作。

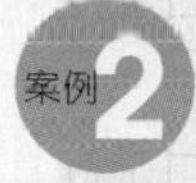

蕭女士，四十七歲家庭主婦。

約二年前生理期由二十八天縮短為二十一天。但也沒有不舒服，就沒特別注意。約三個月前，開始出現心跳很快，突然之間躁熱冒汗的情形，做家事常常覺得很累。此外，蕭女士對先生及小孩容易生氣，之後又覺得後悔。心想可能是所謂更年期，要不要吃荷爾蒙呢？但聽說吃荷爾蒙會得乳癌，還是吃植物性荷爾蒙比較安全。而後情況越來越糟，心情不好，晚上也常失眠。由先生陪同就醫。醫師評估蕭女士並沒有乳癌病史或家族史，也不是冠狀動脈心臟疾病、靜脈栓塞疾病或是中風的高危險群，建議蕭女士服用荷爾蒙。服用約二週後，症狀逐漸改善。

正如時間永遠向前無法倒轉一般，人的年齡也只會增加不會減少。於是隨著年齡的增長，女性也就自然的必須經歷更年期。更年期代表的是卵巢功能退化，女性荷爾蒙分泌逐漸減少，周期性排卵逐漸減少，月經也會變得不規則，然後直至最後月經停止。月經停止超過一年可稱為停經，而在停經前後的過渡時期就是大家熟知的更年期。更年期通常發生在四十五至五十五歲，因為女性荷爾蒙包括雌激素及黃體激素的減少容易導致生理甚至心理上的各項變化。早期可能發現月經週期不規律、體重改變、頻尿、熱潮紅、夜間盜汗、心悸、焦慮及失眠等症狀。然後逐漸可能有生殖泌尿道萎縮、性機能的改變、心血管疾病及骨質疏鬆等症狀。每個人發生症狀嚴重程度及期間長短可能不同，有些人能夠逐漸適應，調整自己的生理及心理狀態。不過也有些人覺得相當不舒服，更年期的種種症狀造成困擾，此時建議尋求醫師，依據個人的狀況評估，給予適當的建議及治療。

由於更年期的症狀主要來自女性荷爾蒙的減少，因此荷爾蒙的補充療法（Hormone Replacement Therapy，HRT）仍然是緩解更年期症狀的有效方法。其實荷爾蒙的補充療法早在1960年代就流行使用，當時使用雌激素補充更年期荷爾蒙之不足外，甚至認為雌激素可以改善女性所有老化的問題。但是到了1970年代，醫師發現許多使用雌激素的女性發生了宮內膜癌。後來研究又發現將雌激素合併黃體素使用，可以降低子宮內膜癌的風險。從此以後，荷爾蒙的補充療法分為二大類。其中一類是有子宮的婦女使用雌激素合併黃體素使用，可以降低子宮內膜癌的風險。

另外一類則是切除子宮的女性可以只補充雌激素。而2002年美國國家衛生研究院的女性健康初步研究（Women's Health Initiative；WHI）指出，平均六十三歲的更年期女性長期接受荷爾蒙的補充療法（雌激素合併黃體素；Conjugated estrogens 0.625 mg和Medroxyprogesterone 2.5 mg），平均追蹤5.2年後發現會提高乳癌、中風、心血管疾病及血栓的風險；但是同時使用荷爾蒙的補充療法有較少的骨折及自腸癌的風險。

這樣的報告造成了大家的震撼，有不少的女性害怕乳癌而拒絕荷爾蒙的補充療法。2006年WHI的另一部份研究報告則指出，切除子宮的女性，僅使用雌激素，經過6.8年追蹤，結果顯示使用雌激素的女性有較高中風的風險，但有較低骨折及乳癌的風險。在乳癌發生的風險上，2006年報告的單純使用雌激素女性與2002年報告中使用雌激素合併黃體素女性結果相反。對於WHI研究的爭議主要包括參與研究的女性年齡平均高達六十三歲，與大部分使用荷爾蒙補充療法約五十歲女性，在年齡上具有差異性。在針對年齡分

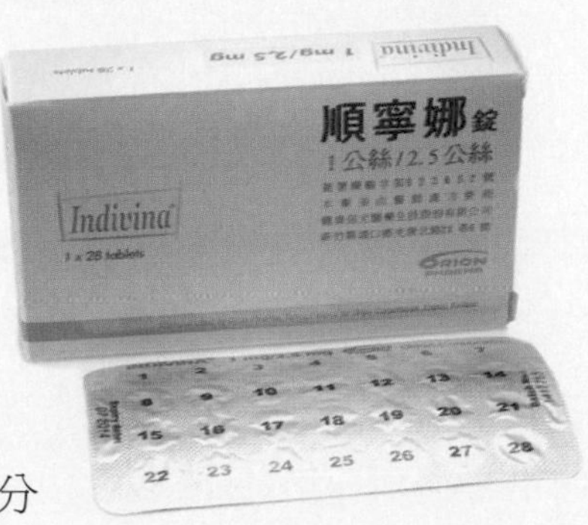

組的史坦福研究則發現六十歲以下女性使用荷爾蒙補充療法，死亡率下降39%。但是大於或等於六十歲的女性就沒有這個效果。顯示使用的年齡的確是個重要的考量因素。另外一個爭議是此試驗使用的是Conjugated estrogens 0.625 mg和Medroxyprogesterone 2.5 mg這個固定處方及劑量，無法推論至所有的荷爾蒙治療。臺灣更年期醫學會的專家也認為東方女性較西方女性體型小，於是也針對低劑量荷爾蒙的補充Conjugated estrogens 0.3 mg和Medroxyprogesterone 1.5 mg進行研究，結果發現低劑量就可達到緩解更年期症狀及骨質疏鬆的作用，低劑量療法逐漸成為趨勢。

荷爾蒙治療包括雌激素（Estogens）、黃體素（Progestins）、雌激素合併黃體素製劑及Tibolone。介紹如下：

雌激素及黃體素

卵巢分泌的荷爾蒙主要就是雌激素和黃體素二大類。雌激素主要功能在於使性器官及生殖有關的組織細胞增殖和生長。黃體素的主要功能則是準備子宮為受精卵著床和準備乳房為分泌乳汁。女性荷爾蒙的變化從發育到更年期間，身體內隨著荷爾蒙的週期變化產生月經。月經後雌激素分泌增加、其濃度在排卵前達到高峰。排卵後，黃體激素分泌以刺激子宮內膜增厚，為受精卵著床作準備。若卵子未受精，則隨著子宮內膜以月經的方式排出體外。

目前更年期補充荷爾蒙的原則是對無子宮的女性不需使用黃體素，只要每天使用低劑量雌激素即可。而有子宮的女性使用雌激素治療時，必須同時使用適當的黃體素，以預防子宮內膜增生。補充方式包括週期性或連續性荷爾蒙補充法。使用週期性荷爾蒙補充法時，每個月服用二十一至二十八天雌激素，再配合十二至十四天的黃體素。週期性荷爾蒙補充法模擬生理性週期，因此每個月都會有規則的月經，通常比較不會不正常出血。建議還沒停經或剛停經的女性可選擇使用週期性荷爾蒙補充法。使用連續性荷爾蒙補充法就是每天都服用雌激素和黃體素，相當簡單且不會有月經。若是已經停經一年以上則可考慮選擇連續性荷爾蒙補充法，但有些人可能會出現不規則的點狀出血，通常出現在使用初期，約三至六月內可改善。如果是治療局部症狀像是陰道萎縮、性交困難、萎縮性尿道炎等則建議使用局部性雌激素療法。使用低劑量陰道雌激素治療可不需合併使用黃體素。

使用雌激素常見的副作用是頭痛、液體滯留、腫脹、乳房疼痛、噁心、腹痛、小腿痙攣等副作用。使用黃體素常見的副作用是頭痛、液體滯留、乳房疼痛、噁心、腹痛、背痛、抑鬱、情緒不穩、青春痘等。開始使用荷爾蒙時較容易發生，連續使用後通常會緩解。如果症狀特別嚴重或無法緩解，建議將不舒服的症狀、嚴重程度及發生的時間等仔細紀錄後，與醫師共同討論以選擇最適合個人化的治療方式。

使用荷爾蒙的補充療法注意事項包括使用荷爾蒙治療前，應該接受醫師完整的評估及檢查，不要只為了預防心血管疾病而自行使用荷爾蒙治療。對於持續使用荷爾蒙治療的婦女，則每年至少應接受定期檢查一次。

目前市面上的雌激素有Estradiol（Estrade®，益斯得錠）、Estradiol（Estrad®，艾翠麗凝膠），Conjugated Estrogens（Estromon®，伊使蒙錠），Conjugated Estrogens（Premarin®，普力馬林乳膏）。黃體素有Medroxyprogesterone（Provera®，普維拉錠）。雌激素合併黃體素製劑有Estradiol & Medroxyprogesterone（Indivina®，順寧娜錠）、Estradiol & Medroxyprogesterone（Sevina®，詩維娜錠）、Estradiol & Medroxyprogesterone（Divina®，宜維娜錠）、Estradiol & Norethisterone（Havina®，伴樂娜錠）、Conjugated Estrogen & Medroxyprogesterone（Premelle® Lite®，普美來錠）。

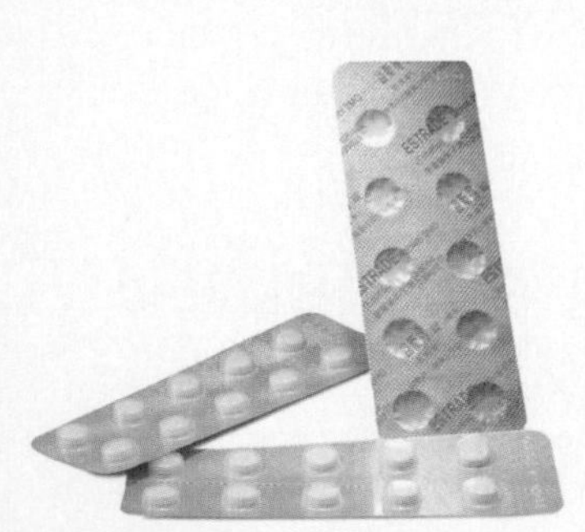
Estrade®，益斯得錠

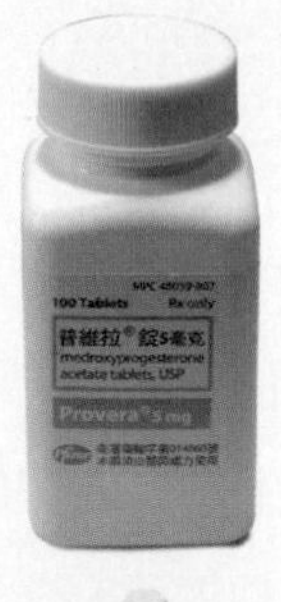

Provera®，普維拉錠

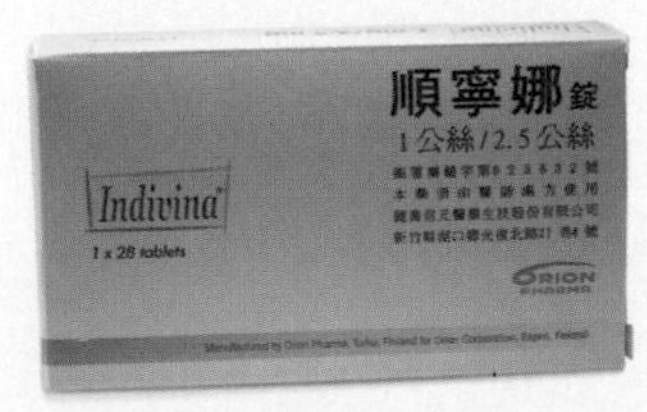

Indivina®，順寧娜錠

選擇性組織雌激素活性調節劑
（Selective tissue estrogenic activity regulator，STEAR）

選擇性組織雌激素活性調節劑是一種合成的荷爾蒙藥物，包含了雌激素、黃體素和微弱的雄性激素的活性，可改善更年期症狀並預防骨質流失。使用此類藥物不會刺激子宮內膜也沒有月經。

使用選擇性組織雌激素活性調節劑可能的副作用是體重改變、眩暈、皮脂漏痤瘡、陰道出血、頭痛、腸胃不適、臉部毛髮生長及脛部水腫。

使用選擇性組織雌激素活性調節劑注意事項包括若女性仍有正常月經或處於更年期之前，應該注意排卵抑制的情況，月經週期可能會被干擾。與所有具荷爾蒙活性的類固醇相同，建議每半年作一次檢查。如使用高於推薦劑量有可能出現陰道出血。所以當使用高劑量時，建議應添加黃體素，給予間隔為每三個月給予十天。如發生血栓栓塞之病程，肝功能檢查變為不正常或出現膽汁鬱滯性黃膽時應停止治療。

目前市面上的選擇性組織雌激素活性調節劑有Tibolone（Livial®，利飛亞錠）。

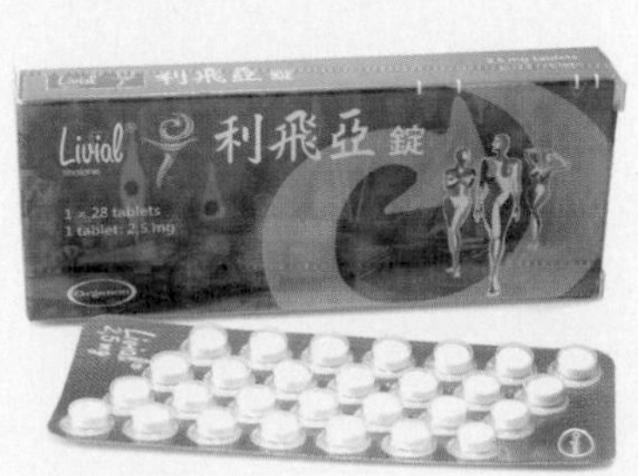

Livial®，利飛亞錠

腸胃道用藥

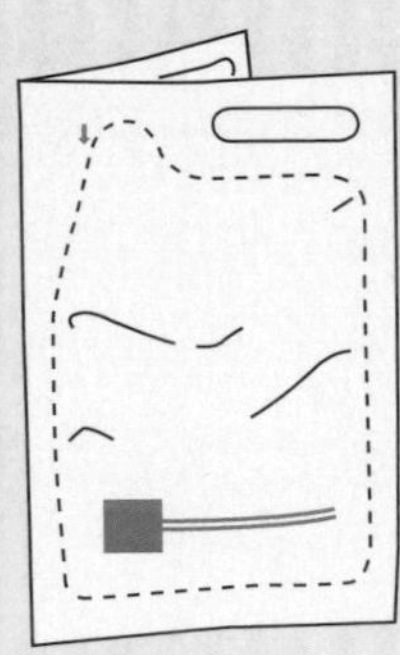

吳佳頤　藥師

- 胃食道逆流症
- 消化性潰瘍
- 便秘
- 腹瀉

胃食道逆流症

案例1

吳先生，五十二歲，體重過重。

近幾年常感覺到心窩與胸骨後方疼痛、喉嚨有酸水逆流到嘴裡的感覺。這些症狀常在吃飽後或是睡到半夜時發生。由於症狀一直反覆發作，於是到藥局購買制酸劑服用，雖然制酸劑有效，但效果很短，只有二到三小時，一天需要服用多次。經醫師利用內視鏡檢查，確定是胃食道逆流。

黃小姐，二十八歲，是一位業務員。

因工作需要，常常三餐不定時，經常忙到半夜才回到家，於是把宵夜當晚餐吃。一個月前，開始有咳嗽症狀，以為是小感冒，服用喉糖與成藥，但是情況未見好轉。之後到醫院就診，胸腔科做了許多檢查也查不出病因，醫師建議轉至腸胃科，經由內視鏡檢查才確認是胃食道逆流。

在食道下端穿過橫隔膜與胃交接的地方，有一個圓環的肌肉稱之為下食道括約肌，平常時是緊閉的，當吞嚥時括約肌會放鬆。隨著食物經由食道進入胃後，下食道括約肌就會關閉，防止食物與胃酸進入食道內。當括約肌變鬆弛（例如睡眠時），胃酸就會逆流進入食道。健康的人一天會有數次正常的逆流，但是短暫的胃酸逆流，並不會引起症狀。如果下食道括約肌變鬆弛或是不正常打開，造成胃內容物逆流至食道的時間太久；或是逆流的次數過於頻繁，引起食道黏膜損傷或是產生胃酸逆流導致的相關症狀，稱之為胃食道逆流症（Gastro-esophageal reflux disease，簡稱GERD）。患者在經由內視鏡檢查時若發現食道糜爛、潰瘍，嚴重的還會形成狹窄、穿孔、出血等現象，稱之為糜爛性逆流疾病（Erosive reflux disease）。如果忽視食道發炎病情持續惡化而不加以治療，可能會造成食道細胞變性（巴瑞特氏食道Barrett's esophagus）而增加食道癌發生的機率。不過也有一部分胃食道逆流是沒有食道發炎的現象，稱之為非靡爛性逆流症（nonerosive reflux disease）。胃食道逆流的症狀包含心口灼熱感、酸液逆流、胸痛、打嗝、吞嚥困難。有些患者會出現慢性咳嗽、慢性喉嚨發炎、聲音沙啞、喉嚨異物感、氣喘的症狀。

引起胃食道逆流產生的原因包含下食道括約肌功能低落、食道的橫膈裂孔疝氣（胃的一部份由食道裂孔露出在橫膈膜以上的胸腔中，造成防止胃內容物逆流之賁門功能低落）、肥胖引起的腹壓上升、胃酸分泌機能亢進。因此胃食道逆流的症狀常發生在飯後、腹部壓力增加或平躺時。而高脂肪的食物、酒精、就寢前進食、懷孕或是服用減少下食道括約肌收縮力的藥品：茶鹼（Theophylline）、抗膽鹼劑

（Anticholinergics）、鎮靜劑、硝酸甘油等，這些因素都會促使胃酸逆流的情況更惡化。疾病的診斷可藉由上消化道內視鏡（胃鏡）檢查、上消化道鋇劑X光攝影及二十四小時食道酸鹼監測檢查，協助醫師決定最佳治療方式。上消化道內視鏡檢查可以觀察到食道黏膜有無異常及黏膜傷害的嚴重度。若內視鏡檢查沒有看到異常現象，再進行二十四小時食道酸鹼監測檢查，來了解胃酸逆流頻率及持續的時間。

胃食道逆流治療依照疾病嚴重程度可分為三個階段：生活及飲食型態改變、藥物治療、手術治療。治療方式以生活型態改變及藥物治療為中心。若食道有高度狹窄現象或藥物治療效果不佳時可考慮進行外科手術治療。對於輕度的胃食道逆流，可以先從生活型態及飲食做改變。像是就寢時床頭抬高十五至二十公分、避免誘發胃酸逆流的食物（如高脂肪食物、巧克力、咖啡因、薄荷、可樂、柑橘類水果）、避免飲酒過量（會導致下食道括約肌鬆弛）、避免用餐後平躺、避免暴飲暴食、避免穿著過緊衣物、戒菸以及嚼口香糖促進唾液分泌。此外，體重過重的患者要先進行減重。若上述方式仍無法減輕症狀，或是逆流症狀較嚴重時，醫師會依病情選擇下列藥品治療。

制酸劑與藻膠酸複方製劑
（Antacids and antacid-alginic acid products）

制酸劑（又稱胃藥）為無須醫師處方的成藥。其藥效是藉由碳酸根（CO_3^{2-}）、碳酸氫根（HCO_3^-）或氫氧根（OH^-）等陰離子化學基和氫離子結合而中和胃酸。制酸劑能提供快速及暫時（藥效約維持三小時）的症狀緩解，適用於偶發性或輕微的心口灼熱感。藥品主成分可分為易被身體吸收的制酸劑（如碳酸氫鈉）及會從糞便排泄掉之不易吸收的制酸劑（如碳酸鈣、氫氧化鎂、氫氧化鋁等）。此類藥品建議於兩餐之間（飯後一至三小時及睡前）服用。

長期或過量服用制酸劑會導致胃酸分泌反彈性增加，因此不建議長期規則性服用。碳酸氫鈉制酸劑由於鈉會被身體吸收，需要限制鹽分攝取的病患（如水腫、高血壓、心臟衰竭）應避免使用。在副作用方面，服用含鎂的制酸劑，由於鎂會引起腸道內水分增加及促進十二指腸黏膜釋放膽囊收縮素而加速胃腸蠕動，所以可能會產生腹瀉；而含鋁制酸劑可能產生便秘的副作用。所以市面上許多制酸劑同時含有鎂與鋁，以相互抵消便祕與腹瀉的不良反應。對於腎功能不全的病患（肌酸酐清除率低於30 ml/min），勿使用含鎂制酸劑，以免鎂離子過量蓄積而中毒。此外，鋁會和體內的磷酸鹽結合，長期服用易發生低血磷症（如肌肉虛弱、感覺異常、呼吸衰竭、溶血、血小板功能異常、癲癇、心肌收縮減弱、昏迷等）。含鈣制酸劑也容易發生便秘且需注意血鈣過高，腎功能正常的患者每日碳酸鈣勿超過二十公克，腎衰竭則勿超過四公克。制酸劑和其他藥品一起服用時，為了避免制酸劑影響其他藥品的吸收，建議制酸劑和其他藥品間隔二小時後再服用。

此外，制酸劑與藻膠酸的複方（如Topaal®，多寶胃康）也可以緩解輕度胃食道逆流症狀。除了制酸劑可以中和胃酸之外，由褐藻萃取出的藻膠酸進入胃部時，會與鎂鹽混合產生低密度乳膠層，可懸浮在胃部上方形成屏障，防止胃酸逆流進入食道中，達到保護胃與食道的黏膜。多寶胃康服用時建議咬碎後吞服，一次服用二顆。對於夜間發作的胃食道逆流患者，睡前服用能有效緩解症狀而改善睡眠品質。

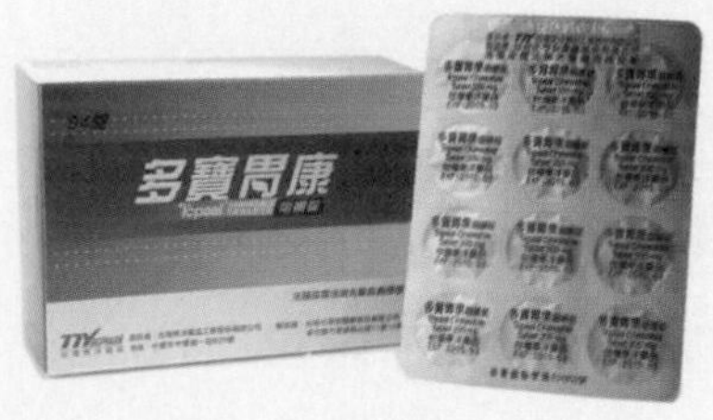

Topaal®，多寶胃康

第二型組織胺受體拮抗劑（Histamine 2 receptor antagonists）

這一類藥物在市面上有四種常見的成分，如Cimetidine（Defense®，祛潰）、Famotidine（Welizen®，胃利贊）、Ranitidine和Nizatidine。由於此類藥品和人體內的組織胺結構類似，所以會和組織胺競爭胃黏膜中壁細胞接受器的結合，而抑制胃酸的分泌。由於胃部的潰瘍癒合主要是在晚間進行修復，建議此類藥物必須有一劑是在晚餐後到睡前之間服用。此類藥物的副作用整體而言是輕微的，常見的副作用有頭暈、頭痛與疲倦；較不常見的副作用有意識混亂、譫妄、幻覺、骨髓抑制、肝炎及過敏反應。其中Cimetidine有抗雄性激素的特性，會導致男性女乳症、性慾減退或陽痿。

在藥物交互作用方面，第二型組織胺受體拮抗劑會減少胃酸分泌，使得胃部的酸鹼值上升，但是某些藥物（如Ketoconazole、Ampicillin）在酸性環境下才有較好的吸收率，當兩者併用時便會影響藥物的吸收。此外，Cimetidine會抑制肝臟中的代謝酵素，導致其他藥物血中濃度過高（如Warfarin、Theophylline、Phenytoin）。

氫離子幫浦阻斷劑（Protonpumpinhibitors）

氫離子幫浦阻斷劑Omeprazole（Omezol®，瘍寧膠囊）、Esomeprazole（Nexium®，耐適恩）、Lansoprazole（Takepron OD®，泰克胃通口溶錠）、Pantoprazole（Pantoloc®，治潰樂）和Rabeprazole（Pariet®，百抑潰）。這一類藥品，容易被胃酸破壞。因此，做成耐酸的腸衣劑型，等到通過胃部後，到達小腸才被吸收進入血液，最後到達胃部的壁細胞中。在壁細胞的酸性環境下，藥品轉換成活性狀態，才能阻斷氫離子幫浦而抑制胃酸的分泌。

這類藥品抑制劑胃酸的能力優於第二型組織胺受體拮抗劑，通常作用時間長達二十四小時以上，是長效的胃酸分泌抑制劑，所以每天只需服用一次。雖然氫離子幫浦阻斷劑是治療胃食道逆流最有效的藥物，但受限於健保局的規定，此類藥品必須是上消化道內視鏡檢查有異常才有健保給付。依據逆流性食道炎的嚴重度分級，藥品使用療程分別以四個月或一年為限。

在副作用方面，使用氫離子幫浦抑制劑常會引起噁心、腹瀉與頭暈等症狀。長期使用易造成鐵及維生素B12吸收不良、高胃泌素血症與良性胃部息肉的情況發生。氫離子幫浦抑制劑需要酸性環境下才可轉換成活性狀態，建議在飯前服用（食物會刺激胃的壁細胞分泌胃酸，使藥物發揮最大效用）。在藥物交互作用方面，氫離子幫浦阻斷劑併用第二型組織胺受體拮抗劑會減弱氫離子幫浦抑制劑的藥效。如同第二型組織胺受體拮抗劑，氫離子幫浦抑制劑也會減少Ketoconazole與Ampicillin的吸收。而Omeprazole和抗血小板凝集藥物Clopidogrel一起服用時，藥品會競爭肝臟中相同的代謝途徑，使得抗血小板凝集作用下降。

腸胃蠕動促進劑（Prokineticagents）

腸胃蠕動促進劑如Mosapride（Mopride®，摩舒胃清）、Metoclopramide（Promeran®，胃明朗）能促進腸道蠕動，加速胃的排空，以及增加下食道括約肌的壓力。此類藥物對於胃食道逆流的治療效果有限，因此會和其他類藥物併用，作為GERD輔助治療。適用於輕度胃食道逆流，對於嚴重的胃食道逆流效果不佳。而此類藥品的使用常受限於藥物所產生的副

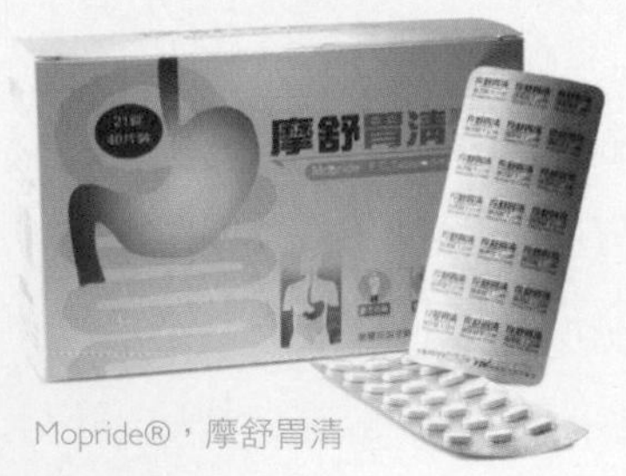

Mopride®，摩舒胃清

作用（如錐體外症狀、鎮靜與煩躁等）。其中Metoclopramide長期使用可能會引發遲發性動作異常（Tardivedyskinesia），其特徵是重複、持續的不自主運動，尤其在臉頰，口腔，嘴唇等地方。因此常常會看到病患不停的吞口水、動舌頭、咬嘴唇，或是做出吸吮的動作。所以美國胃腸科醫學會（American Gastroenterological Association，簡稱AGA）不建議Metoclopramide作為胃食道逆流的單一或輔助治療藥物。

黏膜保護劑：硫糖鋁（Sucralfate®，舒胃泰懸浮液）

硫糖鋁是氫氧化鋁與硫酸化蔗糖的複合物，必須在酸性環境下才有作用。在有胃酸的環境中，硫糖鋁結構中的鋁會分離，變成負電型態。而潰瘍處傷口的蛋白質是正電型態，會與負電型態的硫糖鋁結合，形成膠質，如同在破損處形成保護膜。這種物理性的屏障保護不只有避免胃酸的侵蝕，還可以促進潰瘍癒合、刺激前列腺素與表皮生長因子的製造，增強胃黏膜的保護力。硫糖鋁需空腹服用（餐前與睡前一小時）。此藥的吸收率很低（3~5%），因此不容易進到體內，所以安全性較高，其副作用以便秘為主。

在藥物交互作用方面，制酸劑會增加胃內的酸鹼值（pH值上升），而抑制鋁鹽的解離，因此降低了和胃腸道受損黏膜蛋白質的鍵結，使黏膜保護劑的作用喪失。

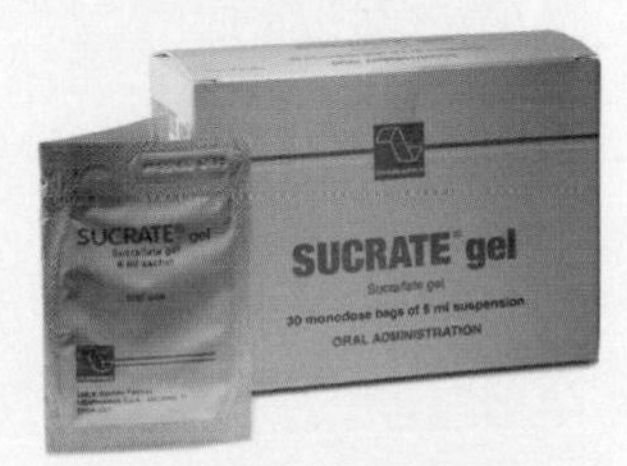

Sucralfate®，舒胃泰懸浮液

消化性潰瘍

案例 1

王先生，四十五歲。

最近常常熬夜加班，工作壓力大。三週前左上腹開始有一陣一陣的疼痛感，於是自行服用胃藥（制酸劑）後並未特別在意健康狀況。上週開始，糞便顏色呈現暗黑色，感覺像是瀝青狀，而且胃痛情形越來越嚴重，尤其在用餐後更加不舒服。至醫院就診後，接受胃鏡檢查，發現胃部有潰瘍傷口，且檢體中也發現胃部有幽門桿菌的存在。醫師開立兩種抗生素與一種抑制胃酸的藥物，並告知抗生素必須按時服用二週，以確保療效。

方女士，四十八歲，職業為家管。

每天負責處理家務，常常感到腰酸背痛，於是到藥局購買乙醯胺酚（Acetaminophen）服用，但是效果不好，覺得疼痛感依舊未改善。經友人介紹，使用口服非類固醇消炎止痛劑（Non-steroidal anti-inflammatory drugs，簡稱NSAIDs）緩解酸痛的效果較好，於是開始服用此類藥物。由於服用後止痛效果明顯快速，因此一有些許酸痛，便馬上使用，造成使用頻率漸漸頻繁，最後導致用藥過量，胃部出血。

消化性潰瘍是由於胃酸以及胃蛋白酶將黏膜腐蝕而導致胃部或十二指腸的黏膜下層產生潰瘍傷口。當潰瘍傷口深達黏膜下層組織而造成血管受損時，便會發生出血的症狀（如解黑色瀝青便或吐出咖啡色血塊）。

長期潰瘍出血也可能造成貧血。此外，消化性潰瘍的症狀還包含上腹部疼痛、食物停滯感、噁心、嘔吐、體重下降等。胃潰瘍與十二指腸潰瘍之不同在於：胃潰瘍會因為進食而使得胃痛加劇；十二指腸潰瘍則是相反，空腹時感到疼痛，進食後疼痛感可獲得緩解。

早期認為消化性潰瘍與胃酸過多、不良生活型態（抽煙、過量飲酒）、飲食及壓力有關。但是現在已經知道其主要原因是幽門桿菌（Helicobacterpylori）感染或藥物（如NSAIDs）所引起。幽門桿菌是革蘭氏陰性菌，經由口進入人體而造成感染，存活於胃及小腸內壁的黏膜層之中，當幽門桿菌侵蝕黏膜，便會造成潰瘍甚至會演變為胃癌。消化性潰瘍的診斷方式可藉由上消化道鋇劑X光攝影及上消化道內視鏡檢查（又稱胃鏡），確認胃腸道黏膜是否有受損、潰瘍等。

其中以內視鏡檢查較為敏銳。內視鏡檢查時若發現潰瘍，可以同時做胃部組織切片，確認是否有幽門桿菌的存在或是有胃癌的可能性。而幽門桿菌的檢驗除了組織切片檢查外，還有非侵入性的血清學抗體測定、碳十三一尿素呼氣檢驗或糞便中抗原檢測。

消化性潰瘍的藥物治療目的在於減輕疼痛、加速潰瘍癒合及防止潰瘍再次發生。若潰瘍是由幽門桿菌引起則藥物治療方式必須包含殺死幽門桿菌及降低胃酸分泌。

為達有效治療通常需要使用兩種抗生素合併一個氫離子幫浦阻斷劑，這種組合治療方式一般稱為三合一療法。三合一療法中的抗生素通常需要服用一至二禮拜，之後再單獨使用氫離子幫浦阻斷劑約二至三個月。若消化性潰瘍是因為服用藥物而造成的，通常不需要服用抗生素，只要降低藥物劑量、改服其他不傷胃的止痛藥，或是加上抑制胃酸分泌、保護黏膜的藥物來幫助潰瘍的癒合。

因此藥物治療可藉由殲滅幽門桿菌（如抗生素）、降低胃酸濃度（如制酸劑、第二型組織胺受體拮抗劑、氫離子幫浦阻斷劑）及保護消化道黏膜（如鉍鹽、喜克潰、硫糖鋁）這三種方式來治療消化性潰瘍。

抗生素

使用抗生素根除幽門桿菌可以降低消化性潰瘍再次復發的機率。殺死幽門桿菌常使用的抗生素，有Amoxicillin、Clarithromycin、Metronidazole、Tetracycline等四種。抗生素在根除幽門桿菌所使用的劑量與頻率有一個固定組合，像是Amoxicillin一次需服用1000毫克（相當於四顆），一天兩次；Tetracycline一次服用500毫克，一天需服用四次（相當於一天服用八顆）。

由於抗生素通常需要服用的劑量較大，常常會引起腸胃的不適，導致服藥順從性不佳。但是無法完成全部療程，容易導致抗藥性菌種的發生。

最常見的治療組合是氫離子幫浦阻斷劑加Clarithromycin與Amoxicillin；或是氫離子幫浦阻斷劑加Clarithromycin與Metronidazole，服用十至十四天。若治療後無法根除幽門桿菌或是有抗藥性產生，需改變用藥組合再進行另一次治療療程。

氫離子幫浦阻斷劑（Proton pump inhibitors）

氫離子幫浦阻斷劑是促進潰瘍癒合的首選藥物（潰瘍治癒率優於第二型組織胺受體拮抗劑），此類藥品詳細介紹請參考「胃食道逆流症」一節（138頁）。

第二型組織胺受體拮抗劑（Histamine 2 receptor antagonists）

相較於氫離子幫浦阻斷劑，這一類藥物價格較便宜，因此最常用於治療潰瘍，藥品詳細介紹請參考「胃食道逆流症」一節（138頁）。

制酸劑（Antacid）

雖然制酸劑對於消化性潰瘍的治療效果不明顯，無法阻止胃酸分泌，也無法殺死幽門桿菌。但是此類藥品具有中和胃酸、使胃蛋白酶不活化，可以提供快速緩解腸胃疼痛的效果，加上此類藥品價格低廉，目前仍被廣泛使用。此類藥品詳細介紹請參考「胃食道逆流症」一節（138頁）。

鉍鹽（Bismuth）

在根除幽門桿菌的組合治療中，可以加入鉍鹽成為四合一組合療法。通常四合一療法用於三合一治療失敗後的另一種治療組合。因為鉍鹽可以與胃腸道潰瘍傷口處分泌出來的壞死蛋白質結合，形成不溶性的保護膜，並且對幽門桿菌有抗菌作用，協助其他藥物的作用。臨床上常用的是三氧化二鉍，成分是Tripotassium dicitrate bismuthate（KCB®，克潰泌）。

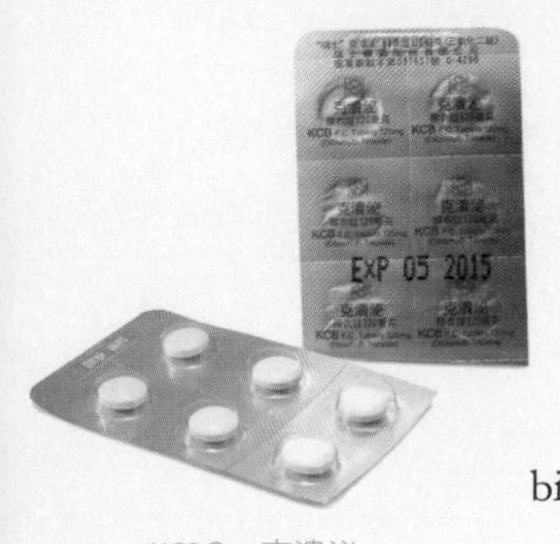

KCB®，克潰泌

不良反應以噁心與嘔吐為主。服用鉍鹽後糞便容易呈現灰色，主要是鉍鹽與體內的硫化氫（H_2S）結合所致，對身體無害。

Misoprostol（Cytotec®，喜克潰）

喜克潰是一種類似前列腺素E1（ProstaglandinE1）的衍生

物。前列腺素E1在胃中可以促進胃內黏液的產生及抑制胃酸分泌，是胃黏膜保護機制中很重要的內生性物質。

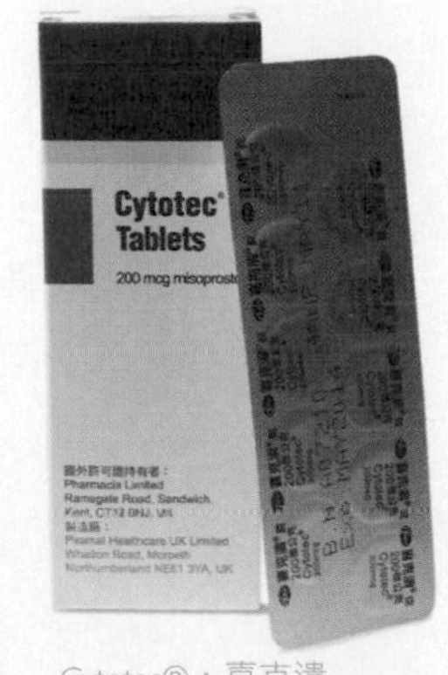

Cytotec®，喜克潰

而非類固醇消炎止痛劑這類藥品會抑制體內合成前列腺素，所以長期使用會降低胃黏膜的保護力及增加胃酸的分泌，進而導致消化性潰瘍。喜克潰對於正常生理的、藥物刺激的（如NSAIDs）或是夜間發生的胃酸分泌，都有很強的抑制能力，並且可以增加黏膜保護作用，使潰瘍癒合。

所以喜克潰可用於治療消化性潰瘍以及預防NSAIDs所導致之消化性潰瘍。喜克潰的不良反應以腹瀉、消化不良、脹氣、噁心、嘔吐比較常見。腹瀉的情況可以將服藥時間改為隨餐服用來減輕，但若腹瀉很嚴重，則必須停藥。由於喜克潰於服用期間會增強子宮收縮力而導致流產，所以孕婦禁止使用。

硫糖鋁（Sucralfate®）

硫糖鋁會與潰瘍處分泌的蛋白質滲出物形成複合物，覆蓋並保護潰瘍部位，讓潰瘍處免於胃酸、胃泌素及膽鹽的破壞。其功效是藉由保護黏膜而治癒潰瘍，藥品詳細介紹請參考「胃食道逆流症」一節（138頁）。

便秘

案例1

周小姐，二十五歲。

本身就有便秘的病史，每天排便時都很困擾，感覺糞便很硬且排不乾淨。最近開始服用鈣離子阻斷劑，排便次數減少為三至四天一次。由於周小姐不好意思就醫，結果導致腹部不適、脹氣、腹痛的情況日益嚴重，最後不得已還是到醫院診療，服用醫師開立的緩瀉劑。

案例2

陳先生，七十八歲。

有心衰竭、高血壓等慢性病史，長期使用降血壓藥物，本身也有便秘情形，用藥組合裡有使用氧化鎂來治療便秘。陳太太發現先生最近連續三天沒有排便了，於是將自己之前服用剩餘的樂瑪可給先生使用，由於服用樂瑪可時配上大量水分，結果反而使陳先生的心衰竭病情惡化。

便秘是許多人經常遇到的問題，尤其是女性與老年人更容易發生。每個人對便秘的解讀或許不太一樣，有的人認為排便次數過少是便秘；有人以糞便量多寡為依據；有人認為糞便太硬就是便秘；有些人則是以排便後仍有殘留感認定是便秘。目前對便秘的定義是以一週排便次數少於三次，嚴重便秘則是每週排便次數少於一次。

引起便秘的原因有很多，像是藥物（如鐵劑、含鈣或鋁的制酸劑、鈣離子阻斷劑、抗膽鹼劑、止瀉劑、鴉片類藥物等）、飲食、生活習慣、賀爾蒙失調、慢性疾病（如糖尿病、腸阻塞、帕金森氏症、脊髓損傷等）皆和便秘有關。便秘大致可分為兩種型態，一種是緩慢通過型便秘（Slow-transit constipation），主要是腸道的蠕動過慢與蠕動不協調所致。

另一個是骨盆腔底功能障礙，主要是控制肛門的括約肌功能異常，也可能是骨盆腔底的肌肉失調或是異常收縮。上述兩種情況有時單獨發生，有時也會同時發生。

便秘的治療應先改善生活及飲食習慣。建議每天攝取足夠的水分、避免刺激性的飲料（如過量咖啡因或酒精）、多多運動、攝取膳食纖維（每天至少二十五公克）、規律的用餐時間及每天定時上廁所。

對於懷疑骨盆腔底功能障礙者，可以多多練習骨盆腔運動，或許可以改善便秘情形。

若上述方式無法改善便秘，就需要使用藥物治療。藥物治療建議先用體積增大型瀉劑，若沒效再改用滲透性瀉劑。刺激性的瀉劑最好不要太常使用，以避免過度刺激腸道，產生藥物耐受性，而導致更嚴重的便秘。

體積增大型瀉劑（Bulk laxatives）

此類藥物具有吸水後增加體積的特性，增加大腸內容物體積可以刺激腸道的肌肉而增加腸道蠕動，促使腸道內容物往肛門的方向移動。常見的藥品有甲基纖維素（Methylcellulose）、樂瑪可顆粒劑（Normacol® Plus Granules）。服用此類藥品需注意水分的攝取，因為水分攝取不足時藥物中的黏稠物質可能會引起腸阻塞。樂瑪可顆粒劑適用於習慣性便秘患者，建議將藥品顆粒倒於嘴內，勿嚼碎或壓碎藥品，配水吞服；若老年人無法直接吞服，可將藥品顆粒倒入杯中，加水攪勻後立即服用。樂瑪可顆粒劑加水後請勿延遲用藥，避免藥品於杯中吸水膨脹而無法吞服。此類藥物較安全，副作用以腹脹及脹氣為主。

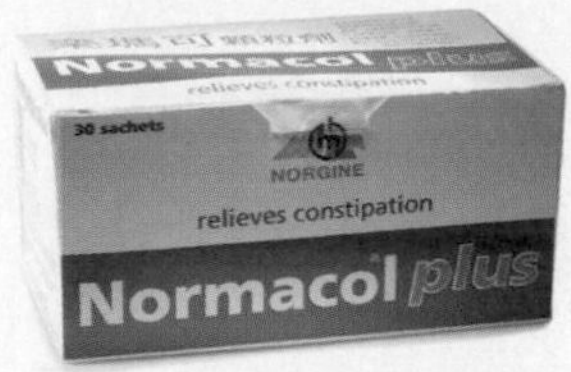

Normacol® Plus，樂瑪可

滲透壓型瀉劑（Osmotic laxatives）

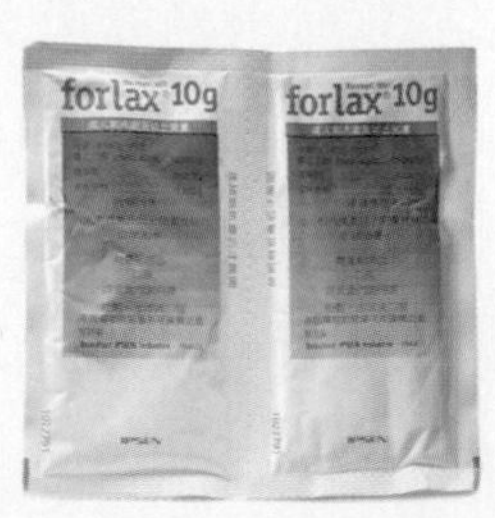

Forlax®，腹樂疏

此類藥物有Lactulose（Cosily®，舒暢液）、Macrogol 4000（Forlax®，腹樂疏）、甘油球灌腸劑（Glycerin enema）、山梨醇（Sorbitol），藉由增加腸道內的滲透壓，使水分子移動並停留於腸道內。由於腸道內水分增加，使得糞便軟化。給藥方式有兩種，可口服或直腸給藥。口服約十二至七十二小時才有作用，直腸給藥較快發揮藥效。

Lactulose（舒暢液）屬於合成的雙醣類，不被人體吸收，會被腸內細菌代謝為酸性物質，當腸道內容物酸度大於血液時，具有降低細菌數目及血氨的作用，因此血氨過高的肝病患者也會使用此一藥物。在治療便秘時，雖樂多昂貴但有較好的效果，可以增加排便次數與形成較佳的糞便軟硬度。若使用過量，可能會有脫水、低血鈉症、低血鉀症、噁心、嘔吐等症狀。由於樂多糖漿含有糖類，對於糖尿病患可能需要注意血糖值的變化。

Forlax®（腹樂疏）主要成分Macrogo l4000為高分子聚乙二醇（Polyethylene glycol，簡稱PEG），是一種長鏈型聚合物。腹樂疏可利用結構內的氫留住水分，使腸道內液體增多，達到緩瀉的目的。腹樂疏不被人體吸收，副作用相對較少，但大劑量使用易導致腹瀉、噁心與腸絞痛，少數人會產生過敏性休克。由於腹樂疏會影響其他藥物的吸收，因此最好與其他藥物間隔二小時以上，以避免干擾其他藥物的吸收。

甘油球灌腸劑（Glycerin enema）主成分為甘油，適用於急性便秘，成人使用劑量為20~40 mL（兒童：10~20 mL）。使用方法為側躺、腳彎曲，將甘油球由肛門擠入，待有便意時

（約二至三分鐘）起身如廁。

其副作用為刺激直腸且易成習慣性。

鹽類緩瀉劑（Saline laxatives）

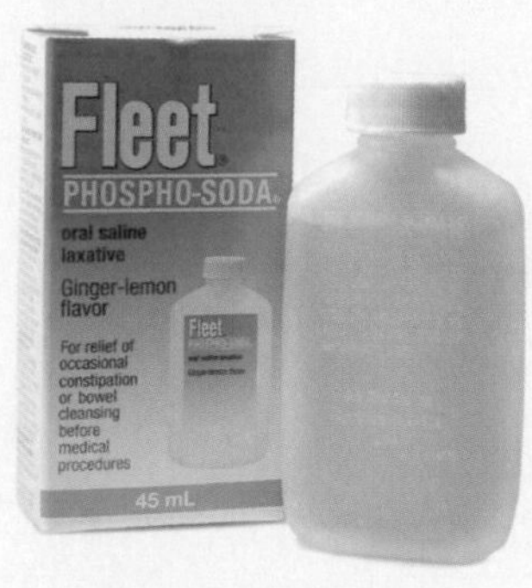

Fleet®，佛利特護舒達

此類藥物代表性藥物有氧化鎂（MgO）、刻見清粉劑（Klean-PrepPowder）、佛利特護舒達口服液（Fleet® Phospho-soda Oral Saline Laxative）。藥物的作用方式與上述滲透壓型瀉劑的方法一樣，藉由腸內高滲透壓的形成，使水分滯留於腸道而促進排便。氧化鎂可以當作制酸劑（胃藥），也有緩瀉的效果，口服後約二到八小時會有通便作用。刻見清粉劑主成分含聚乙二醇及鹽類，用於腸道檢查及手術前淨腸。每包刻見清粉劑以1000 mL水配置成溶液，每十至十五分鐘喝250 mL。一般而言，需要使用二包刻見清粉劑，在二個小時內服用完畢，或服用到排出的液體呈現澄清狀。

通常服藥後一小時內，會開始產生排泄作用。佛利特護舒達口服液其主要成分含磷酸鈉和二磷酸鈉可用於緩解偶發性便秘及作為手術前、X光或內視鏡檢查前之腸灌洗液。佛利特護舒達口服液用於便秘時空腹（早餐前三十分鐘或晚上睡覺前）服用效果最好，藥品（一瓶45 mL）建議以半杯（120 mL）較甜的無渣冷飲（如可樂、沙士、冬瓜茶）稀釋後增加口感服用，接著再喝一杯（240 mL）冷飲。而用於大腸鏡檢查則要服用兩瓶，每瓶間隔十二小時或依照醫師指示服用。服用方法為將一瓶藥品，加入360 mL的無渣冷飲稀釋後喝下，為避免脫水及幫助腸道清潔，請儘量多喝水（約1000 mL）。服藥後大約半小時到一小時會開始作用，作用時間約四至六小時。

在安全性、耐受性和效果方面比刻見清粉劑好。此類藥品的副作用為噁心、腹脹、腹痛、嘔吐且可能會造成體液和電解質的耗損，因此需謹慎使用於患有腎臟、心臟疾病或需要限制鈉離子攝取的病人。

刺激性瀉劑（Stimulant laxatives）

此類藥物常見的成分是番瀉甘（Sennoside）與Bisacodyl。在九十八年健保給付金額排行榜上，番瀉甘是所有緩瀉劑中名次最高；在全部藥品排行中也高達第一百零六名，可見國內有非常多的民眾有便秘的問題。

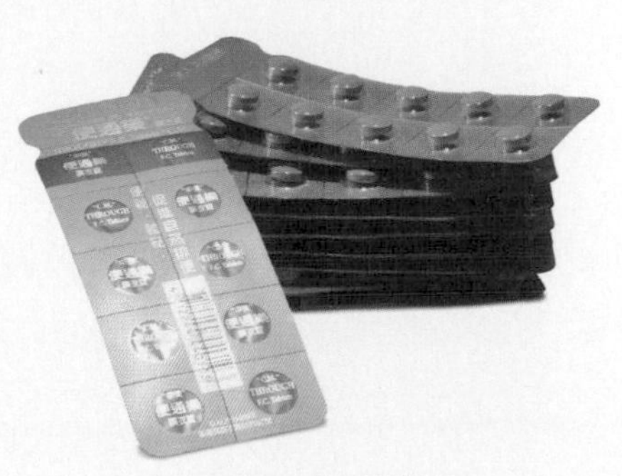
Through® ，便樂通

番瀉甘（Through®，便通樂）是由植物中番瀉葉的果實所萃取出來的，具有刺激大腸（尤其是結腸段）的神經叢，增加大腸的蠕動，加速排便。口服約八至十小時可排出軟便。Bisacodyl（Ducolax®，樂可舒腸溶糖衣錠）也是藉由刺激大腸壁上的副交感神經，達到緩瀉效果。由於通便樂是腸溶錠劑型，所以不可咬碎或磨粉，避免刺激胃部及減弱緩瀉效果。對於無法吞服藥粒者，可用番瀉甘磨粉，或是使用肛門栓劑如無秘栓劑（Bisacodyl Supp）。肛門栓劑效果較快，約十五至六十分鐘可發揮藥效。

此類藥物不可用於腸阻塞病患。藥物副作用有腸絞痛、脫水、腹瀉。由於藥物具刺激性，長期使用會擾亂體內水分及電解質的平衡（如低血鉀）、腸道蠕動減少而產生耐受性，甚至腸道表面萎縮，所以此類藥物不可連續使用一星期以上。

腹瀉

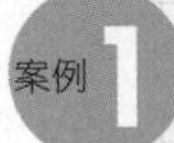

莊小弟，七歲。

日前參加學校舉辦的戶外教學活動，於活動期間，購買了路旁未密封的杯裝飲料解渴，下午回到家後，開始出現肚子痛的症狀，接著有大量水瀉的情況發生，家長趕緊帶至醫院診療。

醫師懷疑是食物所造成的腹瀉，給予輸液補充水分及電解質後留院觀察。

蔡先生，七十四歲。

有慢性阻塞性肺部疾病。日前因為感染了流行性感冒，併發肺炎，住院治療。

住院期間使用抗生素治療肺炎，待情況好轉後，改用口服抗生素繼續整個療程。服用口服抗生素第四天後開始腹瀉，醫師懷疑是使用抗生素所引發的腹瀉。由於肺炎治療療程已經完成，故停止使用抗生素，之後腹瀉情形漸漸減輕。

腹瀉的定義是指每天糞便的重量超過兩百公克或體積大於兩百毫升以上（若增加飲食中的膳食纖維則上述數值可上修至兩百五十），有時伴隨糞便流動性增加（變軟）、排便次數增加、腸胃疼痛、肛門不適感、排便失禁等情況。絕大部分的人都有過拉肚子的經驗，大部分是因為太過刺激的食物；有些則是因為壓力、緊張所導致。去除這些因素後，通常不需用藥，只要適當補充水分及電解質，約一至二天症狀就會自行好轉。但是嚴重腹瀉可能會導致脫水、腹痛、發燒或嘔吐，對於抵抗力較弱的老人和小孩是較危險的。因此，若腹瀉持續三天以上，或是糞便帶血，就需懷疑是否有其他原因造成，像是腸道疾病（如大腸激躁症、潰瘍性結腸炎及克隆氏症等）、細菌感染、病毒感染或是藥物的使用所引起的不良反應等，針對不同的原因採取不同的治療方式，才可以真正解除腹瀉之苦。

腹瀉的類型可分類為分泌性腹瀉、滲透性腹瀉、發炎性腹瀉、小腸運動異常腹瀉及腸道吸收表面減少造成的腹瀉。分泌性腹瀉（如感染霍亂弧菌）通常是因電解質吸收及分泌異常而出現大量水瀉，而且水瀉症狀在禁食後還是會持續。滲透性腹瀉（如乳糖不耐症）是由於腸腔中累積不易吸收的物質所致，可經由禁食改善狀況。發炎性腹瀉（如阿米巴蟲病）的特徵是會出現發燒的症狀。

腸道吸收表面減少（如腸切除）引起的腹瀉會造成電解質

再吸收受影響。而小腸運動異常，若蠕動降低（糖尿病性腹瀉）會導致細菌過度生長；若運動過快（腸激躁症）則會導致消化及吸收不良。

一般嚴重的腹瀉有可能是細菌所引起的，尤其是到熱帶或開發中地區旅遊時，容易因為飲食而得到旅行者腹瀉。導致旅行者腹瀉常見的細菌是大腸桿菌、沙門氏菌、志賀氏菌。有些病毒也會引起腹瀉，像是輪狀病毒、諾羅病毒等。此外，藥物（如抗生素、含鎂制酸劑、毛地黃、秋水仙素等）也會引起腹瀉。其中最常見的應該是口服抗生素所引起的腹瀉，因為抗生素會消滅腸道內的微生物而改變了腸道的菌叢平衡。

因此，停用抗生素或是服用益生菌（Probiotics）通常會緩解。然而使用抗生素引發產氣莢膜芽胞桿菌（Clostridiumdifficile）的感染而演變成偽膜性腸炎時，就需以其他抗生素（如Metronidazole或Vancomycin）治療。

在腸道中的菌種可略分為害菌、益菌及伺機菌三種。當腸道中益菌達到足夠數量時就能抑制害菌及伺機菌。此外，腸道中還有許多免疫細胞，是人體最重要的免疫器官。所以益生菌能維護腸道的消化、吸收功能及維持正常免疫功能，有益於人體的健康。目前市面上已有許多通過健康食品認證的益生菌產品，能有效的預防及治療腹瀉（如旅行者腹瀉、抗生素誘發型腹瀉、再發性偽膜性腸炎及嬰兒型腹瀉）。

藥物治療

類鴉片止瀉劑

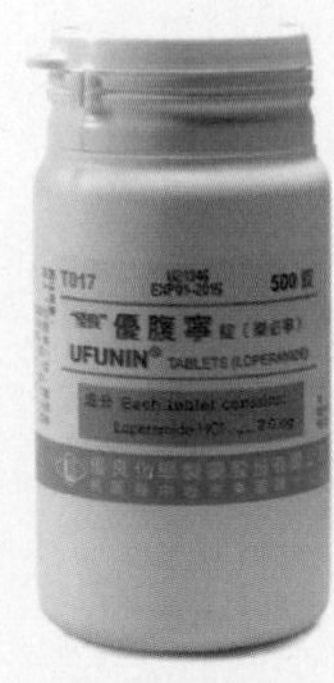

Ufunin®，優腹寧

在使用鴉片類藥物（如嗎啡Morphine）的病人身上常會見到便秘的副作用，因此這一類的藥物具有止瀉作用。但是鴉片類藥物會有中樞神經的副作用（如呼吸抑制、依賴性等），於是發展出只作用在腸神經叢的類鴉片受器藥物。目前常用的藥物是Loperamide（Ufunin®，優腹寧）。優腹寧可以選擇性作用在腸壁平滑肌上，抑制腸壁的過度蠕動，可減少腹瀉的頻率及排泄量。由於治療效果良好，可以緩解各種型式的腹瀉，是治療腹瀉的首選藥物。治療急性腹瀉時，初次劑量需服用二顆，若再次腹瀉時再加服一顆，每日不得超過八顆（16 mg）。

使用優腹寧比較常見的副作用有腹痛、腹部痙攣、嗜睡、便秘、頭暈、疲倦等情形。藥物使用過量則有腸阻塞的危險。此藥可能會使毒性巨結腸症加劇，急性潰瘍性結腸患者應避免使用。年齡小於二歲的小孩也不可使用。假如您有在服用任何抗生素，記得告訴醫師。

吸附型止瀉劑

吸附型止瀉劑通常有著不被人體吸收的特性，並且具有廣大表面積的優點，吸附腸道中各種毒素，減少毒素對腸黏膜的刺激；而且這些藥品可以在胃腸道的黏膜表面形成一層保護，具有保護胃腸黏膜的作用。

這一類藥物如Pecolin®（高克痢懸乳液）和Smecta®（舒腹達）。高克痢懸乳液中的高嶺土（Kaolin）具有吸附作用而果膠（Pectin）會吸水膨脹而增加腸內容物的黏稠度。舒腹達的片狀結構和高粘塑性使它具有很強的胃腸粘膜保護作用。舒腹達為粉劑，使用前需加水混勻再存服，食道炎患者建議餐後服用，其他人則於兩餐之間服用。

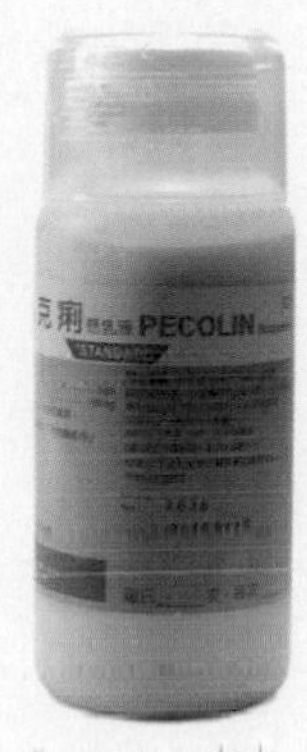

Pecolin®，高克痢懸乳液

吸附型止瀉劑副作用不多，以便秘較為常見。值得注意的是，舒腹達含有葡萄糖與蔗糖，若有醣類不耐受症，最好與醫師討論是否可以使用。此類藥物的吸附作用會干擾其他藥物的吸收和排除，因此與其他藥物最好能分開間隔一段時間使用。

電解質卡路里及水分平衡

林慧芳　藥師

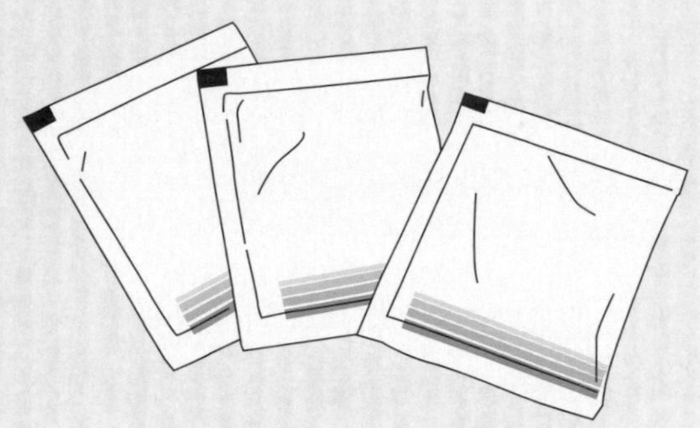

- 短腸症
- 高血鉀症

短腸症

案例 1

陳先生，六十二歲。

入院時主訴腹痛厲害並解多量黑便。有噁心、嘔吐、輕微呼吸短促、冒冷汗現象。入院診斷為上腸繫膜動脈阻塞引發之小腸大量壞死，進行迴腸全切除部份空腸切除及空腸結腸吻合術，迴盲瓣完全切除剩空腸七十公分，入院期間使用全靜脈營養（TPN）進行營養支持。

王小姐，五十四歲。

因不明原因的急性下腹痛入院，外科手術發現腸繫膜動脈血栓導致大部分大小腸，除近側二點五呎的小腸及少部分的大腸外，伴隨缺血性腸損害以及延伸整個腸繫膜的脂肪壞死。小腸切除術後只留下十二指腸和近側二點五呎的空腸，大部分大腸也被切除只剩下降結腸、乙狀結腸和直腸，並建立暫時性的空腸造管。病人在手術後立即使用全靜脈營養（TPN）進行營養支持。

短腸症（Short bowel syndrome；SBS）是由於腸道因先天或後天因素遭大量切除，以致於產生營養不良、吸收不良的病症，常見引起短腸症的病因有，上腸繫膜血管栓塞、外傷、放射性腸炎；腫瘤、克隆氏症疾病。短腸症一般的定義是指剩餘的腸道大人小於一百五十至一百八十公分；小孩小於七十五至一百公分。

短腸症的病人因其腸道被切除，使得腸道運動性有所改變，包括胃排空速率增加、食物通過腸道的時間縮短，因此病人常會有腹瀉的情形發生；同時因為腸道功能不完整，所以會造成吸收不良、體液及電解質的流失，進而導致營養不良及體重減輕。

腸子切除的部位和範圍是影響短腸症病人營養吸收的重要因素。一般來說，切除的部分愈多營養吸收不良的程度愈嚴重；切除25%的小腸對病人的營養狀態有些微的影響，切除50%的小腸會產生中度的營養不良，若切除75%的小腸就會產生嚴重的營養不良，這時必須非常注意病人的營養狀況。以切除的部位來說，切除小於一百公分的迴腸會產生膽汁溢出性的腹瀉（Cholerheic diarrhea），若切除一百公分的迴腸會導致Vit.B12的吸收減少和脂瀉（Steatorrhea）的發生，而迴盲瓣（Ileocecal valve）的切除會導致於腸內細菌的過度生長，還有結腸是草酸鹽（Oxalate）吸收的主要部位，當有脂瀉發生時，鈣會與未吸收的脂肪酸結合，使得草酸鹽在結腸的吸收增加，則產生腎石病（Urinary oxalate stone），因此對於保有結腸的患者，需限制脂肪與草酸鹽的攝取，反之若結腸被切除會減少腎石病的發生，另外結腸是人體吸收水分的重要部位，若結腸被切除，則腹瀉的狀況愈嚴重。本案例中患者的迴腸切除一百公分以上，且結腸、迴盲瓣均已切除，因此有慢性腹瀉、電解質不平衡、脫水、營養吸收不良的症狀，因為腸道遭大量切除產生腹瀉，導致嚴重的液體和電解質的流失，此時應立即給予全靜脈營養輸液來供給養分。短腸症的病人因其吸收不好，所以能量的需求相對來說會比較高，通常至少需要35~40 kcal/kg/day的熱量。為了要彌補液體的流失，標準的全靜脈營養輸液處方要由較低的濃度開始施打，以補充較多的水分，如果病人是屬於正氮平衡，全靜脈營養輸液的提供可以慢慢地減少，相對地管灌及口服進食可以慢慢的增加。全靜脈營養輸液介紹如下：

全靜脈營養（Total Parenteral Nutrition，TPN）

所謂全靜脈營養（TPN）即是將高濃度、高滲透壓的營養輸液，經由中央靜脈輸注的方式給予，以預防或治療患者的營養不良。營養狀態的改善有助於患者的預後，且能降低罹病率及死亡率。靜脈營養的供應包括：三大營養素一醣類、脂質和蛋白質，以及礦物質、維生素，投予時機為當患者腸胃道不具有正常機能而需營養支持且預期至少需禁食七天以上者，可考慮使用全靜脈營養。

靜脈營養途徑可由周邊或中央靜脈投予。周邊靜脈途徑取得較方便，但不能承受高滲透壓的營養輸液（當滲透壓大於

900 mOsm/L），容易引起靜脈炎；中央靜脈途徑可承受高滲透壓的營養輸液，但較易有機械性的併發症及感染的危險性，故需有經驗的醫師執行插管及適當護理。一般來說靜脈營養治療的危險性、併發症與費用是較腸胃道營養高，尤其是全靜脈營養。

成人的蛋白質、熱量、水分需求如表一，都是以體重計算，肥胖者建議以調整體重計算。蛋白質的需求依代謝狀況做評估，扣除蛋白質的熱量外，標準分配是碳水化合物佔70~85%，脂肪佔15~30%，依個別耐受度做調整。一般建議脂肪給予不超過2.5克/公斤/天，碳水化合物則是不超過7公克/公斤/天。

表一、成人每日蛋白質及熱量需要量

蛋白質	需要量
Maintenance	0.8～1g/kg
異化作用	1.2～2g/kg
慢性腎衰竭（透析治療者）	1.2～1.5g/kg
急性腎衰竭＋異化作用	1.5～1.8g/kg
總熱量	20～30Kcal/kg
水分	30～40mL/kg

（1）醣份與脂肪

靜脈營養輸液最常用葡萄糖來做為碳水化合物的能量來源。1克葡萄糖可產生3.4大卡熱量。原則上以漸進增加的方式給予，先用10%葡萄糖輸液，或最大起始劑量200~250 克/天投予。若血糖值小於200 mg/dl，則可再增加到所需的濃度或目標劑量。脂肪，以提供熱量與必需脂肪酸為主。1克脂肪可產生9大卡熱量，10%靜脈脂肪乳劑一般可提供1.1大卡/ml，20%靜脈脂肪乳劑可提供2大卡/ml。靜脈脂肪乳劑建議輸注速率為0.1 g/kg/hr，以較低速率0.03~0.05 g/kg/hr投予可降低合併症的機率，最大速率以不超過0.2 g/kg/hr（如：20%靜脈脂肪乳劑輸注數率以1 ml/kg/hr）為宜，同時應小心觀察病患是否發生過敏反應。若持續輸注時血清三酸甘油酯（TG）＞400 mg/dl或輸注結束後四小時TG＞250 mg/dl，則靜脈脂肪乳劑應減量或停止使用。但是若為預防必須脂肪酸缺乏，禁食的病人每週可輸注一至二次靜脈脂肪乳劑，約佔非蛋白質熱量的2~4%。一般成人每天使用靜脈脂肪乳劑的建議劑量為0.5~1 g/kg，最大劑量為2.5 g/kg。

表二、每日電解質需要量

電解質	需要量
鈣	10～15mEq
鎂	8～20mEq
磷	20～40mmol
鈉	1～2mEq/kg
鉀	1～2mEq/kg
acetate	維持酸鹼平衡所需
氯	維持酸鹼平衡所需

表三、每日成人維生素需要量

維生素	需要量
Thiamin（B1）	6mg
Riboflavin（B2）	3.6mg
Niacin（B3）	40mg
Folicacid	600mcg
Pantothenicacid	15mg
Pyridoxine（B6）	6mg
Cyanocobalamin（B12）	5mcg
Biotin	60mcg
Ascorbicacid	200mg
VitaminA	3300IU
VitaminD	200IU
VitaminE	10IU
VitaminK	150mcg

（2）電解質、稀有元素及維他命

靜脈營養中電解質建議量是依正常器官的功能及流失量所做的建議（見表二），每個病人對鈉及鉀之需求量有很大的差異性，一般鈉及鉀的需要量為1~2 meq/kg/day，需依個別情況做調整。腎臟病者因排出減少，所以鉀、磷、鎂必須限制。如果有大量流失或代謝的需要，就必須增加這些離子的給予。稀有元素（Traceelements）的添加以每天使用2 ml為原則。當肝或腎功能異常時，使用量降為1 ml或停止添加。

靜脈營養每天都應添加維生素製劑，表三為FDA對成人維生素針劑建議量。微量元素建議量如表四，這些建議量為概約值，需依個別病患做調整。肝膽疾病患者因為排出異常應減少錳及銅的劑量。

表四、成人每日微量元素需要量

微量元素	需要量
鉻	10～15mcg
銅	300～500mcg
鐵	500～5000mcg
錳	60～100mcg
硒	20～60mcg
鋅	2.5～5mg

臨床醫師必須依病患年齡、器官功能、疾病狀態、代謝狀態及使用藥物來決定營養素需求，並評估蛋白質、碳水化合物、脂肪、水分、電解質、維生素、微量元素，符合個別病患的需求。

短腸症的營養照護是重要的，因為幾乎每一位短腸症的患者都可能是罹患營養不良的高危險群，所以必須很清楚的了解病人身體的各項狀況，如：造成短腸症的病因；腸切除的長度、位置；剩餘腸道的生理狀況；迴盲瓣是否存在；剩餘結腸還有多長；腸切除至今已有多久時間；曾經經歷過的營養問題以及目前病人的體液、電解質平衡狀況；維生素、礦物質的營養狀況；飲食攝取狀況，了解病人的問題後，不論營養供給應途徑是從何開始，皆需以病人的個別狀況做調整。

高血鉀症

案例1

王先生，五十二歲。

已洗腎十年，食用大量香蕉後罹患高血鉀症，睡夢中昏迷，無生命跡象，消防隊員衝到現場，用心肺復甦術搶救二分鐘，硬是從鬼門關前救回一命。

案例2

陳阿婆。

知道自己腎臟不好，聽鄰居說吃了某某中草藥可以治好腎臟病，沒想到吃了反而心臟亂跳，到醫院抽血驗出鉀離子超過7 mg/L。

鉀離子即是人體重要的礦物質之一。人體內每公斤體重含鉀約二公克，其中90%以上在細胞內。鉀是身體細胞中的主要陽離子，可以調節細胞滲透壓、維持酸鹼平衡及神經肌肉的傳導，在細胞外液中，鉀離子與鎂、鈉、鈣離子共同促進神經之活動及肌肉之收縮，對於心臟規律之跳動也是具有重要的角色，由於體內鉀離子有95%經由腎臟排出，因此高血鉀症經常發生在末期腎臟病患或血液透析病友身上，其中大部分原因是飲食中鉀離子攝取過量，因腎功能受損使得鉀離子無法經由尿液排出。然而血液中鉀離子濃度高，往往沒什麼特殊症狀。但如果仔細詢問，多數患者會有全身無力、手腳輕度麻木的徵狀出現，隨之而來的是心律不整及心臟麻痺，隨時都可能死亡。

高血鉀症（Hyperkalemia）依程度可分為：（1）輕度是指血鉀濃度在5.5~6 mEq/L之間；（2）中度是指血鉀濃度在6.1~6.9 mEq/L之間；（3）嚴重則是血鉀濃度大於7 mEq/L，會造成體內血鉀過高的原因有，鉀離子的攝取量大於排除量，或是鉀離子的分布出了問題。

高血鉀症之病因多半是由於腎功能異常，無法正常排泄鉀離子所導致。特別是在洗腎患者攝取過多蔬菜水果時（如低鈉鹽、菠菜、紫菜、香蕉、楊桃、柳橙、木瓜），血鉀的控制便出了狀況。其他原因如鉀離子攝取過多或體內鉀離子生成過多，如腫瘤崩解症或是橫紋肌溶解症皆可能造成高血鉀症，因此在腎功能異常或慢性腎衰竭的病人應特別注意飲食中電解質攝取的禁忌。

許多相關的藥物，如保鉀性利尿劑，應特別注意血鉀濃度的追蹤或是盡量避免相關藥物的使用。

高血鉀症是種常見的電解質異常。就診病人往往無症狀或因心律異常而發生症狀至急診求診，由於高血鉀會對心臟產生致命性臨床症狀，因此最初的治療是以細胞膜功能的抑制劑（Calcium）來穩定細胞，避免心肌危害發生，再來就是減少細胞外的鉀離子濃度，如注射給予葡萄糖溶液、胰島素、乙型擬交感神經作用劑，或是碳酸氫鈉（Sodium bicarbonate），最後藉由洗腎、離子交換樹脂等方式將多餘的鉀離子移出，表一列出這些方法的作用機轉及預期結果。

對於有症狀或嚴重高血鉀患者需緊急處理，開始可靜脈注射含鈣溶液，保護心臟免於發生心律不整，注射劑作用時間約三十至六十分鐘。

其他可快速校正鉀離子濃度的藥物，如胰島素、葡萄糖溶液、碳酸氫鈉、乙型擬交感神經作用劑，則應依病患狀況做

表一

高血鉀症療法	劑量	使用方法	起始時間/作用時間	作用機轉	預期結果
Calcium	1公克	靜脈注射5至10分鐘以上	1至2分鐘/10至30分鐘	提高心肌的動作電位	逆轉心電圖
Furosemide	20至40mg	靜脈注射	5至15分鐘/4至6小時	抑制腎臟重吸收鈉	減少鉀自尿液流失
Regularinsulin	5至10units	靜脈注射或皮下注射	30分鐘/2至6小時	促進鉀回至細胞內	鉀在細胞間重分布
Dextrose10%	1公升(100公克)	靜脈注射1至2小時以上	30分鐘/2至6小時	刺激Insulin分泌	鉀在細胞間重分布
Dextrose 50%	50毫升(25公克)	靜脈注射5分鐘以上	30分鐘/2至6小時	刺激Insulin分泌	鉀在細胞間重分布
Sodium bicarbonate	50-至100mEq	靜脈注射2至5分鐘以上	30分鐘/2至6小時	提升血漿pH	鉀在細胞間重分布
Albuterol	10至20mg	吸入方式10分鐘以上	30分鐘/1至2小時	促進鉀回至細胞內	鉀在細胞間重分布
Hemodialysis	4小時	立即有效/不定		自血液中移除鉀	增加鉀排除
Calcium polystyrene sulfonate	15至30公克	口服或直腸投予	1小時/不定	以樹脂中的鈉交換鉀	增加鉀排除

適當選擇。若患者同時有高血鉀及代謝性酸中毒症狀時，靜脈注射碳酸氫鈉，可以提升細胞外的pH值，使鉀離子往細胞內移，降低血鉀。

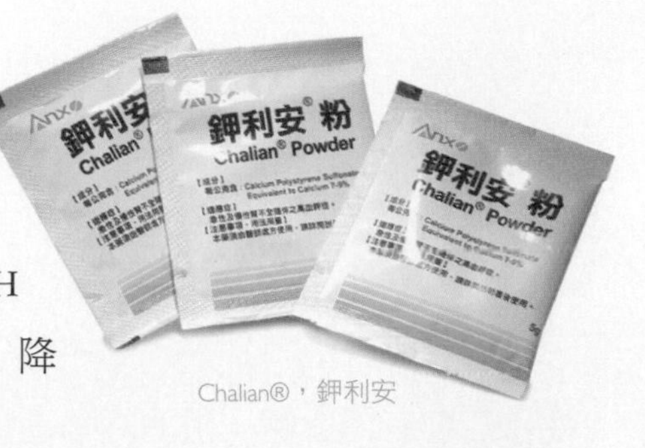

Chalian®，鉀利安

當高血鉀症非代謝性酸中毒引起時，使用碳酸氫鈉效果就不顯著，末期腎疾病患者使用碳酸氫鈉效果也不好，而且會使病患體內過多鈉離子和體液滯留，此時可選用注射胰島素（5~10 μ）和葡萄糖溶液（10%或50%）的方式來降低血鉀，常用治療方法為，每升10%葡萄糖溶液加入25~30 IU短效胰島素，或每五十毫升50%葡萄糖溶液加入10 IU短效胰島素，因為胰島素會促使細胞回收鉀離子。乙型擬交感神經作用劑也是藉由相同的機轉來降低血鉀濃度，但因有心悸的副作用，臨床使用上並不普遍。

當危急症狀受到控制後，必須移除體內多餘的鉀離子，才能免於因分布使血鉀再度升高。可使用利尿劑或是給予陽離子交換樹脂來排除鉀離子。

Calcium polystyrene sulfonate（Chalion®，鉀利安）是一種藥用的陽離子交換樹脂，樹脂上的鈣離子與腸道中的鉀離子進行交換，可減少鉀離子的吸收，治療腎衰竭時所引起的高血鉀症。

粉末經稀釋成懸浮液後，可以經由口服或直腸的方式投予。

使用本藥有以下注意事項：

1.若您對本藥發生過敏情形，請不要服用，並告訴您的醫師。

2.若您有低血鉀、阻塞性腸道疾病，請勿使用。

3.新生兒禁止以口服方式給藥，並禁用於術後或藥物引起的新生兒胃腸蠕動減少。

4.配製口服懸浮液給兒童服用時，可以用飲料或少量果醬、蜂蜜矯味，但請不要用果汁，因果汁內含有大量的鉀。

5.新生兒或兒童以直腸方式投予時，應特別注意。若給予過量或稀釋不當可能會導致樹脂的阻塞。

6.若發生便秘時，請停止服用，直到恢復腸道正常蠕動為止。

7.不要併用含鎂或鋁的制酸劑，避免引起全身性鹼中毒發生的危險。

8.併用Sorbitol（山梨醇）可能增加結腸壞死的危險，故避免併用。

9.不要併用毛地黃類藥品，因若發生低血鉀症時，會加劇毛地黃的心臟毒性。

10.服用本藥期間，需定期監測血中電解質濃度。

透析是除去鉀離子最有效的方法，當利尿劑或交換樹脂使用無效時，會使用透析方式。

鉀離子是重要的電解質，高血鉀症具嚴重的心臟毒性，易造成心律不整致死。特別是高血鉀症未必有臨床症狀，往往使醫護人員及病人措手不及。因此，對於具有危險因子的病人，如慢性腎衰竭或服用保鉀性藥物，除了在飲食上要特別注意外，應小心追蹤血鉀濃度及對高血鉀症保持高度警覺性。

抗癌藥物

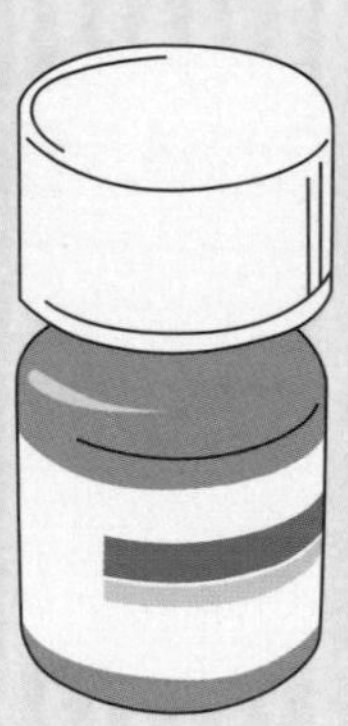

陳仲揚　藥師

- 肺癌
- 乳癌
- 大腸直腸癌
- 白血病

肺癌

案例 1

張先生，五十四歲。

是位純樸的農村子弟，平時除了抽菸之外並無特殊不良嗜好。身體總是健康的他，最近突然開始全身無力、疲倦且間歇性的咳嗽，也沒什麼食慾。與妻子到了醫院，進行胸部X光檢查，醫師在其左肺上葉發現了一顆三公分大的腫瘤，在住院進行進一步的檢查之後被診斷為肺的惡性腫瘤。

黃先生，四十七歲。

在公司的健康檢查時發現肺部有一個小的結節，因為身體並無特殊異狀，所以沒有刻意去注意健檢醫師的囑咐。約一年後，因為上班途中發生小車禍送至醫院，才發現結節已增生到三公分，在醫師進一步的檢查之後，證實為肺癌。

對你我來說，呼吸是件多麼簡單自然的事情，但您對自己的肺又瞭解多少？肺臟是一對海綿狀組織的器官，分為左右兩肺，左肺由兩個肺葉組成，而右肺則由三個肺葉所組成，通常來說右肺也比左肺稍大一些。而當我們做吸氣與呼氣的動作時，肺臟可以將吸入的氣體與血液進行氣體的交換，在看似容易的吸氣與呼氣之間，肺已經進行了繁複的一連串動作，幫助你我的人體獲得細胞所需要的氧氣並排除二氧化碳，所以肺臟在呼吸系統之中扮演著非常重要的關鍵角色。

依據世界上癌症發生與死亡率的統計，肺癌的排名總是居高不下，在臺灣更是十大癌症排名之首。在癌症死亡原因之中，肺癌為男性的第二位，而在女性則是排名第一位。所以，有著如此驚人的排名與數據的肺部疾病，實在是你我不可忽視的重要健康問題。

一般來說，肺癌主要分為兩類，依據其細胞型態組織的不同分為非小細胞肺癌（Non-small cell lung cancer，NSCLC）及小細胞肺癌（Small cell lung cancer，SCLC）。肺癌在初期也不會有太明顯的症狀出現，通常是在進行胸部X光檢查時才會被醫師發現到初期肺癌，不然，初期的肺癌是很難由病患本身來察覺到的。而當肺部腫瘤慢慢變大時，一些症狀便開始產生，例如咳嗽、咳血、胸痛、呼吸困難、聲音嘶啞。而如果出現了頭痛、骨頭疼痛甚至身體其他部位的疼痛時，便有可能已經發生了癌細胞的轉移，也就是狀況更加的惡化了。

在開始討論肺癌治療藥物之前，我們應該要對癌症治療藥物的兩大類別有個稍微的瞭解。目前來說，癌症的藥物治療類別通常分為傳統的化學藥物治療以及標靶藥物治療。

對上述於這兩種治療方式的區分，我們可以有個概念，傳統的化學藥物治療較屬於全身性的治療，藥物可經由血液傳達到身體各部位來殺死癌細胞或者抑制癌細胞的生長。但也因為化學藥物治療屬於全身性的細胞毒殺療法，所以化學藥物治療無論是癌細胞或者是我們身體上的正常細胞都將會被藥物所攻擊，因此這種治療方式也就比較容易導致身體的不適，例如：噁心、嘔吐、食慾低落、暈眩、落髮及血球數量的改變。有許多的癌症患者也因為這樣的副作用造成病患對化學藥物治療的畏懼，甚至影響患者的生活品質，因此有許多的藥物研究專家開始著手於標靶藥物的研究開發。標靶藥物是現今最熱門的癌症藥物研究目標，這種藥物在進入人體之後會選擇性的攻擊應該遭受攻擊的目標，也就是只攻擊癌細胞，而不會波及到人體的其他正常細胞，所產生的副作用也就相對來得較少，治療效果有時也令人驚豔與滿意。

如果我們以武器來比喻，化學藥物治療就如同一把散彈槍，他可以大範圍的猛烈攻擊但卻不易分辨敵我，敵軍及我方都會遭受到傷害；標靶藥物治療就如同一枚高科技的追蹤導彈，他可以分辨出該攻擊的目標且非常精準的找尋出敵軍並給予迎頭痛擊，但也因為他的高科技設計，所以其造價通常也相對高出許多！

那到底肺癌患者應該要選擇化學藥物治療還是標靶藥物治療？因為每種肺癌的生長及擴散方式不相同，而選擇的藥物治療方式也就有所不同，並不是標靶藥物治療就一定比較好，要如何選擇便需要專業醫師的評估後再決定才是最妥善的選擇！現今最常使用的肺癌藥物如下：

含鉑化合物（Platinum compounds）

目前臺灣市面上的代表藥物有Cisplatin（Kemoplat®，克莫）及Carboplatin（Kemocarb®，爾定康），皆為注射劑型。

是唯一被用於抗腫瘤的重金屬藥物，屬於傳統的化學藥物治療，也通常是第一線非小細胞肺癌及小細胞肺癌的治療藥物。

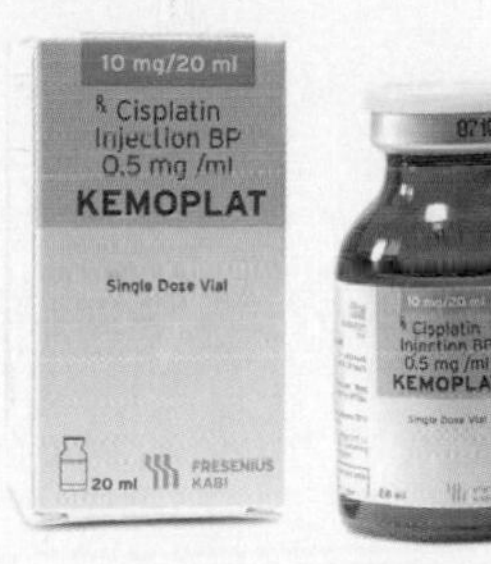

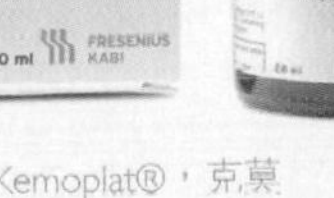

Kemoplat®，克莫

這類藥物的作用機轉是與DNA結合，進而阻斷DNA、RNA以及蛋白質產生，中止癌細胞分裂。藥物基本上是經肝臟代謝並由腎臟排泄，其藥品副作用尤以腎臟毒性最讓人熟知，所以使用這類藥品時要特別對腎臟功能有所監測。其他的副作用還有周邊神經病變、噁心、嘔吐及電解質不平衡（最常見的為低血鎂），甚至高達九成的男性使用Cisplatin之後有精子數量低落現象。

腎毒性是這類藥品出名的副作用，所以當肌酸酐清除率（用以評估腎功能的數值）＜10 ml/min的時候，一般不建議使用Cisplatin，而改用造價較昂貴的Carboplatin。因為Carboplatin在體內進行作用的時間較慢，血中有效濃度高，腎臟蓄積量少，所以Carboplatin的腎毒性相對降低了非常多。

鬼臼毒素衍生物（Podophyl lotoxin derivative）

針對小細胞肺癌的治療會合併含鉑化合物（例如Cisplatin或Carboplatin）一起使用，臺灣市面上的代表藥物為Etoposide（Fytosid®，癌妥滅），目前除了注射劑型也有口服劑型（Vepesid®，滅必治）。

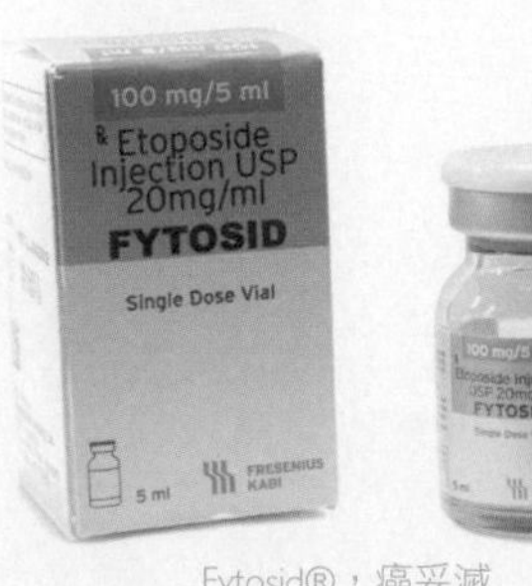
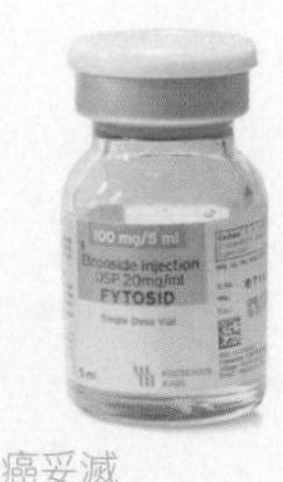

Fytosid®，癌妥滅

其機轉可使DNA斷裂與損害，造成癌細胞的分裂失敗。主要是經肝臟代謝由腎臟排除，肝臟與腎臟的功能不好時可能要考慮更改劑量。口服的吸收率很低，通常口服的劑量是注射劑量的兩倍。

其副作用有噁心、嘔吐、落髮、低血壓、寒顫、骨髓抑制。通常給藥一到兩週之後其白血球會下降。這種藥品如果在施打時外滲，可能會造成皮膚紅腫發炎，甚至皮膚壞死，所以在施打時要特別注意，如有發現藥品外滲或者感到注射部位有額外的疼痛感，千萬要告知醫護人員！

酪氨酸激酶抑制劑（Tyrosin kinase inhibitor）

現在臺灣市面上的代表性藥物為Gefitinib（Iressa®，艾瑞莎）及Erlotinib（Tarceva®，得舒緩），皆為口服藥品。

這類是目前非小細胞肺癌藥物中最常被大家所討論的標靶治療藥，其作用機轉是抑制表皮生長因子接受器（EGFR）

的酪氨酸激酶（Tyrosinkinase），使得酪氨酸激酶在細胞內的磷酸化作用被阻斷而中止EGFR表現。

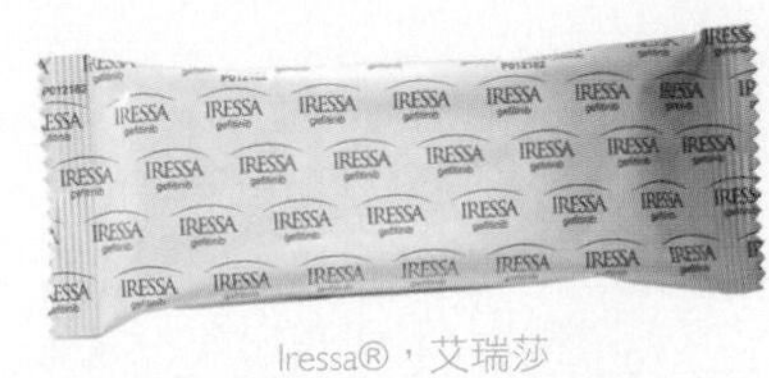

Iressa®，艾瑞莎

表皮生長因子接受器原文為Epidermal growth factor receptor，簡稱EGFR，是一種幾乎不存在於身體正常細胞的細胞表面接受體。根據實驗發現，EGFR主要存在於腫瘤細胞，幾乎三分之二的癌症都有EGFR顯現。更進一步的研究顯示，甚至超過五成的非小細胞肺癌都含有EGFR。腫瘤也因為EGFR的存在，可以使腫瘤細胞得以進行增生、血管新生、轉移以及減少腫瘤細胞凋零，也就是說EGFR是使腫瘤成長且更加茁壯的重要關鍵要素。當藥物抑制了酪氨酸激酶也就等於阻斷了EGFR，這時腫瘤細胞便無法順利成長。

這類藥物大多經由肝臟來代謝，同時服用其他會影響肝臟功能的藥物時（例如：Clarithromycin、Ketoconazole、Ritonavir、Rifampicin、Phenytoin、Carbamazepine、Phenobarbital），便要慎重考慮使用劑量是否要改變，但要如何更改仍需專科醫師來評估，病患絕對不可擅自改變服用劑量。

臨床上使用這類藥品，最常見的副作用大概就屬皮疹與腹瀉這兩種，而皮疹這項副作用是一種指標性的象徵，怎麼說呢？或許皮疹是一個有些煩人的副作用，但令人哭笑不得的是，當其副作用越明顯時幾乎也就代表這類藥物越有效果，甚至皮疹的嚴重度與病人延長的存活時間也有相關，所以有些醫師便會以皮疹的發生當作服用這類藥物反應的指標。當病患服用藥品後有拉肚子的狀況產生時，醫師通常會給予止瀉藥品（例如：Loperamide）減緩腹瀉的副作用。

最糟糕的副作用就是間質性肺病（Interstitial lung disease）了，服用藥品後產生這種問題的發生率非常的低，但曾有紀錄病患因為這樣的副作用導致喪命，所以在服用這類藥品之後，如果突然發生新的或不明原因的肺部症狀（例如：呼吸困難、咳嗽及發燒），便要趕快告訴醫師，如果確診發生了間質性肺病，這類藥品就要立即中斷並治療間質性肺病。

紫杉醇類藥物

目前臺灣市面上可見的紫杉醇類藥品有Paclitaxel（Phyxol®，輝克癒蘇）及Docetaxel（Taxotere®，剋癌易），皆為注射藥品。這是從紫杉的樹皮及針葉所提煉出來的藥物成分，通常是在非小細胞肺癌病患經過含鉑化合物的藥物治療失敗時所使用。

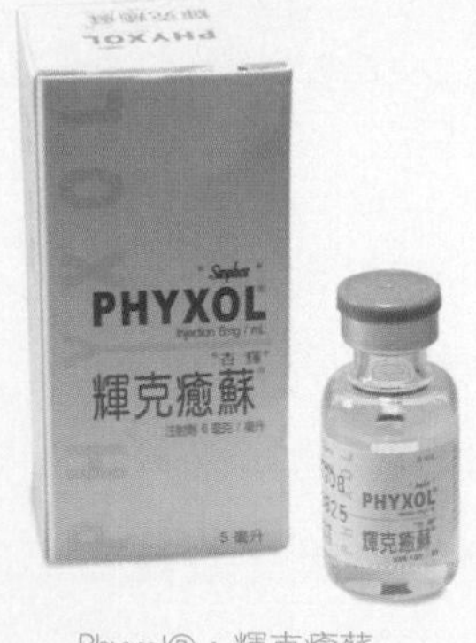

Phyxol®，輝克癒蘇

有絲分裂（Mitosis）是一種細胞分裂、成長所必經的過程，就連腫瘤細胞也一樣。有絲分裂的進行會產生許多絲狀微管結構將母細胞的染色體平均分配到子細胞，紫杉醇類藥物的作用機轉就是作用在有絲分裂時的微小管（Microtubules）及微管次體（Tubulin）上面，使得腫瘤細胞有絲分裂進行過程失敗，干擾細胞週期的G2及M期，腫瘤細胞無法進行分裂，最終死亡。

這類藥品大多經由肝臟代謝，所以有肝臟機能問題在經過醫師評估之後可能會調低用藥的劑量。

紫杉醇類藥物常見的副作用有骨髓抑制、心律不整及落髮。骨髓抑制與藥物劑量有關，當經過醫師評估骨髓抑制（白血球數量減低）的副作用嚴重時，可能需要降低藥物劑量。紫杉醇類藥物可能造成心律不整，甚至在施打藥物之後需要監測病患的心律變化。落髮則在於施打藥物第二或第三個療程時發生，是一種可逆性副作用，所以只要停用藥品大約一個月的時間，毛髮便能再生。

給藥的頻率通常是三週施打一次，且為了避免藥物過敏等副作用發生，在施打藥品之前會給予類固醇（口服或者注射），甚至搭配抗組織胺及抗潰瘍藥物。

多重葉酸拮抗劑

用於非小細胞肺癌，代表藥物為Pemetrexed（Alimta®，愛寧達），為一注射藥品。Pemetrexed可抑制GARFT（Glycinamide ribonucleotide formy l transferase），DHFR（Dihydrofolate reductase）與TS（Thymidylate synthase）三種酶。這些酶為癌細胞合成DNA與RNA所必要的物質，當被抑制時也就等同阻斷

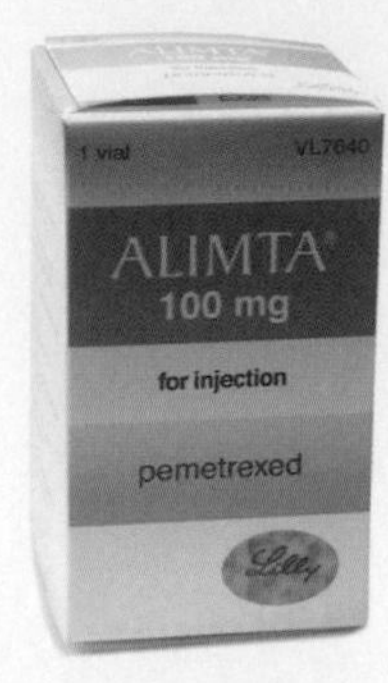

Alimta®，愛寧達

了細胞複製的葉酸依賴代謝途徑，使得癌細胞的生長遭受中止。

Pemetrexed不經廣泛的代謝，主要是經由尿液排出，投藥之後二十四小時內，大約七成到九成的劑量會以原型態排出。

常見的副作用包含貧血、白血球數量下降、血小板減少、疲勞及厭食，其藥品副作用大部分為可逆型，就是停藥即可緩解。為了預防藥物投予的副作用及過敏的發生，在藥物使用前一天、當天及後一天都會使用類固醇藥物。而藥品屬於多重葉酸拮抗劑，所以也會給予病患葉酸及維生素B12的補充，這些藥物務必按時服用，以免副作用的不適加劇。

嘧啶類似物（Pyrimidine analog）

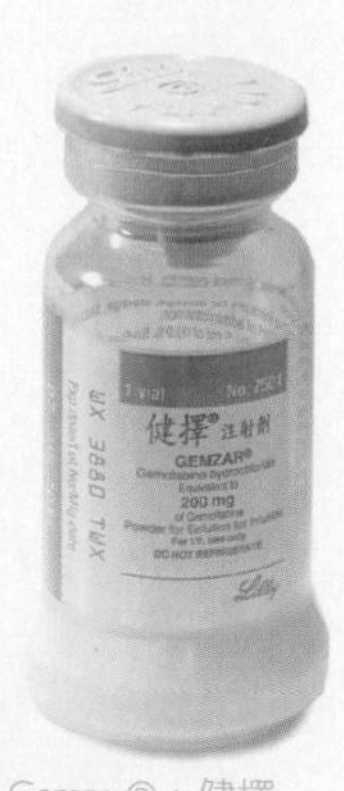

Gemzar®，健擇

用於非小細胞肺癌，代表藥物為Gemcitabine（Gemzar®，健擇），為一注射藥品，通常是每週給藥一次，連給三週之後休息一週。

Gemcitabine是個作用於細胞週期抑制DNA合成的藥物，可以破壞癌細胞的合成，雖然結構與Cytarabine（一種抗癌藥物，常用於治療白血病）相似，但機轉不同且副作用遠低於Cytarabine，是這類型新一代的抗癌藥物。

這是一個幾乎全由腎臟代謝的藥品，每週使用一次的方式並不會讓藥物有所蓄積，目前來說並沒有顯示在肝或腎功能不良的病患身上需要做劑量的更動。這個藥物算是抗癌藥物中副作用相當小的藥品，唯一會影響劑量改變的副作用便是骨髓抑制，但骨髓抑制的發生是很短暫的，所以也很少因為這樣的副作用使得治療行為中止。

長春花生物鹼（Vincaalkaloids）

一種經由長春花所提煉出來的天然生物鹼，目前市面上針對非小細胞癌的代表性藥有Vinorelbine（Navelbine®，溫諾平），有注射及口服兩種劑型，口服劑型為膠囊（需要冷藏保存），不可咬破或者撥開使用，需整顆服用。

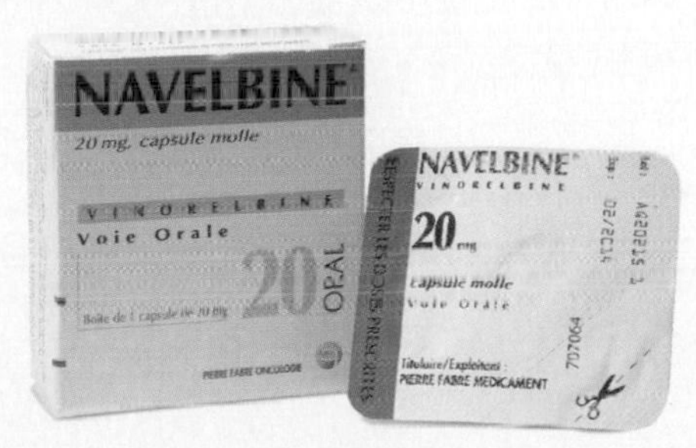

Navelbine®，溫諾平

藥品作用於細胞週期的G2期，使有絲分裂M期的紡錘體形成失敗，使有絲分裂停止，癌細胞死亡。

大部分使用此藥的病人都會發生白血球低下的副作用。其餘的則包含便秘、噁心、嘔吐及落髮。這類藥品不建議經由椎管內注射（intrathecal），曾有紀錄這樣的給藥方式導致了病患死亡，故給藥方式需要特別注意。

乳癌

案例1

張女士，四十九歲，國中數學老師。

除了偶爾會熬夜整理上課資料之外，平常並沒有其餘作息不正常的習慣。某天洗澡時，發現自己乳房有個小腫塊，因為沒有疼痛或者其他不適感所以沒有特別的去理會。直到有一天，感覺乳房有間歇性的刺痛，甚至之後乳房不斷的發生潰瘍與劇痛，這時感到非常不舒服的張女士急著到醫院掛號門診，被醫師診斷為乳癌。

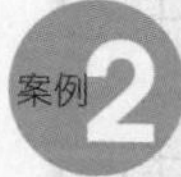

白先生，六十七歲，退休公務人員。

在大約半年前發現自己的右乳頭有腫脹的現象，最近幾週更是有刺痛不適感。因為家族之中曾經有人罹患過乳癌，所以趕緊掛號就醫。醫師診察時，發現乳頭下方似乎有腫塊的發生，在醫師建議之下做了乳房超音波與組織切片檢查，確定為乳房的惡性腫瘤。

乳癌相對於其他癌症來說，是一個治癒率較高的疾病，甚至在發生的最初期，治療存活率甚至接近百分百。不像其他的癌症診斷需要高專業的判別能力，乳癌通常在外表上就可以輕易發現。

但因為發生問題的位置是在乳房上，這是一個令人尷尬的部位，所以也容易讓個性保守的病患羞於就醫，導致病情延誤，最終造成讓人遺憾的後果。

所以大家一定要有個自我保護的概念，就是在發現乳房上有明顯與過往不同的改變時，無論是否有疼痛或者不舒服的感覺，切記儘速找醫師來評斷，以免耽誤重要的救命時刻。

乳癌的症狀通常是很明顯的，例如：乳房腫塊、乳房局部形狀改變（突出或凹陷）、凹陷的乳頭、莫名的乳頭分泌物質、如橘子皮一般的皮膚，甚至不斷發生乳房紅腫潰爛。乳癌與遺傳體質也有非常大的關係，所以家族之中有母親或姊妹得過乳癌的人，自己也得格外小心些。

有一個常被詢問的問題就是：「乳癌會發生在女性身上，那男性會嗎？」答案是肯定的，也就是男性也會有乳癌的發生。或許男性發生乳癌的比例較女性低上許多（男性的發生率大約是女性的百分之一），一旦發生有前述的乳癌症狀時，無論男女都務必提早就醫。

目前來說，乳癌的藥物治療研究非常的多，在醫藥界更是不斷有新的突破，幾乎每隔一段時間就會有新的藥物發表，對乳癌病患來說總是不斷帶來新的希望，現今常用於治療乳癌的藥物如下：

烷化劑（Alkylating agent）：

目前臺灣市面上對於乳癌的代表藥物有Cyclophosphamide（Endoxan®，癌得星），除了注射劑型之外也有口服劑型，另外也有研發出副作用較小的衍生藥物Ifosfamide（Holoxan®，好克癌）。

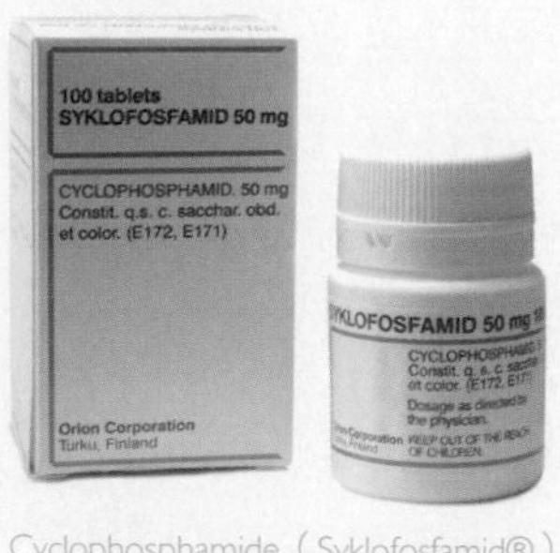

Cyclophosphamide（Syklofosfamid®）

Cyclophosphamide算是傳統型化學治療藥物，是一種被動型的烷化藥劑，在針對乳癌來說，這類藥品屬於第一線的化學藥物治療。Cyclophosphamide在投予體內之後，被肝臟轉變為具有細胞毒性的Phosphoramidemustard、Acrolein（丙烯醛），這兩種物質可使得癌症腫瘤細胞凋亡（Apoptosis），是主要抗腫瘤的活性物。

重要的是，產生的兩種活性物質中的Acrolein（丙烯醛）具有泌尿道毒性，因為這物質的存在造成了出血性膀胱炎（Hemorrhagiccystitis）的副作用。大約15%的病患會有這樣的副作用產生，所以在使用藥物之後，要特別注意是否有血尿症狀（肉眼即可見）。一般醫師會給予Mesna（Uromitexan®，優路保注射液）來防止出血性膀胱炎的發生。

除了出血性膀胱炎還有骨髓抑制也需要特別的注意，這兩項副作用都是影響與決定這類藥品給藥劑量的重要關鍵。

蒽環類（Anthracycline）抗生素

此類型於臺灣市面上針對乳癌的代表藥有Doxorubicin（DoxorLyo®，利癌）、Epirubicin（EpicinLyo®，克癌），皆為注射劑型。藥物外觀有著非常鮮豔的紅色外貌，所以在醫藥界，此類藥物被醫藥人員俗稱為「小紅莓」。

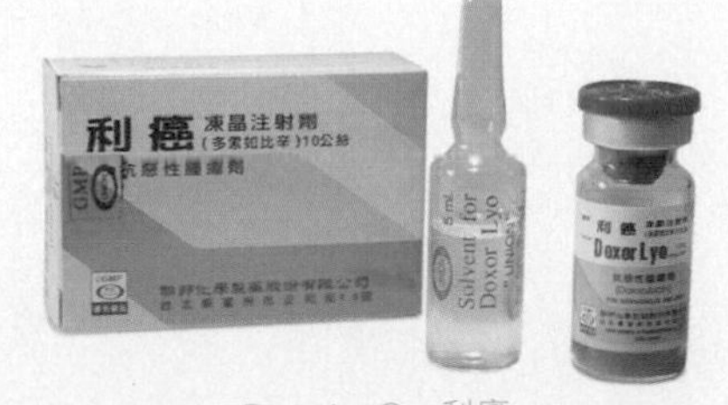

DoxorLyo®，利癌

算是一種用於癌症治療的抗生素，這類藥物可以和去氧核醣核酸（DNA）結合且抑制核酸（NucleicAcid）合成，可抑制拓樸異構酶（Topoisomerase）、產生細胞毒殺性自由基（Cytotoxicfreeradicals）來破壞腫瘤。

藥品副作用除了骨髓抑制、落髮與口腔炎之外，最有名的副作用就當屬「心臟毒性」。藥品的心毒性可在藥品使用後的任一時間發生，也就是說可能在給藥時發作，也有可能發生於停藥多年之後。心毒性副作用的症狀或許只是心律不整，但也有可能發生讓人致命的急性心臟疾病。有許多實驗證實Epirubicin的治療指數比Doxorubicin來得好，也就是說Epirubicin的心臟毒性副作用比Doxorubicin來得低，算是改良版的Doxorubicin。只是心臟毒性還是無法避免，所以使用的劑量需要醫師審慎的專業評估，因此這類藥物都有所謂的人體最大藥物累積量。

嘧啶類似物（Pyrimidine analog）

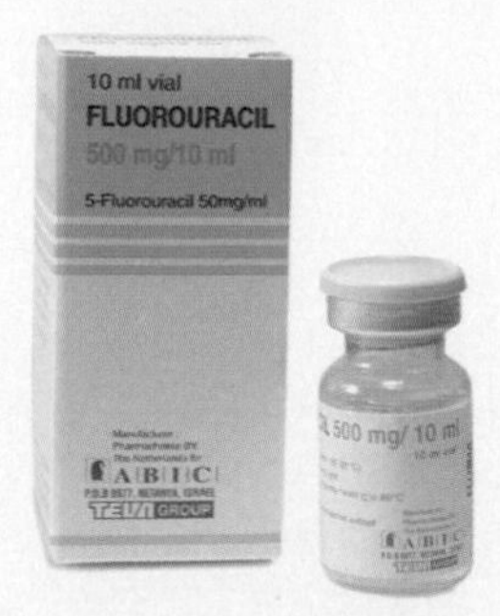

Fluorouracil®，服樂癌

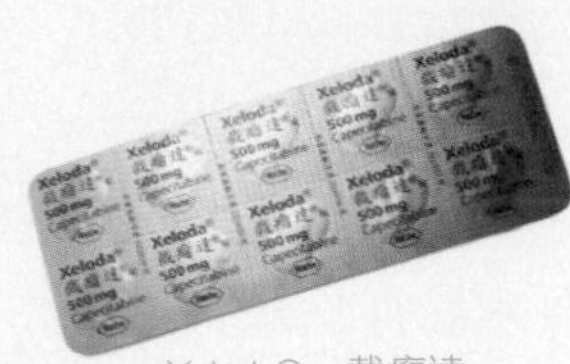

Xeloda®，截瘤達

目前臺灣市面上對於乳癌的代表藥物有Fluorouracil（Fluorouracil®，服樂癌），此成分除了注射劑型之外，尚有外用藥膏劑型；最新的類似藥物則是Capecitabine（Xeloda®，截瘤達）口服劑型。醫藥人員簡稱Fluorouracil為5-FU，是一個使用已久的傳統化學治療藥。除了針對乳癌的治療外，還常用於其他的癌症（例如：直腸癌、結腸癌、胃癌）。

5-FU是一種含氟的有機物質，目前抗癌機轉還沒完全被定論，但5-FU可阻礙DNA與RNA的合成而破壞細胞，導致腫瘤細胞不正常的成長而死亡。

除噁心嘔吐、食慾下降等腸胃道副作用外，偶發口腔粘膜炎與腹瀉，而白血球減少的問題可以在使用三到四週內恢復正常。

Capecitabine與5-FU不同的地方是5-FU的口服吸收率極差，而Capecitabine則克服了這一點。Capecitabine算是5-FU的前驅物質，在進入人體後可經多次轉換變成5-FU，而副作用大概就屬腸胃道為主，有許多病患在使用此藥品之後都有下痢現象，因此需要多注意是否有體內液體與電解質失衡的問題。

這類藥品常看到搭配Leucovorin（一種葉酸活性物質）一起使用，但通常是運用於大腸直腸癌的治療，而Leucovorin雖然可以加強五-FU的作用但也會連帶提高其副作用毒性。

葉酸拮抗劑

目前臺灣市面上對於乳癌的代表藥物有Methotrexate（Abitrexate®，必除癌），醫藥人員簡稱MTX，有口服劑型與注射劑型兩種。MTX屬於傳統化學治療藥，有多種給藥原則，除了一般注射與口服外還可椎管內注射給藥，可治療多種癌症，例如：白血病、乳癌及頭頸部癌。

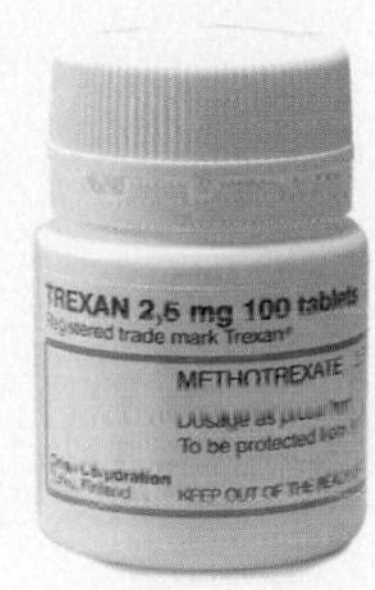

Methotrexate

MTX可作用於細胞週期的S期，抑制細胞分裂來殺死癌細胞。副作用則有骨髓抑制、神經毒性、口腔黏膜炎及免疫抑制問題。

而Leucovorin（葉酸活性物質）對MTX也有很大的使用關係，在前文有提到Leucovorin會提高五-FU的效用與副作用，但在合併MTX使用時卻是可以減低MTX副作用，所以Leucovorin算是MTX的解毒藥物。

雌激素受體拮抗劑（Estrogen Receptor Antagonist）

臺灣市面上針對乳癌的代表藥物有Tamoxifen（Nolvadex®，

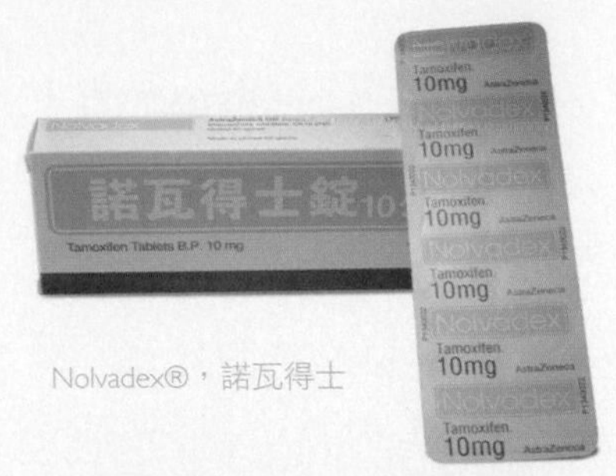

Nolvadex®，諾瓦得士

諾瓦得士），為口服藥物。Tamoxifen的作用可中斷雌激素和雌激素接受體結合，而目前研究顯示，就算腫瘤對於雌激素受體呈現陰性，Tamoxifen對病情還是有幫助，所以Tamoxifen或許除了抑制雌激素受體的機轉之外，可能尚有其他的抗癌機轉。

副作用則有熱潮紅、陰道出血及陰道分泌物增加，這些都與它的藥理機轉（抑制雌激素受體）有相關性。

目前關於Tamoxifen的研究相當多，此藥除了針對乳癌的治療之外，尚有報導可維持停經後女性的骨質密度，更令人驚訝的，甚至也有臨床實驗顯示可治療雙極性精神疾病（躁鬱症）。

芳香環轉化酶抑制劑（Aromatase inhibitor）

這類藥品在臺灣的代表性藥物有Anastrozole（Arimidex®，安美達）、Letrozole（Femara®，復乳納）、Exemestane（Aromasin®，諾曼癌素），皆為口服藥品。

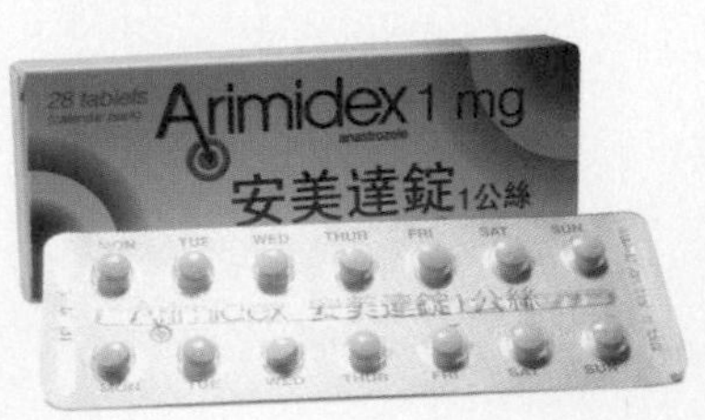

Arimidex®，安美達

對於停經後婦女的雌激素合成，芳香環轉化酶是必須的，所以當芳香環轉化酶被抑制時，腫瘤的雌激素生合成也被中斷，這便是其抗癌機轉。而在作用機轉上的比較，這三個藥品基本上都是對芳香環轉化酶進行抑制作用，但卻有些許的不同。Anastrozole與Letrozole的抑制作用是可逆性的，而Exemestane的抑制作用卻是不可逆的，所以在停止服用Exemestane一段時間之後，體內雌激素的濃度仍舊很低。

臉潮紅和噁心是最常見的副作用，應該是藥物抑制了雌激素生合成的關係。其他的有頭痛、失眠及一些腸胃道的輕微症狀。

單株抗體（Monoclonal antibody）

這是一個廣受大家討論的乳癌標靶藥物，代表性藥物為Trastuzumab（Herceptin®，賀癌平），是一個需要冷藏（二至八度C）保存的注射藥品。因為Trastuzumab的製作方式需要經過DNA基因重組，所以算是一個生物科技的產品。

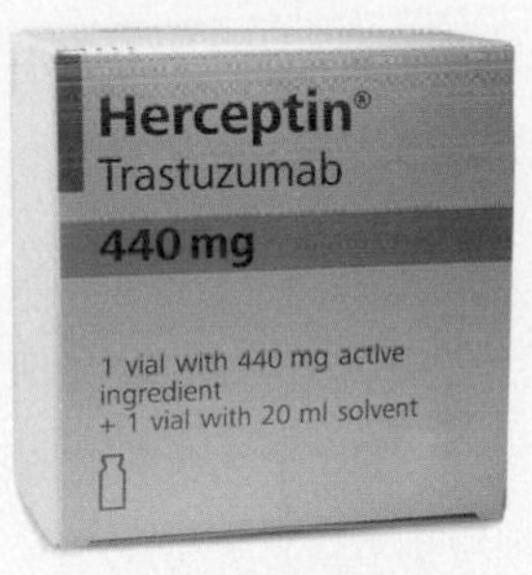

Herceptin®，賀癌平

Her2/neu是一種生長因子接受體，當作用時可使細胞進行生長與分裂。有研究發現，當Her2/neu大量表現時，會加速癌細胞的生長。而有Her2/neu高度反應的乳癌病患，甚至對Tamoxifen與其他荷爾蒙藥物的治療反應都不是很好。而

Trastuzumab就是針對Her2/neu所研發出來的藥物，他可以有高度選擇性的作用在Her2/neu上面，進而抑制癌細胞的生長。

要使用這項藥物的病患，首先都要進行Her2/neu的檢測，如果Her2/neu呈現出陽性反應，就是適合使用Trastuzumab的病患。根據統計，目前大約有四分之一的乳癌病患是屬於Her2/neu高度表現（陽性反應）。

Trastuzumab較受大家關注的副作用大概就是心毒性了，有少許病人在使用後發生心功能減弱的問題，除此外，有些病患會發生腸胃道副作用（例如腹瀉）。其餘副作用通常輕微且可逆，在停止使用藥物之後即可復原。

其他用於乳癌的藥物

除了上述幾類之外，用於乳癌的藥品還有許多，例如Paclitaxel、Docetaxel、Gemcitabine、Navelbine也都是常用於乳癌治療的藥物，其注意事項可參見肺癌主題的藥物討論。

大腸直腸癌

案例 1 **林小姐，四十五歲，私人企業的櫃台專員。**

平時並無抽菸習慣，但因為工作壓力大，常與同事在下班後到燒烤店吃宵夜也常喝啤酒，從年輕時就經常有排便不順的困擾。在一次醫師建議之下做了大腸鏡檢查，發現了腫瘤，在經過切片檢查之後確診為惡性腫瘤。

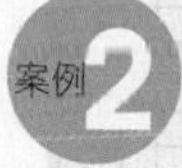

万先生，五十四歲，工廠運輸人員 。

有抽菸與喝酒的習慣，因為近期上廁所時都有發現血液的跡象，於是到醫院進行檢查，經大腸鏡檢查發現五公分大的腫瘤，經過醫師進一步的檢查證實為第二期的大腸直腸癌。

以名稱來說，大腸是人體主要再吸收水分與產生糞便的部位，而小腸則是負責人體食物養分吸收的主角，大腸與小腸兩個名稱相似但主要功能卻大不相同。當腸黏膜細胞突然莫名的不斷增生且細胞呈現不規則形狀與排列時，這時候就可能有了腸癌的發生。

依據大腸直腸癌的流行病學來說，男性罹癌的機率比女性來得高。一般來說大腸直腸癌與遺傳因素有著很大的相關性，所以家族中有罹患大腸直腸癌病史的人要記得定期做大腸直腸癌的篩檢。而飲食習慣也是關鍵原因之一，有報導指出，糞便中如果膽酸及中性固醇較高，細胞突變的可能性也越高，因此推測經常食用高脂肪、高膽固醇與常喝啤酒的人得大腸直腸癌的機率也較一般人來得高。

目前政府大力推動大腸直腸癌的篩檢，就是為了讓國人能夠提早發現問題與提早治療。一般篩檢大腸直腸癌的方法有：糞便潛血反應、大腸鏡檢、肛門指檢、乙狀結腸鏡檢、鋇劑灌腸攝影檢查。其中準確度最高的就屬大腸纖維鏡檢，但檢驗方式較麻煩且病人的不適感較大。糞便潛血反應算是比較簡單且較無不適感的，所以常作為檢查大腸直腸癌的第一步驟，但檢測結果是糞便有無潛血並非有無大腸癌。所以當潛血結果為陽性者先別恐慌，因為引起潛血反應的因素有許多，並非就是得了腸癌，這時醫療人員通常會再建議進行大腸鏡檢來做進一步的確認。

在治療大腸直腸癌的藥物中，過往僅依賴Fluorouracil（簡稱5-FU）為主要治療藥物，直到治療無效之後病人就將要面對病痛可怕的結果。但拜現今醫藥科技之賜，已陸續有關於新的大腸直腸癌治療藥物研究，甚至也研發出了令人抱以期待的標靶治療藥物（例如：Bevacizumab與Cetuximab）。以下便是現今熱門用於治療大腸直腸癌的藥物：

5-FU前驅藥物

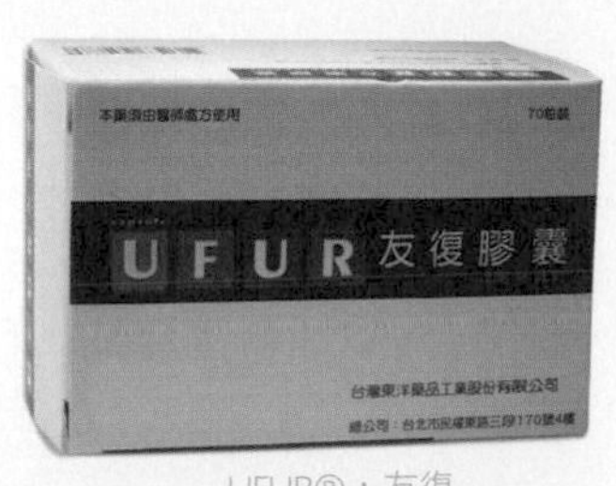

UFUR®，友復

目前臺灣的代表藥物有Uracil-Tegafur（UFUR®，友復），為口服藥品。醫藥人員常簡稱為UFT。

這是個由兩種成分組成的藥物，分別為Tegafur與Uracil，其組合比例為一比四。Tegafur為主要負責抗癌的成分，其作用機轉相似於5-FU，不同處在於Tegafur為5-FU的前軀物質，要先經過人體將其轉變為5-FU再進行抗癌作用，這樣的設計克服了5-FU口服吸收不良的缺點，使之變成口服劑型，投藥容易且攜帶方便。Uracil則是用來避免5-FU快速被人體代謝，以延長藥品的作用時間。

目前UFT除了用來治療大腸直腸癌之外，還被衛生署核可用於肺癌、乳癌及胃癌的治療。

UFT的副作用除了骨髓抑制之外，其對肝臟的傷害也是要特別注意的（有猛爆性肝炎發生可能），因此在使用藥物的前兩個月，要密切監測肝腎功能與血液。

喜樹鹼（Camptothecin）半合成衍生物

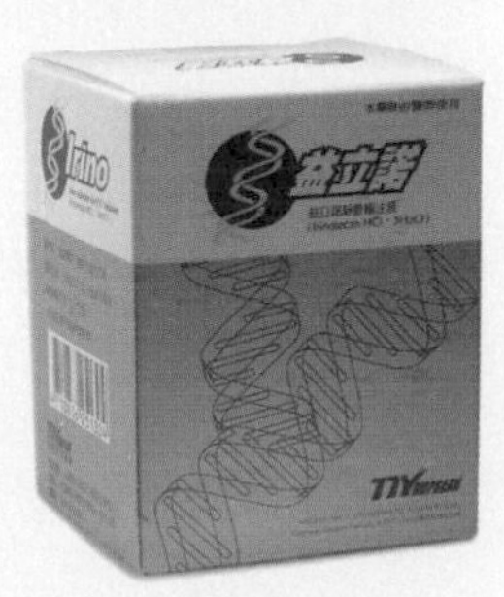

Irino®，益立諾

目前臺灣的代表藥物有Irinotecan（Irino®，益立諾），為注射藥品。

是一種從喜樹分離出來的喜樹鹼半合成衍生物質。其作用機轉為針對細胞週期的S期進行破壞，可選擇性的抑制DNA第一型拓樸異構酶（Topoisomerase Ⅰ），因此阻斷了DNA的複製作用進而破壞癌細胞。

使用此藥之後有許多病患可能發生腹瀉的副作用，一般在投藥後一天發生，也有八成的病患可能會發生落髮的現象。

含鉑化合物（Platinum compounds）

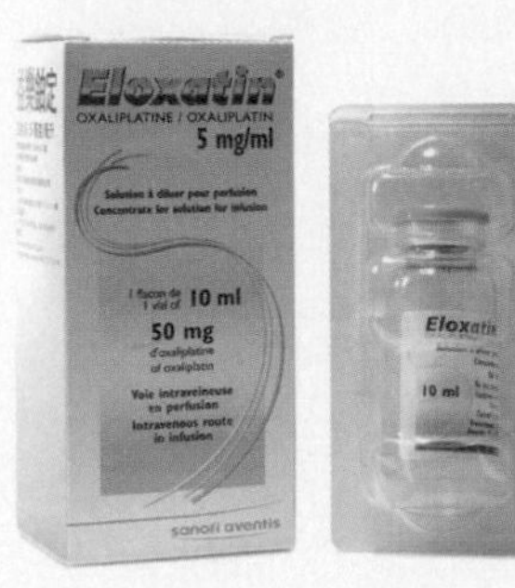

Eloxatin®，益樂鉑定

目前臺灣針對大腸直腸癌的含鉑化合物藥品代表為Oxaliplatin（Eloxatin®，益樂鉑定），為注射藥品，相較於Cisplatin，Oxaliplatin屬於新型的含鉑化合物。

Oxaliplatin也屬於一種烷化細胞的藥劑。目前對Oxaliplatin作用機轉仍舊無法完全確認，但可能與其進入人體後抑制DNA合成有關，可以確認的是其對於抗癌有著顯著的效果。

使用方式可以與5-FU合併使用，但要注意的是藥物的泡製不可將兩者混合，一定要分開使用，而且Oxaliplatin要在5-FU投藥之前給藥。

雖同為含鉑化合物，但相較於Cisplatin與Carboplatin，Oxaliplatin的毒性卻完全不相同，肝腎功能破壞的副作用似乎較不常見，其最常見的副作用是造成周邊感覺神經的問題。

單株抗體（Monoclonal antibody）

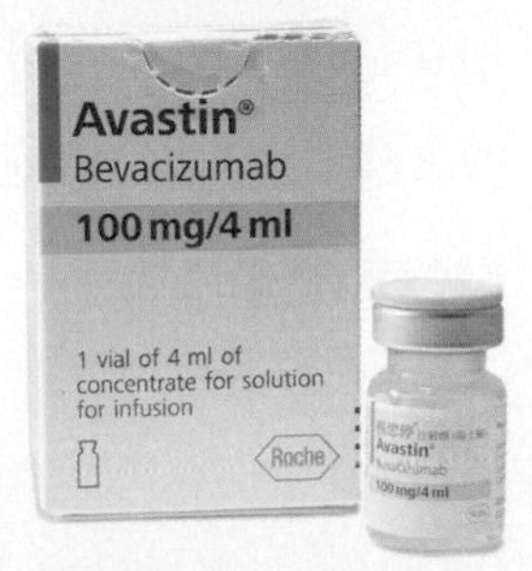

Avastin®，癌思停

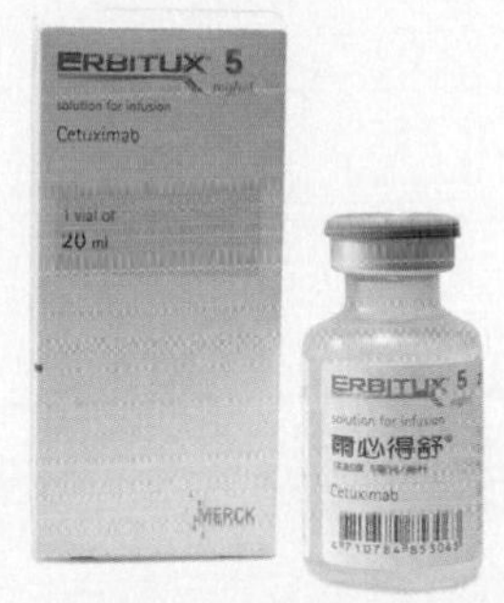

Erbitux®，爾必得舒

這是目前最受大家討論的大腸直腸癌標靶藥物，其藥品代表為Bevacizumab（Avastin®，癌思停）與Cetuximab（Erbitux®，爾必得舒），兩者都為注射藥品。而不同的地方則是，雖同為單株抗體藥物，其實兩者機轉是不相同的。

Bevacizumab的攻擊目標是血管內皮生長因子（vascular endothelial growth factor），簡稱為VEGF。經研究證實，VEGF在多種癌症腫瘤上都有過度表現的情形（例如肺癌、乳癌、大腸直腸癌），Bevacizumab就是針對VEGF給予作用抑制，因此可以非常有效的延緩癌症病情的進行。

最近許多癌症病患與家屬常詢問一份近期關於Bevacizumab的報導新聞：「FDA在2008年時批准Bevacizumab可為乳癌的藥物選擇之一，但最近藥廠研究卻顯示，似乎對乳癌治療並沒有達到預期療效，而FDA也建議廠商將其適應證做更改，是否這項新聞對大腸直腸癌的治療會有影響？」

或許這則新聞告知我們Bevacizumab針對乳癌的治療目前是

不確定的，甚至是受爭議的，但目前來說並沒有證據顯示影響大腸直腸癌的治療，所以理論上，使用此藥物的大腸直腸癌病患是可以繼續使用的。

Cetuximab算是表皮生長因子受體（EGFR）的抑制劑。表皮生長因子接受器原文為epidermal growth factor receptor，簡稱EGFR。根據研究顯示，大約有七成以上的大腸癌細胞有EGFR的陽性反應（過度表現），而Cetuximab可以很有選擇性的抑制EGFR的作用，中斷癌細胞的生長且能加強癌細胞對化學治療藥物的敏感性。

通常Cetuximab用於經Irinotecan治療失敗的病患，有趣的是，當單獨使用Cetuximab或者併用Irinotecan時，對大腸直腸癌的治療都有令人滿意的反應。

低分子量驅蟲藥

這類藥物在一些未更新的治療學書籍上依然常見，通常是建議用來輔助Fluorouracil（簡稱5-FU）治療大腸直腸癌的藥物。代表藥物為Levamisole，目前市面上有口服劑型Decaris®（得可利）。

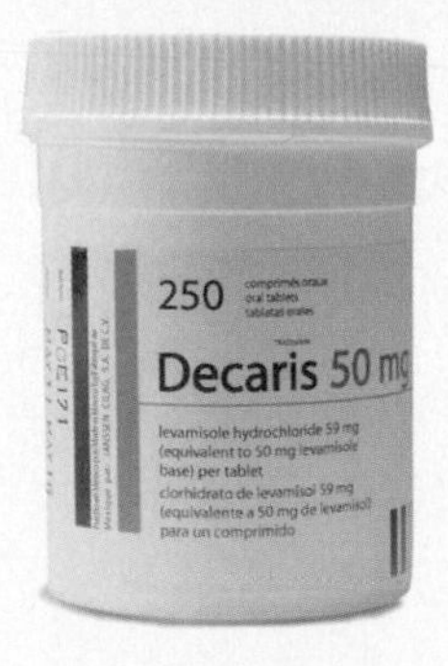

Decaris®，得可利

Levamisole原本是一種用以治療寄生蟲感染的藥物，其作用機轉與其免疫調節功效有許多的相關性，在癌症治療方面也有多年的研究經驗，似乎是一個很好的腸癌治療突破。與前一主題所提的Leucovorin相似，Levamisole不會單獨使用來治療大腸直腸癌，而是合併5-FU來加強5-FU的抗癌活性，當然也有可能因此提高了5-FU的毒性副作用。不過已經有許多研究報告比較出來，似乎五-FU合併Levamisole的治療效果並不如5-FU合併Leucovorin，所以臨床上已經很少使用這樣的藥物合併治療了。

其他用於乳癌的藥物

除了上述幾類之外，用於大腸直腸癌的藥品還有許多，例如第一線的5-FU及口服藥物Capecitabine，其注意事項可參見乳癌主題的藥物討論。

白血病

案例 1 **金先生，四十二歲，個性開朗的房屋仲介員。**

平時會安排固定時間運動，但有抽煙與喝酒的習慣。大約幾個月前發現自己經常暈眩及牙齦腫脹，有時還會昏睡與發高燒。總覺得身體似乎不太對就自行前往醫院檢查，經醫師一再檢查之後，發現為慢性骨髓性白血病。

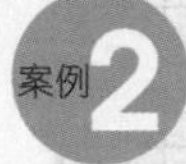

李小弟弟。

在一歲三個月大時，父母發現右眼球下邊有一顆小小的腫瘤。去診所看了眼科醫師，但幾次治療下來卻沒有明顯改善。過了一陣子之後，因為孩子開始發起高燒就改去看小兒科門診，醫師又建議去看了另一位眼科醫師，在換了幾次醫師之後，醫師開始懷疑這也許不是眼睛本身問題，便建議李小弟弟的父母可能需要到有更精密儀器的大型醫院去檢查。到了醫院之後，經電腦斷層掃瞄與其他檢查，檢驗結果屬於急性骨髓性白血病。

白血病（Leukemia）是一種血液學方面的惡性腫瘤，也就是大家所俗稱的血癌。民眾們很常混淆兩種與血液相關的疾病名稱，一個是白血病，另一個則是血友病。這兩個名稱雖然相似但發病主因卻大不相同，白血病是體內白血球產生過多，但血友病卻是體內凝血因子產生不足。

在過往，總聽到血癌患者期待著在人海中尋覓出適合自己的骨髓配對，而在配對成功後進行骨髓移植，疾病就這樣治癒了。骨髓移植需要骨髓配對，但配對成功的機率卻不高，所以當傳來配對成功的消息時，這對於血癌患者就像是中了樂透頭彩一般的心情，也因為這樣天堂與地獄的情境轉換，使得血癌也常是電影小說極具戲劇性的故事題材。

在臺灣，血癌是癌症死亡原因前十名，在小兒癌症排名則是第一名。白血病在兒癌中佔了將近四成且幾乎九成以上都是急性白血病，是最常見的小兒癌症。

造成白血病的原因很多，可能是放射線的影響，例如長崎、廣島發生核爆後，居民血癌發病率是一般人四百倍；也可能是病毒感染，例如第一型人類T淋巴球細胞性病毒（HTLV-I）；或者化學物質的接觸，例如長期碰觸有機苯；也與遺傳因素有關，例如家族病史與唐氏症（Downsyndrome）。

白血病的分類，大致上可以白血球「成熟度」分為急性及慢性兩類，再依照「細胞型態」分為骨髓性與淋巴性。所以一般白血病分為四種，就是：急性骨髓性白血病（AML）、急性淋巴性白血病（ALL）、慢性骨髓性白血病（CML）及慢性淋巴性白血病（CLL）。

在白血病的治療上，目前的新藥研發不斷的在進行，舉慢性骨髓性白血病為例，這個疾病在過往，幾乎只有骨髓移植這個方式可以治療，尤其在茫茫人海中等待骨髓移植的配對常煎熬著病患的耐心與期待，如果沒有合適的骨髓配對就只能依賴干擾素來延緩疾病，但存活時間頂多五年左右，但現今已經有針對慢性骨髓性白血病的標靶藥物可以使用（例如Imatinib），效果也令人滿意，已經是許多慢性骨髓性白血病的熱門治療藥物。

目前治療白血病的常用藥物如下：

烷化劑（alkylating agent）

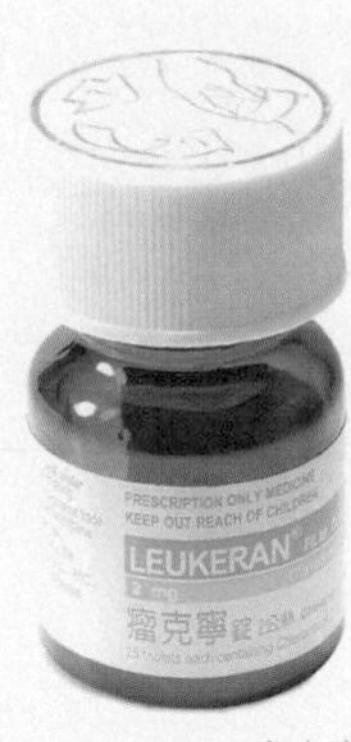

Leukeran®，瘤克寧

臺灣目前常用於治療慢性淋巴性白血病（CLL）的代表藥物有Chlorambucil（Leukeran®，瘤克寧），為慢性淋巴性白血病的首選用藥，是一種口服藥品，需避光冷藏（二至八度C）保存勿冷凍。Chlorambucil可進行烷化反應及干擾DNA的方式，中止DNA與RNA的作用來毒殺癌細胞。

藥物如果與食物一起服用時，可能會減低一到兩成的藥物吸收，所以通常會建議在早餐前一小時或晚餐後兩小時服用藥物。

副作用除噁心嘔吐外，有嗜中性白血球減少症（與藥物劑量及使用時間有關）、不可逆性骨髓衰竭、貧血等血液問題。

一般來說，白血球數量會在給藥兩三週之內達到最低，但因為白血球下降了，所以如果出現發燒、喉嚨痛這些類感染症狀時，務必告知醫護人員。

嘌呤類似物（purine analog）

臺灣目前常用於治療慢性淋巴性白血病（CLL）的代表藥物有Fludarabine（Fludara®，福達樂），其治療功效算是CLL很優的第二線治療藥物，通常用於Chlorambucil治療CLL失敗時所使用的藥物，甚至有越來越多的研究開始建議早期使用Fludarabine來治療CLL效果更好。此藥除了注射劑型外也有口服劑型。

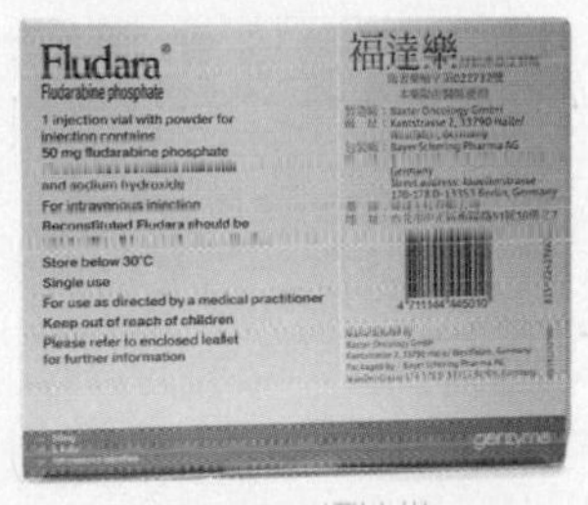

Fludara®，福達樂

作用機轉是利用藥物結構相似於核酸製造時所需要的嘌呤，讓癌細胞誤將其嵌入核酸內，使細胞分裂失敗達到毒殺癌細胞的效果。

副作用有發燒、疲勞、畏寒。與Chlorambucil相似，白血球數量會在給藥兩三週之內達到最低，所以Fludarabine的常見副作用為感染與骨髓抑制，而最常發生的感染為呼吸道感染與不明熱。

抗代謝藥物（Antimetabolite）

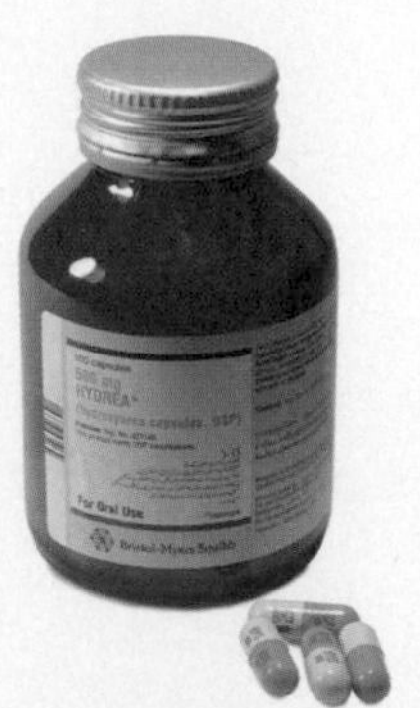
Hydrea®，愛治

臺灣目前常用於治療慢性骨髓性白血病（CML）的代表藥物有Hydroxyurea（Hydrea®，愛治），為一口服藥物。

Hydroxyurea可作用在細胞週期S期而抑制DNA的合成，其細胞毒性限於分裂中的細胞，不會抑制任何RNA和蛋白質的合成。一般來說，白血球數量會在給藥後十天左右達到最低。副作用來說，無力、想睡覺與劑量的使用有關，其他則以骨髓抑制為其主要毒性。

干擾素

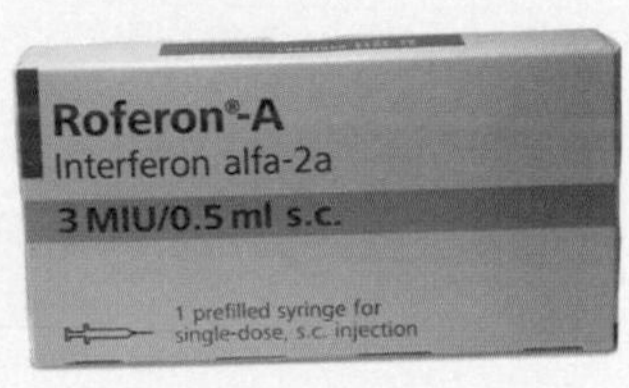

Roferon®，羅飛隆

臺灣目前常用於治療慢性骨髓性白血病（CML）的干擾素有Interferonalfa-2a（Roferon®，羅飛隆）及Interfronalfa-2b（IntronA®，因治隆）。

其實，人體一般在遭受病毒感染的時候就會經過免疫反應，自己產生出干擾素。在過往的慢性骨髓性白血病（CML）病患，通常只能經由骨髓移植來治療，當無配對成功的骨髓時，就只能藉由干擾素來延緩病情。但自從治療CML的標靶藥物上市之後，干擾素就較少使用了。

干擾素最常見的副作用為發燒、頭痛、肌肉疼痛及無力，就像是感冒症狀一般，但副作用通常在停止注射干擾素之後便會消失。

酪氨酸激酶抑制劑（Tyrosinkinase inhibitor）

臺灣目前用於治療慢性骨髓性白血病（CML）的代表藥物有Imatinib（Glivec®，基利克）、Dasatinib（Sprycel®，柏萊）及Nilotinib（Tasigna®，泰息安），是目前最熱門用於治療CML的標靶藥物，其藥物治療效果非常的好且在副作用方面也令人滿意，但這類藥品算是非常新穎的治療用藥，其藥價目前相對於其他來說還是相當的高。

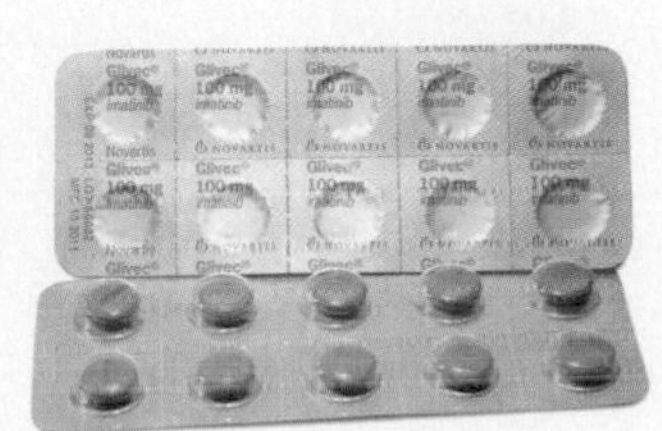

Glivec®，基利克

Imatinib是一種酪胺酸激酶抑制劑，被設計來針對費城染色體，最主要的攻擊目標是BCR-ABL融合蛋白質。Imatinib會抑制ATP與BCR-ABL蛋白質結合，最終抑制過度表現的酪胺酸激酶，使其不再刺激造血幹細胞，屬於真正針對癌症病因治療的藥物。如果病人以Imatinib的治療失敗或者還是無法承受其副作用時，便會建議使用Dasatinib及Nilotinib。

在副作用方面，因為Imatinib只攻擊癌細胞中異常的部位，並不會干擾其餘的正常細胞，因此Imatinib的副作用非常的輕微且容易讓人忍受（例如水腫、疲倦無力），也沒有限制劑量的毒性副作用。

長春花生物鹼（Vinca Alkaloid）

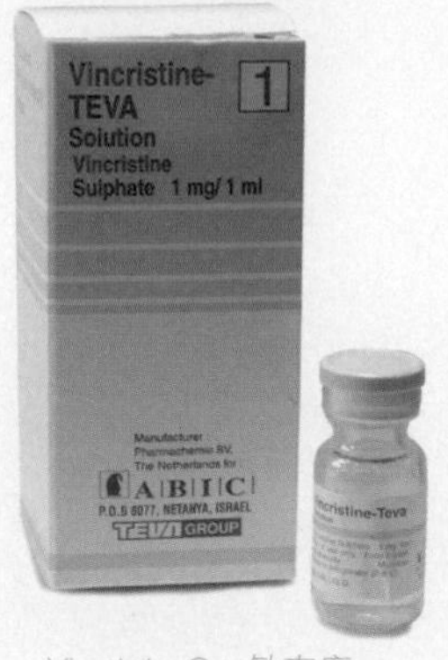

Vincristine®，敏克瘤

臺灣目前常用於治療急性淋巴性白血病（ALL）的有Vincristine（Vincristine®，敏克瘤），Vinblastine（Vinblastine®，敏畢瘤）皆為注射藥品，且需要冷藏（二至八度C）保存。

主要機轉作用是針對在細胞有絲分裂期，這類藥物會干擾分裂時紡錘絲的形成，因此阻止細胞分裂來進行抗癌作用。

副作用來說，常見的有落髮、便秘、發燒、骨髓抑制及高血壓，相對於Vinblastine，Vincristine在標準的使用方式之下其骨髓抑制的副作用較輕微。

門冬醯胺酶（Asparaginase）

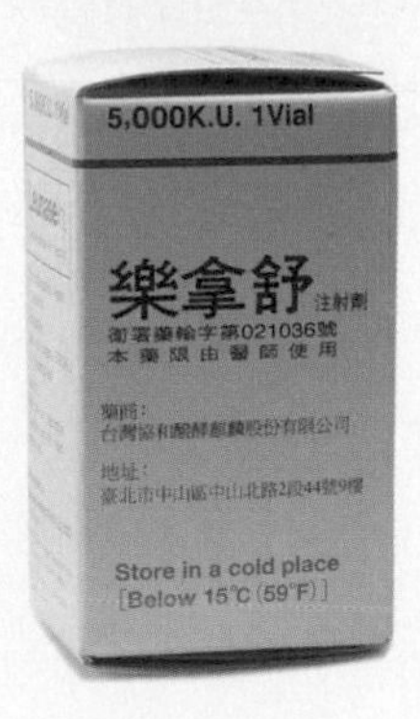

Leunase®，樂拿舒

臺灣目前常用於治療急性淋巴性白血病（ALL）的有Asparaginase（Leunase®，樂拿舒），為注射藥品。

Asparaginase可以將胺基酸L-asparagine水解為L-asparticacid與Ammonia，這樣的作用可以干擾細胞蛋白質的合成。重點是，人體正常細胞可以自行合成L-asparagine但腫瘤細胞卻無法自行合成L-asparagine。所以，當藥品將L-asparagine水解時，人體正常細胞不會受到藥品影響，但腫瘤細胞卻會被抑制蛋白質合成變成缺乏營養的狀態。

以臨床使用來看，Asparaginase最常見的副作用為過敏反應，因此在使用此藥時，常會建議進行皮膚試驗，而其他還有噁心、嘔吐，較嚴重的副作用有急性胰臟炎，目前有許多的紀錄與研究也在探討此藥與急性胰臟炎的關係。

嘧啶類似物（Pyrimidine Analog）

臺灣目前常用於治療急性骨髓性白血病（AML）的有Cytarabine（Cytosar®，賽德薩），為注射藥品，即醫藥人員口中常說的Ara-C。此外，Cytarabine也可用於急性淋巴性白血病（ALL）、慢性骨髓性白血病（CML）。

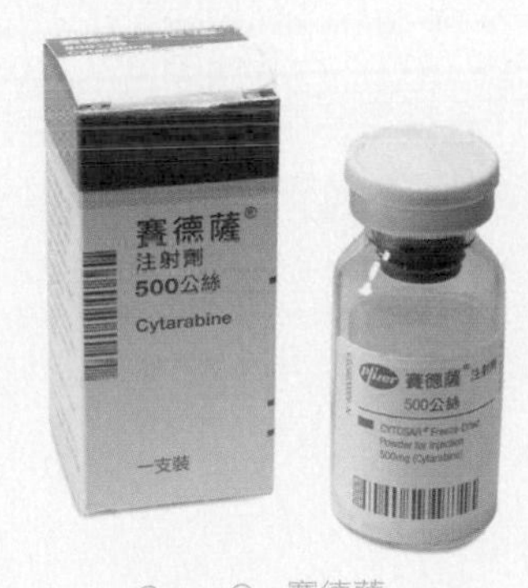

Cytosar®，賽德薩

可針對細胞週期S期階段，對DNA合成進行抑制作用完成抗癌效果。

副作用有發燒、皮疹、噁心、嘔吐、腹瀉、肛門潰瘍，而快速的靜脈注射比較容易產生噁心、嘔吐的現象。

自主神經系統藥物

簡歆哲　藥師

- 氣喘
- 前列腺肥大
- 重症肌無力
- 膀胱過動症
- 乾燥症

氣喘

案例1

廖小弟。

前幾天因為感冒引發了呼吸困難和嚴重咳嗽，父母親緊急送往醫院就診，經過檢查，醫師確診為氣喘。

案例2

吳小姐。

有氣喘病史和季節性的過敏性鼻炎。除了春天以外，每個禮拜在白天發作的次數少於一次，而且沒有在夜間發作過。但到了每年春天這些症狀就會惡化。

氣喘是一種慢性氣道發炎反應的疾病，發作時可能相當嚴重甚至會致命，是世界各國重要的大眾健康問題。目前全世界有一億多人罹患氣喘，其發生率在兒童有逐漸增加之趨勢。以台北市學童（七至十五歲）氣喘的發生率為例，從民國六十二年的1.3%到民國八十三年是10.8%，二十年間增加了八倍。

氣喘是一種反覆發作的氣流阻滯病變，會自行緩解或是經過適當的治療而恢復。氣喘是過敏疾病的一種，產生過敏疾病的兩大要素為遺傳體質及接觸到外在環境中的過敏原。氣喘病人因為氣道的敏感，在遇到各種內因性或外因性的刺激時便會導致過度的支氣管收縮。支氣管黏膜發炎反應的結果，造成氣道壁的腫脹、慢性的黏液栓塞、及氣道壁的變形，進而引起氣流阻滯及肺部過度充氣。

在台灣跟氣喘有關的過敏原，最常見的是家塵、蟑螂、有皮毛的動物（如貓、狗）、及黴菌等，可以藉由環境控制來避免各種過敏原。呼吸道感染、在乾冷的環境中進行激烈的運動、食用冰冷飲料及食物、接觸污染的空氣、香菸、化學性氣體、刺激性味道如油漆、樟腦丸、殺蟲劑、廚房油煙等等，都是會誘發氣喘發作的刺激因素而應該盡量避免。一些藥物也有可能引發氣喘，如阿斯匹靈（Aspirin）、非類固醇之抗發炎藥物（NSAID）及乙型交感神經阻斷劑（β-blockers）等。

氣喘的主要症狀包括：（1）呼吸困難，（2）喘鳴，（3）胸悶，（4）超過一週以上的咳嗽。並非所有的氣喘病人皆有喘鳴聲音出現。有些病人只有咳嗽，尤其是時常發生於夜晚與運動後。治療可以改善氣喘的症狀，即使是症狀相當輕微，也必須儘早治療，以免症狀惡化。

治療有三大原則：避免過敏原，避免會誘發氣喘發作的刺激因素，以及適當的藥物治療。另外，積極治療鼻竇炎、胃食道反流這些潛在的疾病，也可以改善氣喘的控制情況。

治療氣喘的藥物可以分為兩大類：（1）控制藥物（抗發炎藥物）、（2）緩解藥物（支氣管擴張劑）。

控制藥物可降低支氣管黏膜的發炎反應，必須長期每日使用。包括吸入型類固醇、咽達永樂（Intal）、口服白三烯受體拮抗劑（Leukotriene antagonist）。其中以吸入型類固醇藥效最好。

緩解藥物包括乙二型交感神經興奮劑和茶鹼，作用是讓支氣管上的肌肉放鬆，使呼吸道變得通暢，而解除咳嗽，呼吸困難等氣喘症狀。

一般是在有症狀時使用短效的支氣管擴張劑。支氣管擴張劑可能的副作用包括手抖，心跳加速，失眠，緊張等，只要減輕劑量就會消失。

吸入性類固醇

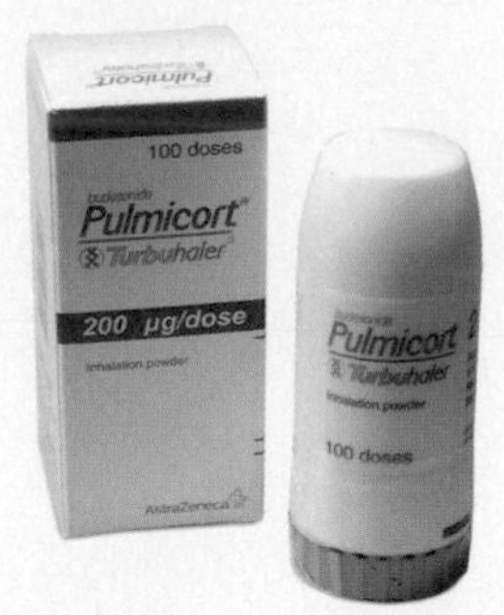

Pulmicort Turbuhaler®，可滅喘都保

類固醇有抗發炎作用，如抑制發炎介質之釋出，阻斷Leukotriene的合成及抑制組織介素（Cytokine）所調節之免疫反應。而吸入性類固醇可在肺部具有有效之糖皮質激素抗發炎作用，比起全身性給予（如口服或注射）皮質類固醇所造成的副作用之影響與嚴重程度要來得低。

例如Pulmicort Turbuhaler®（可滅喘都保），有效成分為Budesonide，有高度之局部抗發炎效果，可降低過敏反應之早期或晚期階段所引起之支氣管阻塞。對過敏體質病人可降低呼吸道對Histamine（組織胺）及Methacholine的敏感度。而使用吸入性類固醇最常發生的不良反應為口咽部念珠菌感染（鵝口瘡）。

為避免此一狀況，病人應在每次給予吸入性類固醇後以水漱口。另外一些較常見的副作用包括喉嚨刺激、咳嗽、體重增加、臉變圓、皮膚過敏等。

同類藥物尚有Flixotide Accuhaler（輔舒酮準納）乾粉吸入劑，有效成分為Fluticasone。

Cromolyn（Intal）

此藥可抑制Mediator的釋放，及降低呼吸道過度反應。

Cromolyn是抗發炎很有效的預防藥物，但因並不是直接的支氣管擴張劑，故不能用於治療急性氣喘發作。這些藥物可用來阻斷立即及遲發性氣喘反應的發生。當用在氣喘的治療時，Cromolyn乃是以微粒吸入或噴霧化溶液加以治療。由於其吸收能力很差，因此造成之副作用也較少。以Cromolyn作預防性給藥可有效的阻斷因過敏原或運動所造成之支氣管收縮。若以安全性給藥為前題，一般多以Cromolyn較常使用，尤其給藥對象是小孩及孕婦時。毒性反應一般十分輕微，包括口中有苦味及對咽喉部的刺激。可在使用後漱口或喝一點水，以減少乾咳的發生。

口服白三烯受體拮抗劑（Leukotriene antagonist）

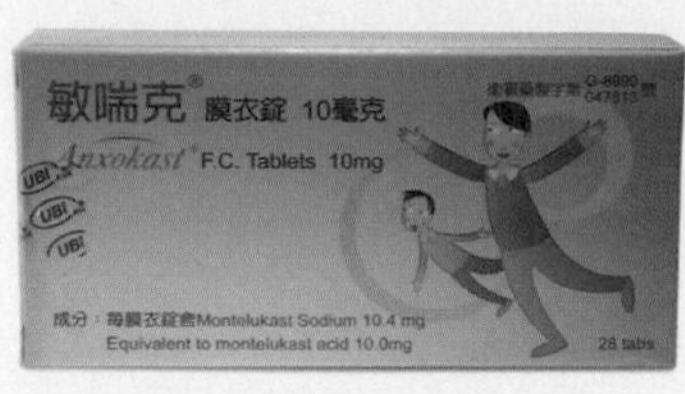

Anxokast®，敏喘克

常見的藥物有Anxokast®（敏喘克）、Singular®（欣流）。有效成分為Montelukast，是一種具有選擇性及口服有效的白三烯素接受體拮抗劑，是用於預防與長期治療成人及小兒的氣喘，包含預防日間及夜間氣喘症狀，及防止運動引起的支氣管收縮。也能緩解成人及小兒的日間及夜間過敏性鼻炎症狀（AllergicRhinitis）。

而不良反應包括有過敏、皮疹、蕁麻疹、昏昏欲睡、感覺異常、噁心、嘔吐、腹瀉、關節痛等等。

Accolate®（雅樂得）有效成分為Zafirlukast，為競爭性、具高度選擇性且強力之口服白三烯素接受體拮抗劑，拮抗LTC4、LTD4及LTE4，而以上三種物質為過敏之慢性反應物質的成分，因此Accolate用於治療支氣管性哮喘。常見不良反應有頭痛、胃腸不適、皮疹、憂鬱及失眠等，通常停用Accolate後即可恢復。

乙二型交感神經興奮劑（β2-agonist）

此類藥物可興奮交感神經而使支氣管平滑肌鬆弛，為快速有效的支氣管擴張劑，也是急性氣喘發作的首選藥物。依其作用時間可分為短效及長效型。

短效型的像是Butanyl® Inhalation Solution，其有效成分為Terbutaline，是一種選擇性腎上腺β2感受體刺激劑，以及Salbutamol（Ventolin®），Fenoterol（Berotec®）皆為同類藥物。

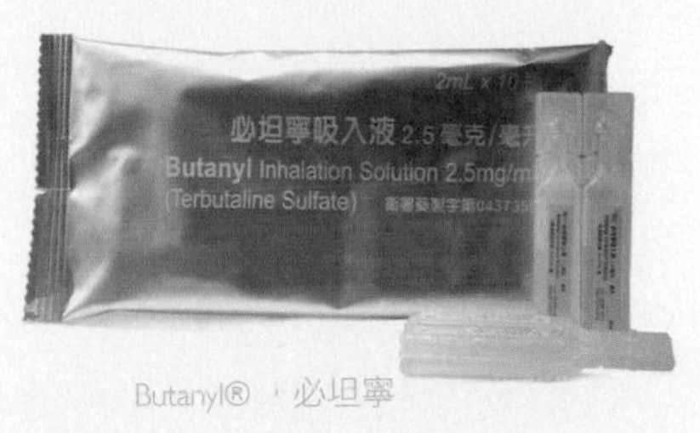

Butanyl®，必坦寧

長效的則像是Formoterol（Oxis®）。

使用此類藥物可能的不良反應有頭痛、顫抖、心悸、噁心嘔吐、心律不整、胸痛等等。

茶鹼（Theophylline）

Theophylline藉由Phosphodiesterse的抑制和Adenosine的拮抗作用造成平滑肌鬆弛，而有氣管擴張的效果。鬆弛支氣管平滑肌，抑制細胞內鈣離子的釋放，減低微小血管於呼吸道的破裂，抑制過敏原的反應，及抑制Mast cell的化學Mediator的釋放。

但使用上需注意血中濃度，此藥物治療之有效劑量其範圍甚小，一旦過量則易導致癲癇甚或造成潛在致命性的心律不整。過量的毒性包括心搏過速、心律不整、抽搐、噁心、嘔吐、頭痛、高血糖以及低血鉀等等。一般使用劑量下的不良反應則有失眠、胃十二指腸潰瘍、噁心、嘔吐胃痛、心悸、煩躁不安等。

其他

1. Atrovent（Ipratropium），為抗副交感神經作用藥，具有抗乙烯膽鹼的性質，有支氣管舒張作用及減少支氣管分泌作用。不良反應有胃腸道蠕動失調（便秘或腹瀉）、口乾、心搏過速、尿滯留、過敏反應等等。
2. 併用長效β2-agonist及類固醇的吸入性製劑，例如Symbicort®（吸必擴）有效成分為Budisonide/Formoterol，或是Seretide®（使肺泰）有效成分為Salmeterol/Fluticasone。此類藥物可同時用於平日保養的抗發炎作用及氣喘急性發作時的緩解作用。

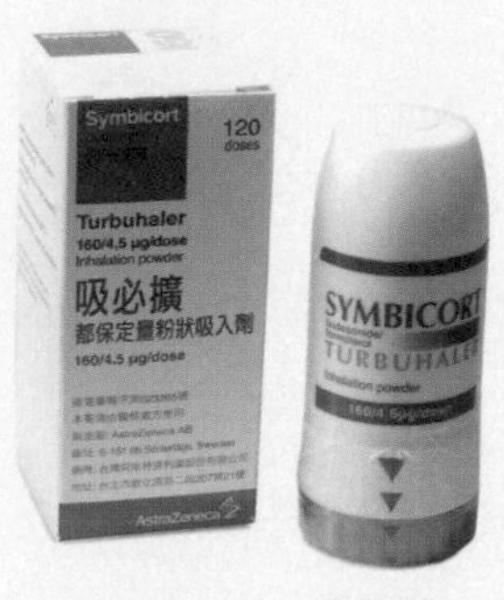

Symbicort®，吸必擴

氣喘的治療方式是根據氣喘的嚴重度來決定，也就是所謂的階梯式治療。目標是以最少的藥物達到最大的療效。醫師會評估治療的反應來決定升階或降階。

前列腺肥大

案例1 **林先生，五十二歲。**

常常抱怨排尿不順暢，到醫院就診後醫師說是前列腺肥大。幸好是良性的，所以先使用藥物治療就可以。因此他開始服用Doxaben加上Avodart。

案例2 **周老伯伯。**

有前列腺肥大，服用藥物兩年多了。剛開始症狀的確改善很多，但因為常常忘記吃藥，導致最近情況變差，尿尿甚至還會痛，跟醫生討論之後，決定近期接受手術治療。

良性前列腺肥大（Benign prostatic hyperplasia，BPH）是臨床上相當常見的疾病，其發生與年齡息息相關，而與其相關的下泌尿道症狀（Lower urinary tract symptom，LUTS）亦為病患的日常生活帶來不少的困擾，嚴重者甚至可能導致尿路阻塞，血尿及泌尿道感染等等後遺症，因此早期診斷及治療，甚至預防，的確不可輕忽。

BPH最常見的主訴常是排尿不順、頻尿、夜尿次數增多等等，但是單憑臨床症狀的存在，並不足以確立BPH診斷，必須輔以一系列檢查，如直腸觸診、尿流速率

（Uroflowmetry）、超音波、餘尿測試甚至抽血檢查（如前列腺特異性抗原PSA、血中肌酣酸Creatinine等），才能做最後的確定診斷及治療。

BPH的治療是根據患者的嚴重性及個別的需求而定，治療的方法可以是等待性的觀察，藥物治療及手術性治療。基於安全性及成本效益的考量，除非患者臨床上出現頑抗性症狀，反覆性尿液滯留或感染、血尿、膀胱結石或腎功能受損等問題，會優先考慮手術治療外，大多數患者會先以藥物治療為臨床處置的第一選擇。目前BPH的治療用藥以α-交感神經阻斷劑（α-blocker）及5α-還原酶抑制劑（5α-reductase）為主。前者透過放鬆前列腺及膀胱頸平滑肌等作用，達到症狀的改善，後者則是針對男性睪固酮（Testosterone）轉化為二氫睪固酮（5α-dihydrotestosterone，DHT）的過程產生抑制作用，而達到縮減前列腺體積及改善尿流現象。

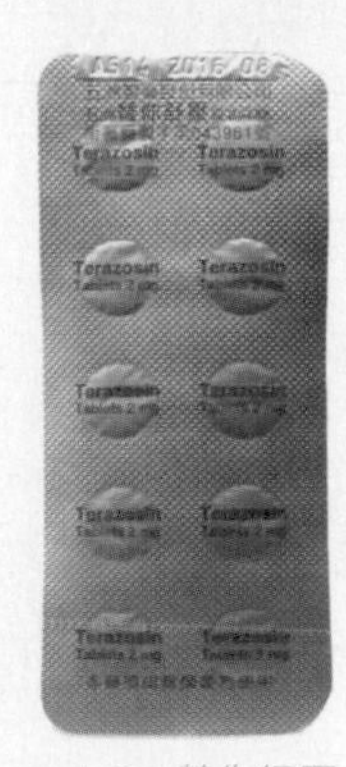

Terazosin®，替你紓壓

目前臨床上使用於BPH的α-阻斷劑包括Prazosine、Terazosin、Alfuzosin及tamsulosin等，這些藥物各具有不同的受體特異性及藥效持久性，此外在病患服用耐受性上有些許差異，然而在臨床功效上則相差不大，一般來說，這些藥物副作用並不嚴重，不過仍有少數病患會有不良反應，例如姿勢性低血壓、頭暈、頭痛、四肢無力、水腫及鼻塞等。然而其中Tamsulosin

因具備選擇性的α1A阻斷特性（α1A-blocker），亦即針對前列腺平滑肌有較強的作用，而降低其他血管平滑肌的不良反應，故相對耐受性較佳。

至於另一種藥物5α-還原酶抑制劑，或是俗稱的荷爾蒙藥劑治療，可以縮小攝護腺的體積，減少尿道出口的阻塞，但藥效較緩慢，而且一旦停藥，攝護腺體積可能會再恢復到原來的大小。而長期使用此藥物約為三個月到六個月內，BPH患者血清PSA值會出現約50%的降幅，因此對接受此類藥物治療的患者，為確保其PSA於偵測前列腺癌的敏感性及特異性不受藥物干擾，需每半年抽血檢查，以避免延誤早期前列腺癌的診斷。

目前臨床上使用於BPH的5α-還原酶抑制劑包括Finasteride及Dutasteride兩種，前者只有抑制第二型5α-reductase的作用，而後者則兼具抑制第一及第二型的功能，因此臨床上後者具有相對較快及較強的效果。另外臨床上約有5%-10%患者，在服用此類藥物後，產生性慾下降及陰莖勃起障礙的症狀，不過大多在停藥之後可以完全復原。即使此類藥物有這些缺點，但長期追蹤比較這些病患，發現這種藥物除了可有效控制症狀及改善尿流速率之外，亦能降低急性尿滯留及出血的併發症。

除了上述正統的治療方式之外，近年來，以植物萃取物進行的所謂複合性植物療法（Phytotherapy）亦備受注目，例如，初步的研究發現，植物性物質Serena repens（俗名Saw palmetto，鋸棕櫚），其漿果可被用來治療及改善膀胱敏感症狀，似乎對BPH具有短期的助益，然而在進一步的證據尚未確立之前，植物療法的療效與安全性仍未明確，所以不可能取代正統的藥物以作為治療BPH的常規性用藥。

α-交感神經阻斷劑（α-blocker）

1.Terazosin®（替你紓壓），成分為Terazosin。α1交感神經的刺激會造成平滑肌的張力，而在攝護腺及膀胱頸上均有許多α1受體，服用Terazosin會改善尿流症狀的原理是：藉由與α1受體結合而使平滑肌放鬆。此外，膀胱內也有少數的α1受體，故Terazosin亦能在不影響膀胱收縮力下，降低排尿困難度。因此可用於治療BPH。無力、衰弱、姿態性低血壓、頭昏、睏眠、鼻充血／鼻炎和陽萎是較常見的副作用。

2.Doxaben®（可迅），成分為Doxazosin，是有效的α1腎上腺素α1A受體亞型的阻斷劑，此種亞型在前列素中佔70%以上，由於選擇性阻斷位於前列腺在肌肉基質和外囊以及膀胱頸中

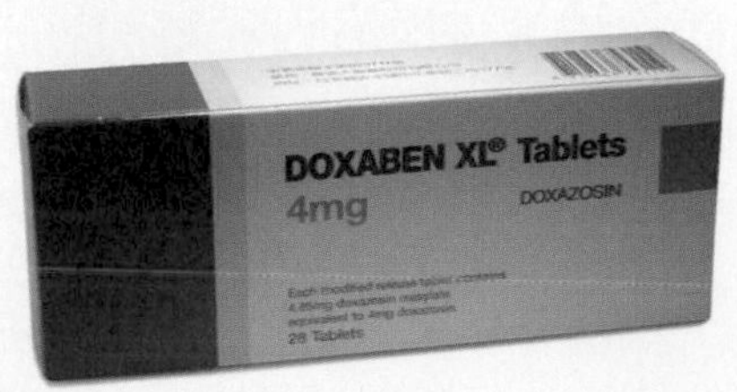

Doxaben®，可迅

的腎上腺素受體，因此可顯著改善尿道動力學與症狀。而血壓高的良性前列腺肥大患者接受Doxaben可同時有效治療高血壓及BPH。常見不良反應有眩暈、噁心、消化不良、嗜睡、姿態性低血壓、虛弱及周邊水腫等。

3.Lafuzo®（列優治），成分為Alfuzosin，是有選擇性的突觸後 $\alpha 1$ 腎上腺素接受器之拮抗劑。對在膀胱、尿道及前列腺三角肌上之 $\alpha 1$ 接受器有選擇性，可經由直接對前列腺平滑肌之作用而緩解膀胱下部的阻塞，可降低尿道壓力及排尿時之尿流阻力。故可用於BPH之患者。較常發生之不良反應有噁心、胃痛、腹瀉、頭痛、虛弱、姿態性低血壓、心悸、口乾及發疹等。

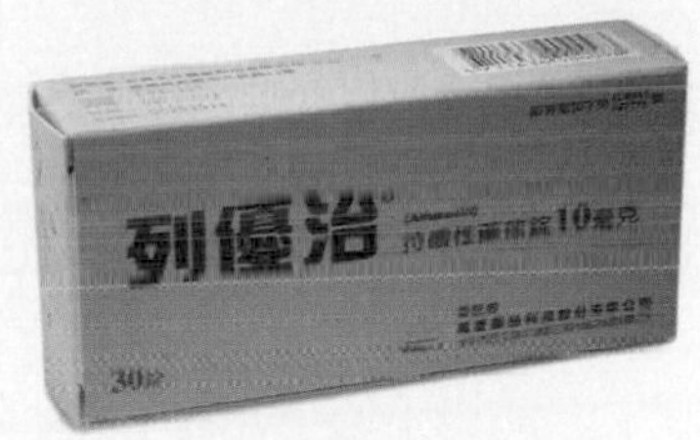

Lafuzo®，列優治

4.Tamlosin®（暢利淨），成分為Tamsulosin，經由尿道及前列腺部之 $\alpha 1$ 接受體之阻斷致使尿道內壓曲線之前列腺部壓降低，而改變前列腺肥大症所伴隨之排尿障礙。主要副作用為眩暈、胃部不快感，另外還有因血壓低下伴隨著暫時性意識喪失等現象，也可能出現肝機能障礙及黃疸。

5α-還原酶抑制劑（5α-reductase）

1.Proscar®（波斯卡），成分為Finasteride，是第二型5α-還原酵素專一性抑制劑。第二型5α-還原酵素可將睪固酮代謝成更具效用之雄性素：二氫睪固（dihydrotestosterone，DHT），出現BPH時，前列腺肥大之現象是受前列腺內睪固酮轉化成二氫睪固酮的影響。Proscar可抑制第二型5α-還原酵素故可強效地減少血液內和前列腺中之二氫睪固酮，用於治療良性前列腺增生。使用Proscar可使前列腺肥大的現象消退，改善排尿速率及改善良性前列腺增生相關之症狀。不良反應為影響性功能包括陽萎、性慾減低和射精異常，以及過敏反應如搔癢、麻疹、臉及唇部腫脹。

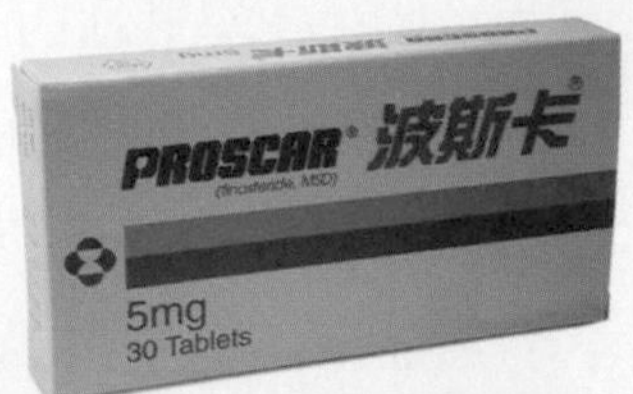

Proscar®，波斯卡

2.Avodart®（適尿通），成分為Dutasteride，是雙重的5α-還原酵素抑制劑，對於負責將睪固酮轉變為二氫睪固酮之第一型及第二型5α-還原酵素同功異構酶皆有抑制作用。用於治療具有症狀之攝護腺肥大症，而有緩解相關症狀、降低急性尿滯留之發生率、減少攝護腺肥大症相關手術必要性之效果。常見不良反應是勃起不能、性慾降低、射精障礙、男性女乳症以及過敏反應包括發疹、搔癢、蕁麻疹和局部水腫。

重症肌無力

案例 1 **江小姐，三十歲。**

平常除了偶爾小感冒以外並沒有其他特殊的疾病，基本上是健康的。上個月某天晚上，突然因為呼吸困難而在家中暈倒，緊急送醫後經過處置已經沒有大礙。但過了幾天卻開始出現吞嚥困難、眼皮下垂、而且容易疲倦無力。再度入院檢查後才發現是重症肌無力。

重症肌無力（Myasthenia gravis）是自體免疫疾病，我們的肌肉要運動，就要靠運動神經釋放一種化學物質稱為乙醯膽鹼，乙醯膽鹼與其接受體結合後，才能產生足夠的電位變化來引起肌肉運動。乙醯膽鹼分解酶則將它分解，使電位恢復。重症肌無力症的病人，因為體內產生了一種乙醯膽鹼接受體的抗體，進而導致接受體的破壞與數目的減少，將自身乙醯膽鹼接受器視為外來物，破壞乙醯膽鹼接受器，導致神經肌肉聯合處的接受器對乙醯膽鹼之接收減少，以致神經衝動的傳導產生障礙。當大部份的傳導失敗，則將導致肌肉收縮無力現象。

重症肌無力可發生在任何年齡，但在女性最常見的年齡層為二十至三十歲，而男性為五十至六十歲。大致上女性較男性發生率高約三比二。其特徵為某些橫紋肌（隨意肌）的無力，初期症狀常為眼皮下垂及複視，最常侵犯的肌肉有眼球運動肌肉、顏面肌肉、舌肌、咀嚼肌、吞嚥肌及呼吸肌肉等。尤其吞嚥困難常因上顎肌，舌肌或咽喉肌受影響所致，臨床上病人尤其使用液態食物或飲料容易發生吞嚥困難。若肢體也影響時，主要以近側端肌力為常見影響位置且成對稱性無力，但不影響深腱反射動作。

若呼吸肌受影響時，常會發生呼吸衰竭而使用呼吸器，此時病人可說是危機狀態。隨著病程發展至全身型重症肌無力時，可能有說話大舌頭、口齒不清、聲音沙啞或聲似耳語、咀嚼及吞嚥困難，尤其在運動後或晚上較嚴重，但經適當休息或睡眠可改善無力情形。此病的發病過程千變萬化，在發病的前幾年可能病情突然加劇又恢復，很少完全或永遠恢復，但發病過程中發生感染或其他系統疾病將使肌無力症狀加劇甚至造成危機。

抗乙醯膽鹼酶藥物

此種藥物至少對大部份的肌無力症有部份的改善療效。尤其此藥的治療目標為症狀改善劑，但臨床上也有少數病人可完全症狀解除。

至於不同商品名的抗乙醯膽鹼酶藥物，臨床效應無太大的差別。口服的Pyridostigmine是最廣泛被使用的製劑。原則上Pyridostigmine服用後十五至三十分鐘即開始作用，且可持續三至四小時，但時間的長短因人而異。一般剛開始使用可從半粒（30毫克）一天三次開始，之後劑量的使用及頻率視每位患者的臨床症狀改善情況調整。然而最大使用劑量每三小時不超過120毫克。否則一但過量將發生副作用甚至無力加劇。副作用如：噁心、拉肚子、流口水、心跳減慢、或暈厥症發生。

Mestinon®（美定隆）糖衣錠，成分為Pyridostigmine，為膽素脂酶抑制劑，可抑制膽素脂酶而有效激活膽素的功能，作用溫和藥效長，適用於治療重症肌無力，其副作用輕微。但病人患有氣喘或痙攣性氣管炎時，使用需要特別謹慎。

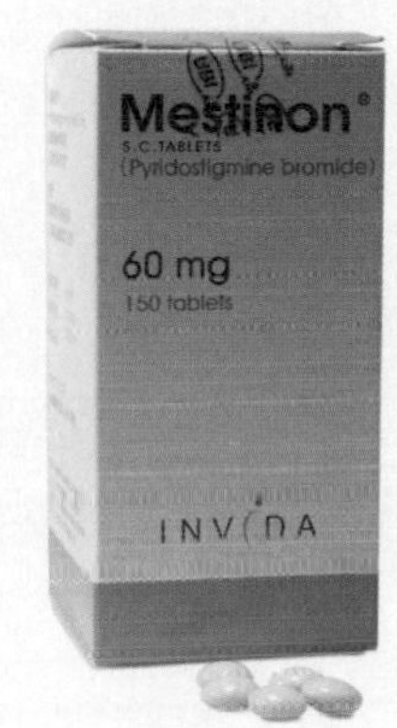

Mestinon®，美定隆

免疫抑制劑的治療

此類治療包括類固醇，Azathioprine及其它免疫調整劑藥物。這類治療一定要對不同病患評估及衡量好處及壞處才使用。不同藥物對策決定於患者目前是要短時期且立即改善狀況，如以產生重症肌無力危機狀態，可能要使用血漿置換術或靜脈免疫球蛋白注射。若患者需要中期改善其臨床症狀可採用類固醇及Cyclosporine，至少可改善一至三個月。至於Azathioprine及Mycophenolatemofetil可經數月或一年發生效用，且改善期間可維持長久。但每一種治療藥物都要詳知其副作用，才可減少其危險。

胸腺切除治療

若胸腺瘤已產生，手術切除是必須的，即使大部份的瘤為良性的，但胸腺瘤容易向周圍擴散。至於非胸腺瘤的胸腺是否切除對重症肌無力症患者是一件值得探討的事，據臨床統計顯示經胸腺切除的病患高達85%臨床有改善情形，甚至近35%患者可不必再使用任何藥物。然而這類效應將延遲數月或年。

一般會建議全身型的重症肌無力症狀在成年期至五十五歲時接受此項手術。

重症肌無力危機的治療

重症肌無力危機，此種危機的定義為肌無力現象惡化至威脅生命的狀態。包括橫隔膜及肋間肌無力造成呼吸衰竭。治療方式必須住進加護中心並由有經驗的醫師治療。治療方針包括呼吸照料、感染控制、水分及電解質的失衡治療。最好的治療方式為暫停抗乙醯膽鹼藥物。

最常見引起危機狀態為反覆性感染，尤其病患正在使用呼吸機且因使用免疫製劑造成免疫功能失調時更要積極控制其感染情況，原則是懷疑感染就要提早積極使用有效抗生素治療，另外呼吸機的協助及呼吸功能維持和物理治療都是應有的治療計劃。適時的使用血漿置換術或靜脈注射免疫球蛋白對病情的恢復有絕對幫助。

膀胱過動症

案例1

彭小弟，小學四年級。

幾乎每天晚上都還是會尿床，就算媽媽在睡覺前特別叮嚀他要去尿尿，而他也照做了，但睡覺期間還是至少會起來上一次廁所，甚至就尿床了。平常在學校上課也常常在上課時間要求去上廁所。老師跟媽媽都很困擾。

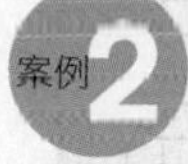

陳先生，上班族。

平常沒事就想尿尿，有時候甚至一小時要去兩三次，老闆還常常懷疑他偷懶。本來陳先生也不在意，只是覺得自己膀胱比較小比較常上廁所。後來去看了醫生，才知道是所謂的膀胱過動症。

頻尿以及急尿是一般人偶爾會發生的一些情況，但如果每一次有尿液感的時候，都會讓你很急迫的想要去解尿，而且在一兩個小時之內你就必須要去排尿一次，甚至晚上睡覺的時候也要起來兩次以上，那你就很可能有了膀胱過動症。膀胱過動症是一種膀胱的情況，這種情況會使人有頻尿、急尿，有時候也出現尿急失禁的現象，可是經過檢查，這個人並沒有膀胱發炎，也沒有膀胱出口的阻塞，更沒有神經性的病變。在沒有任何理由可以說明膀胱為什麼會變得如此時，我們稱之為膀胱過動症。

膀胱過動症是一種不明原因的生理變化。當然，不明原因是因為我們還沒有找到原因，如果仔細地去分析，很可能有些病人仍然是有輕微的膀胱出口阻塞，或是年紀老化而有一些神經病變，甚至有些人可能是來自於大腦皮質的退化所造成。這些病變使得膀胱在裝尿的過程當中會產生不穩定的收縮，甚至在膀胱容量到達的時候產生無法抑制的收縮。為了要讓膀胱的感覺消失，病人便必須要常常去跑廁所排尿，因此膀胱過動症會造成生活上相當的不方便。病人可能不敢外出、旅遊、購物，甚至不敢到朋友家玩，很怕常常上廁所而被人家笑，甚至害怕尿急無法找到廁所而尿溼了褲子。因此，這種膀胱過動症會影響一個人的生活品質，是需要立即治療的。

膀胱過動症可能會出現在小孩、大人，也有可能出現在男人或女人。也就是說，任何年齡層或是性別，都有可能會出現膀胱過動症。當然有些人有頻尿、急尿的症狀，但他每次小便的量卻很多，這就不算為膀胱過動症，可能是因為習慣性的大量喝水所造成的多尿症。所以當一個人每次排尿的量超過350毫升以上，縱然有時會有尿急的現象，我們也不稱之為膀胱過動症。

膀胱過動症的原因可能是來自於神經性無法抑制的收縮，也有可能是因為膀胱肌肉本身產生不穩定的變化。這些現象有些是來自於膀胱表皮功能障礙所造成。膀胱的表皮是一層保護膀胱壁使得我們免於受到尿液中有毒的酸或是鉀離子侵入，而造成腎功能的負擔。當膀胱表皮因為過去發炎、放射線治療、膀胱出口阻塞或是異物在膀胱裡面造成傷害時，膀胱的表皮防衛機轉受到損傷，因此尿中的鉀離子或是較濃的一些物質便會滲入膀胱表皮，而刺激膀胱表皮下的感覺神經。膀胱的表皮具有分泌神經傳遞物質（例如ATP），這些物質會作用在膀胱表皮下的感覺神經上的受器，或是直接作用在膀胱肌肉層上的受器，而產生膀胱的感覺或是造成膀胱局部的收縮反射。當膀胱的表皮受傷，這些ATP釋放量便愈大，因此膀胱的感覺便愈靈敏，而且容易產生不穩定性的逼尿肌收縮，因而產生頻尿、急尿或是逼尿肌無法抑制收縮的一種反應。

如果有這種表皮功能缺損時，我們可以使用高濃度的鉀離子灌注到膀胱裡面，病人可能會覺得尿急或是有疼痛的現象。如果有這種現象時，我們可以使用膀胱內灌注肝素（Heparin）或是服用愛蜜羅（Elmiron）等藥物來保護表皮層而使得膀胱表皮的功能恢復，也可以有效的治療膀胱過動症。如果是膀胱逼尿肌不穩定所造成，則我們可以使用抗膽鹼藥物直接作用在逼尿肌上的膽鹼受器，使得肌肉變為穩定，不會有胡亂收縮的情形。但如果是來自於神經性因所造成的膀胱表皮下傳入神經過度增生，則可以使用膀胱內灌注辣椒素（Capsaicin）或是仙人掌毒素（Resiniferatoxin）來抑制傳入神經纖維的活性而使得膀胱趨於穩定。不過這些治療都必需要在經過詳細的診斷之後才能夠使用。

通常診斷膀胱過動症非常簡單，只要病人有頻尿、急尿或者有尿急失禁的症狀，而且找不到其他可以說明的原因，我們便可以稱病人為膀胱過動症。

對於膀胱過動症的診斷應該是一個暫時性的診斷，對於這種病人我們可以使用排尿日誌來紀錄三天裡面排尿的次數以及排尿量。如果病人達到每日排尿八次以上，具有急尿感，而且每次的排尿量都不超過350毫升，我們便可以稱病人具有膀胱過動症。

對於有膀胱過動症的病人，我們可以先給予適當的抗膽鹼藥物治療，如果效果不好再進行其他的膀胱表皮功能測試，或是尿路動力學檢查，甚至我們也要懷疑病人是否具有膀胱出口阻塞。唯有當所有的原因都無法找到時，我們才可以稱病人為不明原因的膀胱過動症。其實這種不明原因的膀胱過動症也有可能是來自於潛在性的膀胱出口阻塞、神經性病變、或是膀胱肌肉變性所產生的。

用來治療膀胱過動症的藥物介紹如下：

Blasec®（膀泄克）

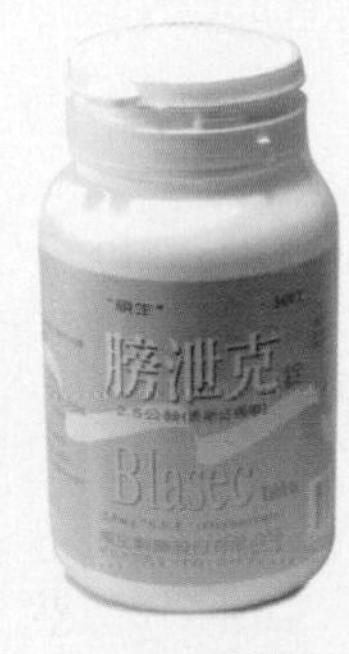

Blasec®，膀泄克

成分為Oxybutynin，為合成的抗膽鹼激素劑，直接作用於膀胱之平滑肌上，在平滑肌發揮抗痙攣作用，並在神經節後膽鹼性部位抑制乙醯膽鹼作用，因而增加膀胱容量，並由於減少到達壓迫肌的運動傳導之次數，延遲排泄的起始需求。偶有眩暈、心悸亢進、口乾、便祕、尿滯留、皮疹、視覺模糊及減少發汗等副作用。

Destrusitol®（得舒妥）

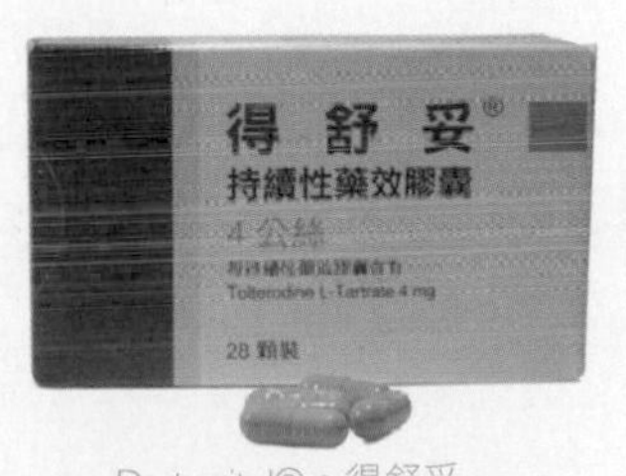

Destrusitol®，得舒妥

成分為Tolterodine，是一競爭性、專一性的乙醯膽鹼接受器拮抗劑，用於治療伴有急尿、頻尿或急迫性尿失禁症狀的膀胱過動症。而Tolterodine可能造成輕度至中度的抗乙醯膽鹼效應，如口乾、消化不良和減少淚液分泌。另外也可能加重失智症。對於尿液滯留及青光眼的患者禁用本藥。

Vesicare®（衛喜康）

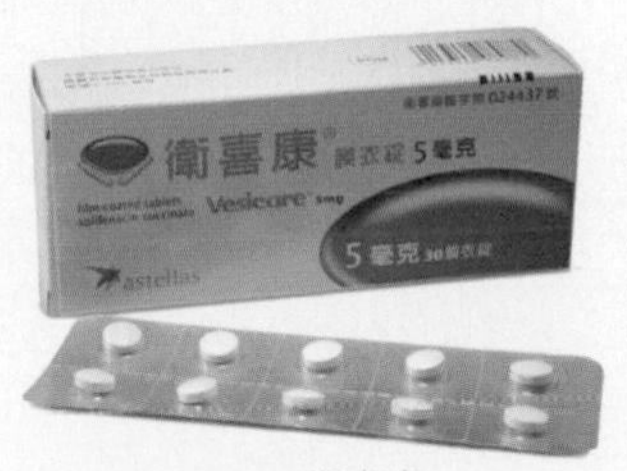

Vesicare®，衛喜康

成分為Solifenacin，是一種競爭性蕈毒鹼受體（Muscarinic receptor）的拮抗劑，可用於膀胱過動症病人所伴隨之急迫性尿失禁、頻尿、尿急等症狀性治療。最常見的不良反應是口乾、便祕，另外也可能有視力模糊、尿液滯留及乾眼等副作用。另外此藥由肝臟CYP3A4代謝，因此對CYP3A4有高度親和性的受質（如Verapamil，Diltiazem）及CYP3A4誘導劑（如Rifampicin，Phenytoin，Carbamazepine）都可能產生交互作用。

有膀胱過動症的病人應該及早就醫。因為現在的藥物很容易將膀胱過動症治好。諱疾忌醫，只會使自己生活品質低落，甚至會影響到個人的健康。

乾燥症

案例 1

龐太太。

因為眼睛常常乾澀，去看了眼科拿了一些人工淚液點。一個多月後不但沒有改善，反而需要點更多的眼藥水。而且她也常有嘴巴乾、口渴的問題，就算常喝水還是覺得很乾。除了眼科她也去看了耳鼻喉科拿了緩解口乾的藥物。過了一陣子還是被這些症狀困擾著她，於是醫師就幫她轉介到風濕免疫科，經過一些檢查之後才確定是乾燥症，一種免疫疾病。

乾燥症是一種全身性的風濕免疫性疾病，也就是一種發炎性的疾病，最常影響淚腺和唾液腺的功能。乾燥症可以分為原發性的乾燥症與續發性的乾燥症，比例上約各佔一半。原發性的乾燥症是指病患除了乾燥症本身之外，沒有別的風濕免疫性疾病。續發性的乾燥症則是指病患除了乾燥症之外，同時也有併發其他的風濕免疫性疾病。

事實上，乾燥症是風濕免疫性疾病中，最常併發其他風濕免疫性疾病的疾病之一。像是全身紅斑性狼瘡和類風濕性關節

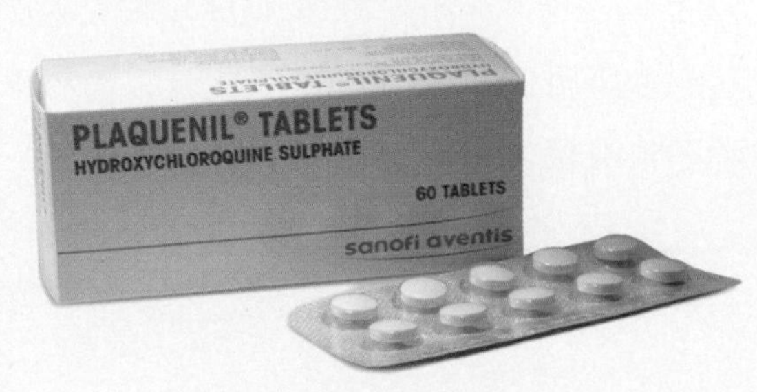

炎都常常併發乾燥症。

引起乾燥症的原因目前還不清楚，只知道與自體免疫有關。像是眼乾就是因為淚腺被自己的免疫系統攻擊而失去功能，口乾就是因為唾液腺被自己的免疫系統攻擊而失去功能等等。

因為缺乏淚液，病患常常會覺得眼睛不舒服，有異物或灼熱感，甚至會疼痛。嚴重的時候，甚至會併發角膜的損傷或眼睛的感染。

此外，因為缺乏唾液，病患會覺得口乾，吃乾的東西時更會覺得吞嚥困難。有時候臉上或脖子周圍的唾液腺甚至會因為發炎而腫起來。有的時候也會併發蛀牙、牙齦發炎或口腔的黴菌感染。有些病患會覺得其他位置的黏膜（鼻黏膜或陰道）或皮膚也有比較乾燥的感覺。這些症狀可能相當輕微，使得病患原本不以為意，也可能非常嚴重，干擾到病患工作和生活的品質。

除了淚腺和唾液腺之外，乾燥症也會影響其他的器官，只是比較少。其中最常見的是前面提過的慢性關節炎。其他像是皮膚、肺臟、肝臟或腎臟也都可能因為發炎造成病變。神經系統也可能會受到影響而造成一些神經學上的症狀，像是麻、刺痛或是無力，甚至因為中樞神經病變而造成類似中風的症狀。此外，許多病患也會抱怨長期沒有特殊原因的疲倦感，影響到工作與生活。

乾燥症的治療以減輕症狀為優先。在醫療系統提供的幫忙之外，其實病患應該先從生活習慣及環境的改變來著手。避免長期處於濕度太低的環境中可以避免乾燥症狀的發生。多喝水或嚼口香糖可以減緩口乾的症狀。

口乾症狀嚴重的病患應該避免太乾或太硬的食物，或是伴隨飲料或湯食用。人工淚液可以改善眼乾的症狀。有些眼科醫師用阻塞鼻淚管的方式來增加淚液在眼睛停留的時間，也可以改善部份病患眼乾的症狀。此外，含有免疫抑制劑的眼藥水對於降低淚腺的發炎可能有效，進而改善淚液分泌不足的問題。

有些口乾症狀嚴重的病患可能需要一些直接刺激唾液分泌的藥物，才能改善症狀。目前國內用來治療口乾症的藥物有Pilocarpine（Salagen®）、Hydroxychloroquine（Plaquenil®）

Pilocarpine（Salagen®，舒樂津）

以目前我國健保的規定這類藥物是需要事前申請，經過審查通過才能開立處方。有些女性病患因為陰道乾燥造成性交疼痛的問題，可以使用一些潤滑劑來改善症狀。

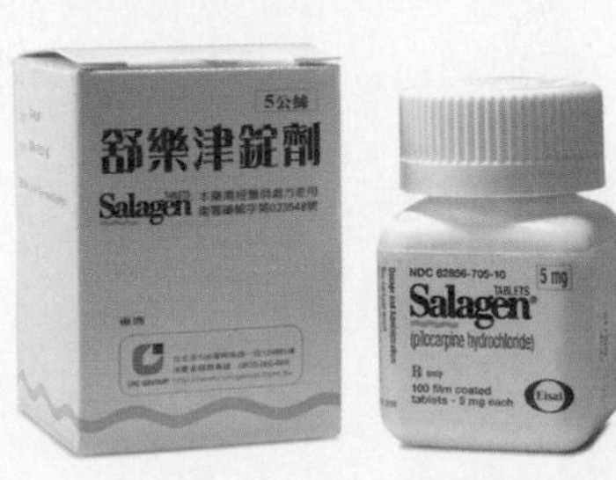

Salagen®，舒樂津

Salagen®（舒樂津），成分為Pilocarpine，為膽鹼性擬副交感神經致效劑，能增加外分泌腺的分泌。可有效改善口乾燥症。常見副作用是流汗，頻尿，視覺干擾，血管舒張（潮紅），均為Pilocarpine應有的藥理作用結果。對有未控制之氣喘、Pilocarpine過敏、病變性的縮瞳（如急性虹膜炎及閉角性青光眼）等患者禁用本藥。

Hydroxychloroquine（Plaquenil®，必賴克瘻）

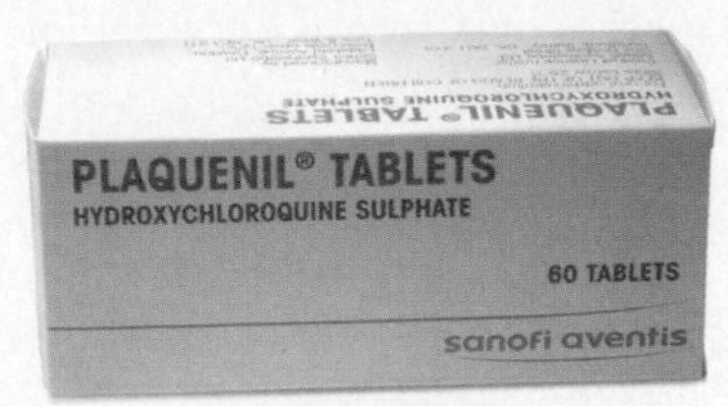

Plaquenil®，必賴克瘻

Plaquenil®是一種緩和疾病的抗風濕藥物（Disease-modifying anti-rheumatic drugs，亦稱DMARD）。這類藥物的效果較慢，經常需要持續使用四到八週以上才能觀察到效果，不過這類藥物才有可能真正降低全身性的發炎反應，長期的改善口乾、眼乾以及其他的症狀。如果病患全身性的發炎反應較嚴重，或是影響其他主要器官的功能時，則必須使用類固醇或其他免疫抑制劑才能改善病患的病情。

大多數乾燥症的病患除了必須忍受惱人的口乾、眼乾症狀之外，其實在健康上並沒有太大的問題，過著與正常人一樣的生活。但是少數的乾燥症病患會併發關節炎、間質性肺炎、肝炎、皮膚血管炎、神經炎甚至淋巴瘤等嚴重的全身性病變。所以長期規律的在專科醫師門診追蹤，定期接受一些併發症的篩檢，可以早期發現這些嚴重的全身性病變，進而早期治療，對於乾燥症的病患是相當重要的。

乾燥症是一種全身性的風濕免疫性疾病，最常影響淚腺和唾液腺的功能。在我國健保的規定中，是屬於重大傷病的一種。目前並沒有可以真正根治乾燥症的方法，但是在接受正確的治療後，大多數病患的症狀可以得到改善，過著與正常人一樣的生活，有些病患的症狀則可以完全消失。早期診斷，生活習慣與環境的改變，與醫師充分配合的治療是改善預後最重要的因素。

造血及凝血製劑

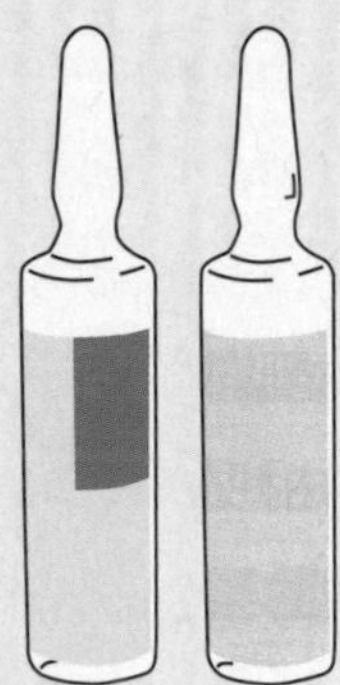

陳薇安　藥師

- 血友病
- 貧血
- 深層靜脈栓塞
- 間歇性跛行

血友病

案例1

吳小弟，六歲。

平日健康情況良好，直到日前因蛀牙而至牙醫診所作處置，拔牙後卻遲遲無法完全止血，牙醫師建議轉診至大醫院檢查後，診斷吳小弟為輕型血友病的患者。

案例2

劉小弟。

在出生後，明明沒有特別碰撞卻很容易在身上出現瘀青，八個月大開始學爬後，更因為容易撞到家具而在身上發生血腫等狀況；最近劉小弟開始學走路，卻因為關節腫脹疼痛經常哭鬧，父母帶他就醫檢查才瞭解原來劉小弟的這些異常狀況其實都是血友病的症狀。

血液是供應我們全身氧氣及養分的循環系統，當受傷時，正常的身體能夠自我止血，包括血管收縮減少血液流失、血小板凝集，最後是血漿中的凝血因子一個一個活化起來，形成像網狀結構（凝血纖維蛋白），包住血小板成為更穩固的止血塊，完成血液凝固。所謂血友病（Hemophilia），是因為缺乏凝血因子，而造成血液凝集功能異常。血友病患者的出血速度並不會比一般人快，但是血液不容易凝固，容易有自發性或週期性的出血，或是有比較大的傷口時可能流血不止而威脅生命。

目前血友病大致區分為A、B、C三型，主要是以缺乏的凝血因子種類不同來區分：A型血友病，缺乏第八凝血因子，人數最多的一種，約佔80%～85%。B型血友病，缺乏第九凝血因子，人數次多，約佔15%～20%。C型血友病，缺乏第十一凝血因子，較少見且症狀輕微。

A、B型血友病為隱性性聯遺傳疾病，我們的細胞裡總共有二十三對染色體，其中第二十三對染色體一半來自母親（X），另一半來自父親（X或Y），男性染色體組合為XY，女性則為XX。產生第八、第九因子的基因就位於X染色體上，女性若有一條X染色體基因異常，還能倚賴另一條X染色體維持部份凝血功能，不至於影響太大；但一旦男性唯一的X染色體帶有缺損基因，就無法正常產生凝血因子而導致凝血功能異常。所以健康但帶有隱性基因的母親，還是可能會產下罹患血友病的男嬰，這兩類血友病的患者也以男性為主。不過血友病也可能由經基因突變而來，約三分之一的血友病是基因突變導致，沒有相關家族史，而這種突變較常發生在第八因子基因上。

血友病患經常在表皮出現大片瘀血，深部組織如肌肉深部會形成血腫。尤其關節腔內經常因出血而腫脹、疼痛，長期未妥善治療或止血，將進一步造成關節變形僵硬，嚴重影響行動。另外在腦部、腸胃道、泌尿道等處的出血雖不常見，但沒有及時處理的話，卻可能導致嚴重的併發症。臨床上，血友病依照血中第八或第九因子活性的含量不同，可區分為輕度、中度、重度：第八或第九因子活性程度若小於正常值的1%，屬重度血友病，此類病人經常有自發性出血，包括關節積血、血腫、血尿與創傷後與術後延遲出血。中度血友病的凝血因子活性在1-5%之間，自發性出血的次數較少，但受傷或開刀後仍會出血不止。輕度血友病患的凝血因子活性通常會大於5%，通常在受傷或手術後才會過度出血。

血友病人容易出血不止，而失血過度將造成生命威脅，除了使用Desmopressin或抗纖維蛋白溶解藥物等輔助止血外，也需要依病人的血友病類型、出血程度，給予補充適量的凝血因子預防或治療出血症狀。

常見的凝血因子製劑

早期沒有純化的凝血因子製劑前，病人都必須接受輸血治療來獲得凝血因子，但缺點是輸液量太大，容易造成病人循環上的負擔，且感染機會大；但使用源自血漿的濃縮製劑仍舊有潛在的感染危險性，像是B、C肝炎病毒、後天性免疫不全病毒、巨細胞、皰疹病毒等。不過近三十年來製造適合臨床運用之凝血因子製劑的技術不斷地改良，包括病毒去活及致病原的檢驗程序等的進步，大幅改善源自血漿的凝血因子濃縮製劑的安全性。目前已有各種不同純度及滅毒方法製作的血液濃縮製劑，而以基因重組技術生產的第八、第九因子也已經上市，增添更多的選擇。

這些凝血因子可讓血友病患在家自行使用，但要注意在抽取凝血因子藥品時，因為藥劑溶液會吸附在玻璃材質的管壁，因此建議要用塑膠注射針筒；而這類製劑一般需冷藏保存，使用前記得要先回溫至室溫或體溫再進行配製和注射。

第八凝血因子（Factor VIII products）

1. 人類血漿濃縮第八因子製劑（Plasma-derived factor VIII concentrates）

不同的濃縮方法會製造出不同純度的製劑，可依照每毫克蛋白質中所含的第八因子含量區分，如高等純度的Beriate P®（必凝易得®）、中純度的Haemate P®（貝靈第八凝血因子注射劑®）。主要用於先天性的A型血友病患出血症之預防及治療，其中Haemate P®因含有Von Willebrand因子，另可用於治療類血友病（Von Willebrand's disease）。雖然這類製劑藉由嚴格的標準測試及準則，包括捐血者及其血液的篩選測試、病毒去活化或去除化等步驟來剔除可能經由血液製劑帶來的污染，但仍無法百分之百地杜絕傳染的可能性。因此定期注射血液製劑的病患，應適時地接受肝炎疫苗的注射，並且將藥名與批號詳細記錄以便日後的追蹤。另外使用蛋白質製劑都可能發生過敏的情形，前兆包含蕁麻疹、胸悶、氣喘、低血壓等症狀，若發生過敏的情況應立即停止注射藥物並告知醫師。注射第八因子治療A型血友病患時，體內可能會產生第八凝血因子的抗體，會直接拮抗第八因子的促凝結活性，在治療期前二十天體內產生抗體的風險是最高的。

2.基因重組濃縮第八因子製劑（Recombinant factor VIII concentrates）

將人類的第八凝血因子基因嵌入中國倉鼠細胞中製成，屬於超高純度。但第一代的基因重組製劑須加入白蛋白作為穩定劑，來自人類血漿白蛋白仍是一個潛在的感染來源；第二代基因重組製劑的生產過程有所修改，因此製程中不用加入人類白蛋白，Kogenate®FS（科基）就屬於此類製劑。使用時一樣要注意蛋白質成份所可能引起之過敏反應，另外使用此製劑也一樣可能產生第八因子之中和抗體，同樣需要適當的監測。

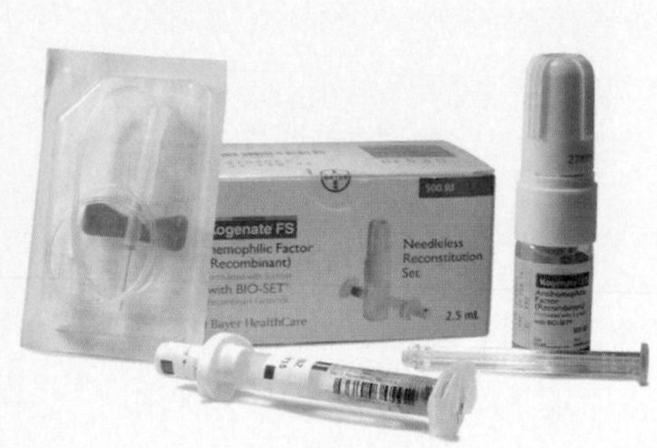

Kogenate®FS，科基

第九凝血因子（Factor IX products）

1.前凝血酵素複合物濃縮劑（Prothrobin complex concentrates，PCC）

如Beriplex®P/N（第九凝血因子複合注射劑），可預防並治療因先天性或後天性缺乏第二、第七、第九、第十凝血因子所造成的出血，可用於B型血友病患者。但使用PCC造成血栓的風險甚高，在高純度製劑上市後PCC已鮮少作為B型血友病之首選用藥。

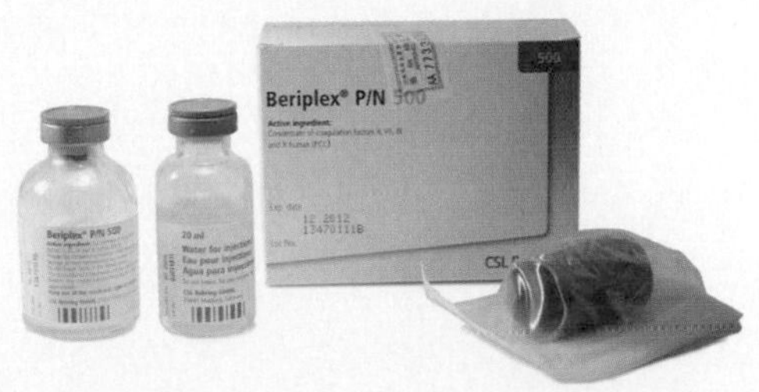

Beriplex® P/N，第九凝血因子複合注射劑

2.人類血漿濃縮第九因子製劑（Plasma-derived Factor IX Concentrates）

如IMMUNINE®（伊美耐），一種高純度第九凝血因子濃縮製劑，僅含極少量其他的凝血因子。來源為人類血漿，因此要小心監測過敏與感染症狀。

3.基因重組濃縮第九因子製劑（Recombinant factor IX concentrates）

與基因重組濃縮第八因子製劑一樣由基因工程技術製得，也未再添加其他動物或人體的組成物，理論上可排除相關的傳染風險，但仍不可避免蛋白質相關的過敏。

相較於A型血友病，B型血友病患在接受凝血因子治療後產生抗體的機會低了很多，在嚴重血友病患中，A型血友病患產生抗體的機率約25%，B型血友病則僅有3-5%；但還是要監測使用第九因子的病患是否產生抗體。由於使用PCC的患者曾有血栓併發症的相關報告，因此使用高純度的第九因子製劑仍不能忽略其可能之危險性，所以在肝臟疾病、外科手術後、新生兒及其他高危險群要使用第九因子製劑前，須要特別小心權衡利弊得失。

第七凝血因子（Recombinant activated factor VII）

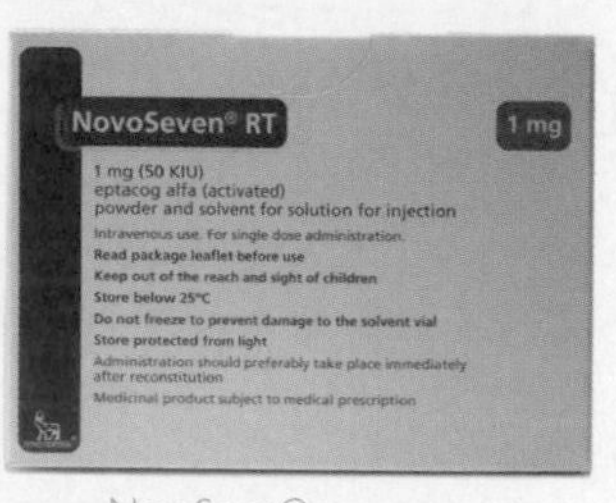

NovoSeven®
諾和第七因子注射劑

NovoSeven®（諾和第七因子注射劑）內含以基因重組之第七凝血因子一活化的Eptacog alfa，使用在產生第八及第九凝血因子抗體而有出血併發症的病患，活化出血部位的凝血系統達到止血的效果，在嚴重出血或重大手術的病人可能需要持續治療二至三星期直到痊癒。輕中度的出血可以在家中注射即可，但若超過二十四小時依然無法控制出血，還是要盡快就醫。

凝血因子以外之治療藥物

去氨加壓素（Desmopressin）

Desmopressin是血管加壓素（Vasopressin）的合成衍生物，但它較不具「加壓」的作用，適用於輕度A型血友病患者，可將儲存於內皮中的第八凝血因子釋放出來，提高循環中的凝血因子濃度。靜脈給藥用於侵入性處置前的出血預防或急性出血期的治療，一般在輸注完成後三十至六十分鐘內開始作用，因此建議在術前三十分鐘就要給藥。常見的副作用有因血管擴張而造成的臉部潮紅、頭痛等；在重覆給藥（如每日給藥或頻率更高者）時可能會發生作用漸減效應（Tachyphylaxis）而失去效果，因此在此類患者要小心監測治療效果。此外，Desmopression本身具有抗利尿的作用，要注意是否發生體液滯留、低血鈉等情況，症狀像是意識紊亂、昏迷或體重快速上升等，必要時須限制水分攝取並監測血漿內的鈉離子濃度。目前市面上的產品有Minirin®（迷你寧）。

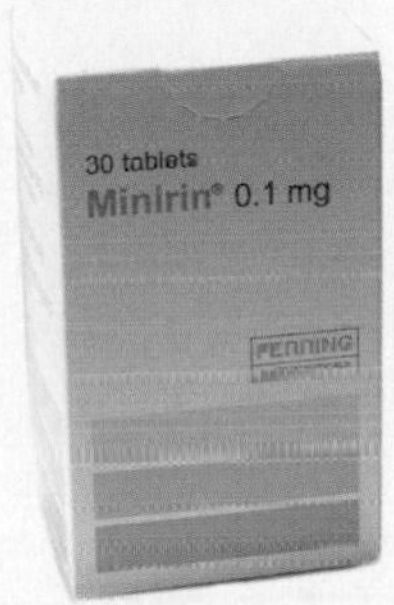

Minirin®，迷你寧

抗纖維蛋白溶解藥物（Antifibrinolytic therapy）

常見的藥物如Tranexamic acid（Transamin®，斷血炎），在體內和血漿素原（Plasminogen）結合，抑制纖維蛋白（Fibrin）的溶解，可以注射或口服使用。在一些牙科處置（如拔牙）用來輔助減少及預防血友病患在術中失血過多，可以減少凝血因子的用量；對鼻出血或月經出血過多時也有幫助。

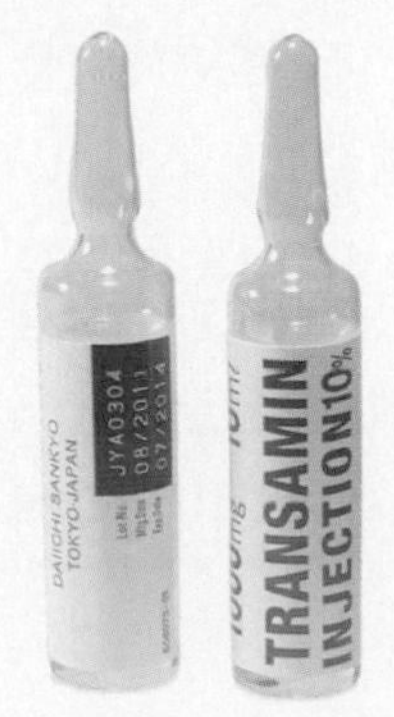

Transamin®，斷血炎

貧血

案例1

張小姐。

張小姐大學畢業甫出社會工作，有人人稱羨的白皙皮膚。但她最近經常感到疲倦頭暈，原本以為是工作太累造成的，但近來只要多走幾階樓梯就會氣喘吁吁，在同事的建議下去醫院檢查，抽血後才知道自己的血色素（Hemoglobin）偏低只有7.8g/dL，醫師告訴她有貧血，詳細的病因則需要再進一步的檢查。

案例2

徐太太。

結婚五年後懷上第一個孩子，滿心喜悅等待迎接新生命的同時，卻因害喜而食慾不佳，最近常常頭昏眼花，體力也變差了，偶爾也會有心悸的情形，產檢時告知醫師上述情況，醫師在做過相關檢驗後開立鐵劑與葉酸以改善徐太太妊期貧血的狀況。

人體內有各種不同作用的血球細胞，其中紅血球在體內最重要的工作就是負責將氧氣運送到全身各個部位，並將二氧化碳由組織細胞帶走；而這些運輸氣體的功能主要來自紅血球上的蛋白—血色素（Hemoglobin）。當體內的紅血球數量不夠，或功能不佳時，就會影響到血液運送氧氣的能力。貧血即泛指紅血球細胞減少或血色素偏低，而最終導致血液攜氧量減少的一類疾病。嚴重的貧血甚至可能併發一些重大疾病如：心臟衰竭、心絞痛或心律不整等，因此我們不能輕忽貧血對身體帶來的危害。

究竟為什麼會發生貧血呢？有些人覺得貧血似乎是女性的專利，但事實上引起貧血的原因有很多種，以供需平衡的原理來分類，以下三種會引起貧血的情況：1.血液流失過多（如急、慢性的腸胃道出血，創傷、女性經期等）；2.紅血球細胞被破壞（如遺傳性溶血疾病、鐮刀型貧血、地中海型貧血、自體免疫溶血性貧血、瘧疾等）；3.紅血球製造不足（Vit B12、葉酸、鐵等營養缺乏）；骨髓疾病如再生不良性貧血；藥物或化學治療引起之骨髓功能抑制；刺激紅血球製造的激素缺乏（如慢性腎衰竭造成紅血球生成素低下）。

引起貧血的原因非常多，而治療貧血病患的最終目標就是找出病因對症下藥，才能將造成貧血的原因校正過來，使症狀緩解、以及預防貧血的再發生。紅血球製造不足造成的貧血若是源自一些營養不足或紅血球生成素低下，就可視情況用以下幾種補充方式改善。

鐵劑

當血液流失、鐵質吸收減少、或是婦女懷孕哺乳而使需求增加時，都可能因為鐵質缺乏而引起貧血，雖然平日攝取含鐵豐富的飲食是最安全且能預防缺鐵性貧血發生的方法，但在已發生嚴重貧血的病人，光由飲食補充鐵質可能不足以校正體內鐵質失衡的情形，此時醫師就會直接開立鐵劑給予補充，但要注意過與不及都是不好的，任何補充都須在建議範圍內才能兼顧效果和安全。而鐵劑又可分為口服及注射兩類型：

1. 口服鐵劑：好處是便宜、安全，不過口服鐵劑若與食物併服可能會降低鐵質吸收達50%，但是有些人在口服鐵劑後會有腸胃方面的副作用發生，此時可考慮由較低劑量開始給予另外搭配含鐵較豐富的飲食，等腸胃耐受度較高後再漸漸提高鐵劑的補充，若真的無法忍受空腹服用的副作用，還是可以考慮隨餐使用；成人每日建議的口服鐵劑量為150-200毫克的元素鐵。口服鐵劑的副作用如前面提到的，最常見的就是胃腸道不適如胃痛、噁心、嘔吐、便秘、腹瀉等，而便秘本來就是懷孕婦女常發生的狀況，若口服鐵劑造成懷孕媽咪們便秘情況加重時，一樣可減低劑量使用並改變飲食習慣來解決。另外口服鐵劑後有解黑便的情形屬正常現象。
2. 注射鐵劑：一般用在持續失血而腸道吸收的鐵劑不足以應付流失量時、無法耐受口服鐵劑造成的腸胃副作用（尤其在一些本身患有發炎性腸道疾病的病人）、接受血液透析的病人等。

維生素B12

飲食攝取不足（尤其吃全素者）或是老年人、曾接受胃部手術等引起胃腸道功能分泌不足，而使得維生素B12吸收不佳時都可能造成體內維生素B12缺乏，例如惡性貧血（Pernicious anemia）就是其中一種會造成維生素吸收不良而引起貧血的疾病。維生素B12同樣可分為口服和注射兩種補充方式，口服治療的效果和注射型相當，但可能需要較高的病人配合度。由於維生素B12屬水溶性，補充時一般來說安全且較少發生副作用。

葉酸

葉酸的缺乏可能因為吸收量不夠，如飲食攝取不足或是酗酒，也可能是因為體內需求量增加如懷孕和哺乳中的婦女、慢性溶血性貧血或藥物干擾葉酸代謝等。懷孕婦女補充葉酸額外好處是可以減少新生兒的神經管發展缺陷（Neural tube defects）的機率。

紅血球生成刺激素（Erythropoiesis-stimulating agents）

紅血球生成素（Erythropoietin，EPO）是紅血球發育的主要增生因子，在人體內由腎臟製造。當組織缺氧時，EPO會自動釋放到血流中，和造血前驅幹細胞共同作用以提高紅血球的製造。慢性腎衰竭的病人經常會因製造EPO功能受損而造成貧血；另外接受癌症病人接受化學治療也容易發生貧血。一般俗稱的「補血針」就是紅血球生成刺激素，由皮下或靜脈注射給藥。目前已上市的紅血球生成刺激素是DNA重組科技製成的純化醣蛋白荷爾蒙，可由哺乳動物細胞經嵌入人類紅血球生成素的基因所製造而成，這些人工製劑和腎臟產生的天然EPO一樣，能刺激紅血球的生成。

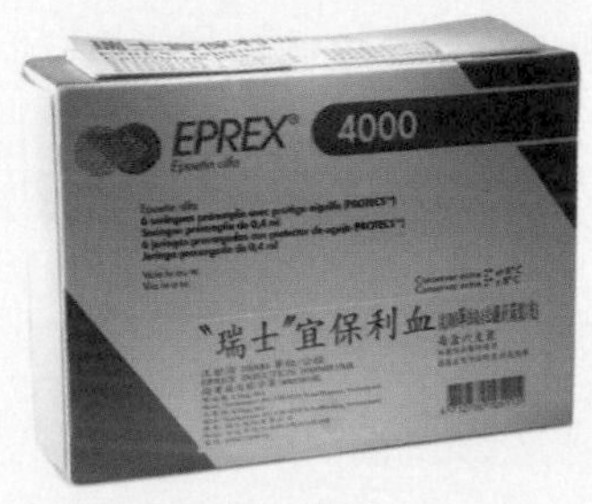

Eprex®，宜保利血

目前市面上的紅血球生成刺激素因結構修飾的不同而分為數種：傳統型的Epoetin alfa（Eprex®，宜保利血）和Epoetin beta（Recormon®，容可曼）較短效、給藥次數相對頻繁，一般而言，一週可能需要給到三次；而Darbepoetin alfa（NESP®，耐血比）將Epoetin alfa的結構作修飾增加了醣鏈，提高分子量也延長了在體內的半衰期，使得給藥間隔可延長至一週一次。最新一代的甲氧基聚乙二醇紅血球生成素bBta（Methoxy polyethylene glycol-epoetin beta，Mircera®，美血樂）是將Epoetin beta結構再和甲氧基聚乙二醇（PEG）連結在一起，更為長效，可以每兩週或每個月注射一次，大大減少了頻繁

Mircera®，美血樂

注射所帶來的不便。

在鐵離子缺乏時，使用紅血球生成刺激素治療可能無法達最佳反應，因此在給予紅血球生成刺激素治療前要先作體內鐵質貯存評估，將缺鐵的情況校正過來；為了確保療效，在慢性腎病變和接受血液透析的病患使用紅血球生成刺激素，建議最好也要持續接受鐵劑的補充。

使用紅血球生成刺激素治療的副作用不常見，有些病人的血比容增加時，可能會出現高血壓，經過調整紅血球生成刺激素的劑量或增加降血壓的藥物，即可以控制。另外可能發生頭痛、類似感冒的症狀，通常並不會太嚴重，且在紅血球生成刺激素繼續使用後會消失。

現今臺灣市面上的紅血球生成刺激素健保皆有給付用於慢性腎衰竭引起之貧血（有／無接受血液透析之給付條件有些許差異）。而目前除了最新一代的Mircera®外，其他的紅血球生成刺激素健保都已核准給付用於癌症化學治療有關的貧血；但使用紅血球生成刺激素卻有可能縮短某些癌症病患的整體存活時間，或增加腫瘤惡化或復發的風險。因此對於接受骨髓抑制治療之癌症患者，若預期結果為可治癒時，不應使用紅血球生成刺激素。

深層靜脈栓塞

案例 1

王太太。

做完膝關節置換後住院休養了幾天，傷口癒合情況良好，原本以為可以順利辦理出院了，卻在整理物品時突然感到胸悶、呼吸困難，檢查發現是肺栓塞，緊急治療後撿回一命。

案例 2

余女士，六十五歲。

搭機前往美國探望親友，體態豐腴的她，在長時間飛行過程中因為怕麻煩到鄰座乘客而鮮少離開座位活動；等到飛機降落後起身準備下機，卻開始胸痛和呼吸困難，緊急送醫才知道是發生俗稱「經濟艙症候群」的深層靜脈栓塞，進一步引發肺栓塞。

最常見的靜脈血栓栓塞症（Venous thromboembolism，VTE）是深層靜脈血栓（Deep venous thrombosis，DVT）及肺栓塞（Pulmonary embolism，PE）。靜脈血栓會在血流改變（如血液鬱滯）、血管內皮細胞受損、與遺傳性或後天性的凝血機能過盛時產生。

一些細胞如紅、白血球和血小板與纖維蛋白黏在一起後形成血栓，堵住了較深部的靜脈形成栓塞。危險因子有手術或重大創傷後長時間臥床、使用口服避孕藥或荷爾蒙替代療法、懷孕、罹患惡性腫瘤等；而長時間飛行困在狹窄空間裡缺乏活動，也可能會引發深層靜脈栓塞，因此又稱「經濟艙症候群」或「旅行症候群」。

深層靜脈栓塞好發於下肢，但靜脈血栓在剛形成時並沒有明顯症狀，而容易被忽略；有些病人則會感到單側腿部腫脹、疼痛、發熱，皮膚表面也會形成紅斑，若不予理會，長期下來會造成更嚴重的腫脹疼痛、潰瘍，不及時處理甚至會影響到動脈血流，造成組織缺血壞死而可能需要截肢。而這些栓子若進入全身循環，跑到肺部動脈中阻塞了肺部血流，會產生呼吸急促困難、胸痛、心悸、咳血等症狀，下肢近端靜脈及骨盆的深層靜脈栓塞是造成肺栓塞的主要來源，伴有症狀但未接受治療的近端深層靜脈栓塞，約莫有百分之五十的機會在數天或數週後進一步發生肺栓塞。

藥物治療深層靜脈栓塞的目的在於預防血栓進一步的擴大、預防肺栓塞發生、減少栓塞復發的風險、治療併有肢端缺血或靜脈壞疽的髂股栓塞、避免其他併發症的發生。

伴有症狀之近端深層靜脈栓塞患者應接受抗凝血藥物的治療，一開始應使用傳統肝素、低分子量肝素持續注射治療至少五天，而口服的抗凝血劑應與前述藥物至少重疊使用四至五日。

接受抗凝血藥物治療的期間因人而異，一般而言首次發生深層靜脈栓塞，且危險因子是可逆或有時限性的（如創傷、手術、懷孕及使用口服避孕藥者），且屬於遠端的靜脈栓塞時，治療時程至少持續三個月。若是近端深層靜脈栓塞、肺栓塞且靜脈栓塞復發機率高，在病患情況許可下，可能就要無限期的使用抗凝血藥物。另外像是癌症引發的靜脈栓塞也應持續使用藥物直到癌症治癒為止。

給予血栓溶解藥物治療或許可以讓下肢的深層靜脈栓塞較快且較完全地溶解，減少栓塞後併發症的發生；但是血栓溶解劑造成出血的機會比單獨使用抗凝血藥來得更高，而且事實上只要抗凝血的藥物及早使用，就已經能夠有效降低死亡率，所以血栓溶解劑的使用不是那麼普遍；目前認為僅適用於低出血風險病患的以下幾種情況：血行動力學較不穩定之肺栓塞、大量髂股栓塞者。

在一些重大手術前，如髖關節或膝關節的置換手術，給予預防性的藥物能降低靜脈栓塞發生的風險，給藥期間依各種藥物及臨床考量而有所差異，可能從術前即會先給藥並在術後持續給予一段時間。預防性的藥物包括低劑量的傳統型肝素、低分子量肝素，口服則可用Warfarin和第十凝血因子抑制劑。

抗凝血劑

傳統未分段肝素（Unfractionated heparin，UFH）

UFH由各種不同長度的硫酸化醣胺聚糖組成，源自豬小腸黏膜或牛肺組織，UFH會與抗凝血酵素（Antithrombin）結合後催化它使凝血酵素（Thrombin）去活化，達到抗凝血的效果。給藥方式可以是靜脈注射或皮下注射，使用時須監測病人的活化部分凝血活脢時間（aPTT）將其控制在治療範圍內。

使用UFH的常見副作用有出血和血小板過低（Thrombocytopenia），出血的部位較常在胃腸道、泌尿道或軟組織等，但也有可能是在顱內、眼內等處出血而引發更嚴重的併發症；因此在使用UFH期間要特別注意是否有嚴重頭痛、關節痛、胸痛、腹痛、血便或血尿等可能出血徵兆。骨質疏鬆症則為長期（大於六個月）使用UFH治療的潛在併發症，若有適時補充鈣質就能減少骨質疏鬆風險。

低分子量肝素（Low-molecular-weight heparins，LMWH）

低分子量肝素由肝素分子的較小裂解部分組成，能以皮下注射給藥，而且作用較長，可以一天一次或兩次使用就好，而作用機轉的差異也使LMWH不像傳統肝素需要嚴密的aPTT監測，造成血小板低下的機率也較低。LMWH的使用相對便利，甚至可以讓情況穩定的病患攜回，於家中自

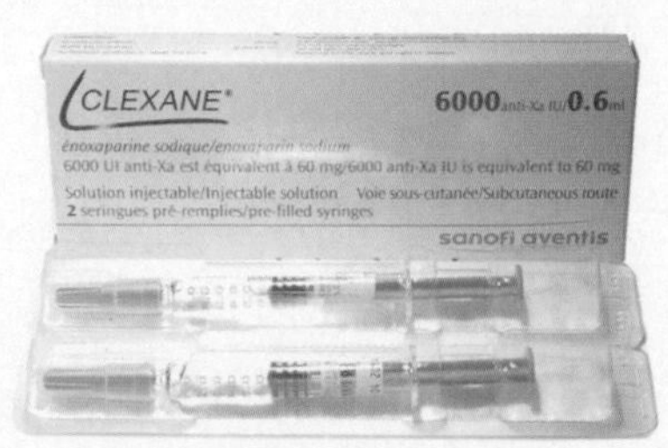

Clexane®，克立生

行使用，不過價格也比傳統肝素高出許多。出血同樣是LWMH最令人在意的副作用，但嚴重出血的機會比傳統肝素來得低，較常出現的是注射部位的小出血；骨質疏鬆的問題在LMWH也較少見。市面上的LMWH有Enoxaparin（Clexane®，克立生）、Dalteparin（Fragmin®，弗列明）。

香豆素（Warfarin）

俗稱「薄血丸」的Warfarin（如Coumadin®，可邁丁、Orfarin®，歐服寧）是可用口服的抗凝血劑，不過服用後要經過較久的時間才能完全達到它抗凝血的效果。所以在轉換注射型抗凝血藥到口服抗凝劑時，需要一段重疊的治療時間（約四至五日），等到INR（國際標準化凝血酶原時間比值）連續兩天都能落在治療範圍內後，才可以將注射型抗凝血劑停掉。

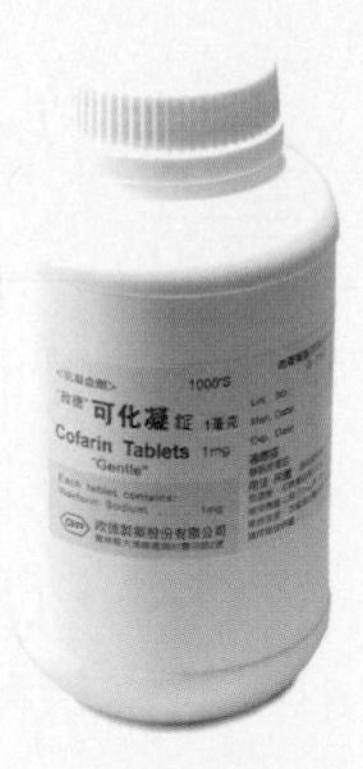

Warfarin

如果在服用Warfarin的期間有計畫進行侵入性的檢查或手術時，記得要告知醫師，一般會建議在術前四天先停藥，不過確切的停藥天數和後續處理仍要與醫師討論，不應貿然自行調整藥物劑量或停藥。

使用Warfarin的病患也同樣要注意可能的出血症狀；飲食的部份，雖然富含維生素K的食物像是甘藍菜、肝臟、花椰菜與綠色蔬菜等，可能會影響Warfarin的抗凝血效果，但這些食物並不是不能吃，而是應該維持正常均衡的飲食，不須特地改變飲食習慣去更動這些食物的攝取量，才能維持平穩的治療效果。

活化第十凝血因子抑制劑（Factor Xa inhibitor）

Ribaroxaban（Xarelto®，拜瑞妥）是新一類的抗凝血藥物，直接抑制了活化的第十凝血因子，而不須經由抑制凝血酵素的過程，因此較不會影響到血小板的其他功能；可以口服給藥的優點，使Ribaroxaban比低分子量肝素使用上來得方便，也一樣可以快速達到所需的抗凝血效果。和另一種口服藥物Warfarin相比，作用穩定因此不需要像Warfarin一樣很嚴密地監測凝血相關數值；因此第十凝血因子抑制劑可能更適合長期使用。

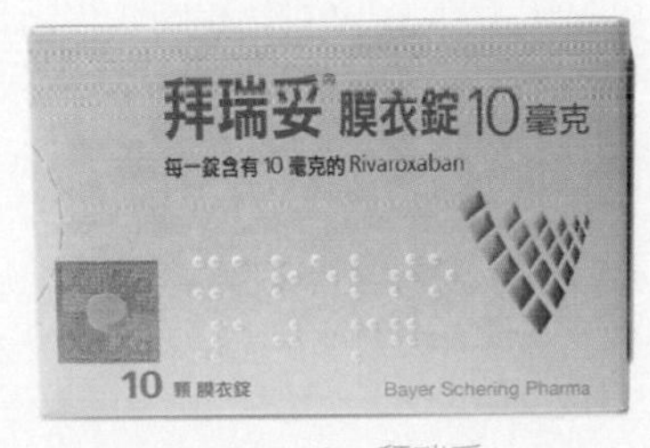

Xarelto®，拜瑞妥

不過這類新藥的價格相對也昂貴了許多，目前在台灣上市不久，現階段尚屬於自費用藥；衛生署核准的適應症是預防靜脈血栓高危險群（曾發生有症狀之靜脈血栓症）病患接受下肢重大骨科手術後之靜脈血栓栓塞症，在術後六至十小時後若已經確定止血，就可以開始服用Ribaroxaban，服用期間會因手術種類而有差異，例如重大髖部手術後建議要吃五週，膝部手術則是二週。雖然副作用較少，但使用這類藥物的病人還是要持續觀察是否有出血的徵兆，而且也不是人人皆適合此藥物，像是有嚴重、進行性出血以及中重度肝臟疾病、嚴重腎功能不全的病人就不適合使用Ribaroxaban。

血栓溶解劑

可以用一般的全身性給藥方式或用導管直接在栓塞部位輸注，目前用於急性肺栓塞的血栓溶解藥物有較多相關臨床研究的是鏈激脢（Streptokinase）、重組組織型胞漿素原活化劑（Recombinant tissue-type plasminogen activator，r-tPA如Alteplase）和重組人類尿激脢（Recombinant human urokinase）。其中Streptokinase價格最為便宜，但較常產生不良反應如過敏或低血壓。

間歇性跛行

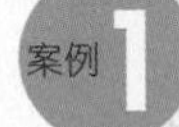

鄭伯伯，七十二歲。

有高血壓並規律服藥控制。只是個性固執的他從十幾歲起就菸不離手，是個不折不扣的老菸槍，家人每每勸他為了身體健康要戒菸，但鄭伯伯都堅持不聽勸。最近他發現自己走路時常常會小腿痛，休息過後雖然會好點，但這樣反覆不適讓他感到很煩惱，跑去外面給人推拿也沒效。後來回診時向醫師抱怨，才發現其實這些症狀是周邊動脈阻塞造成的間歇性跛行症狀，而抽菸正是造成這類疾病很重要的危險因子之一。

趙婆婆，七十歲。

有高血脂和糖尿病的病史，但是不忌口的她仍喜歡大魚大肉，對甜點蛋糕都來者不拒。年老心不老的趙婆婆平日最愛到處旅遊，自認腳力不輸少年人，可是近來卻常走不了幾分鐘就開始大腿疼痛，容易疲倦和腳麻，只得常常停下來休息一陣子再繼續走。原本以為是年紀大的退化症狀，趙婆婆自行購買止痛藥服用卻沒有太大的幫助；在家人的勸說下就醫檢查，才知道這是周邊動脈阻塞的症狀，醫師除了開藥給趙婆婆改善間歇性跛行的症狀，也勸她要好好控制自己的血脂和血糖，才能繼續享受四處旅行的樂趣。

所謂的間歇性跛行（Iintermitten claudication）是某些部位（通常在臀部、大腿及小腿）的肌肉感到疼痛不適，在行走活動時會更加惡化，但只要休息過後症狀就又會改善。造成間歇性跛行的原因有很多種，最常見的是下肢周邊動脈阻塞疾病—脂肪斑塊在血管壁上沉積，使得供給腿部血液的動脈血管變得狹窄或完全被阻塞，進一步阻礙了血流的順暢性。症狀嚴重程度通常因人而異，在某些人身上反應出的是嚴重疼痛，在其他人卻可能只是輕微的症狀；這些差異在於堵塞血管的多寡、堵塞程度、以及是否有其他替代的血管能協助提供足夠血量，而活動的強度和方式也會使疼痛的表現不太一樣。疼痛的區塊則與阻塞到哪一條周邊血管有關係，可能在單一部位也可能是好幾個部位同時發生，最常見的是小腿。引起周邊動脈阻塞疾病的危險因子有吸菸和「三高」—糖尿病、高血脂（包括高膽固醇和高三酸甘油脂）以及高血壓，其中又以吸菸的影響最大；因此戒菸並維持良好的生活習慣，妥善控制自身的慢性疾病才是最根本的解決之道。

治療周邊動脈阻塞疾病的目的在於減少因間歇性跛行等症狀造成的生活失能，最主要的治療方式還是減少危險因子、運動復健和給予藥物以增加行走的距離。減少危險因子的方式包括了降低膽固醇、戒菸、控制血糖及血壓，好好處理這些問題也能一併減低冠狀動脈血管等相關疾病發生率，可謂一舉數得。實際上周邊動脈阻塞疾病的患者，後續因心血管疾病死亡的風險不亞於曾有冠狀動脈或腦血管病史的人，因此周邊動脈阻塞疾病也可作為冠心病和其他血管疾病的潛在指標之一。而如果是已經嚴重影響生活作息的嚴重阻塞，像是連休息時也會持續疼痛並嚴重缺血、造成腿部潰瘍和壞疽的程度時，可考慮用血管重建如氣球擴張、血管繞道手術等介入治療。

所有的周邊動脈阻塞疾病病人都應該使用抗血小板藥物，減少血栓在血管中形成，雖然抗血小板藥物改善間歇性跛行症狀的效果沒有特別好，但是使用的主要目的在於降低發生心肌梗塞、中風等風險，以降低死亡率。抗血小板藥物的首選是Aspirin（阿斯匹靈），若無法耐受其副作用者可以選擇使用Clopidogrel（Plavix®，保栓通）。

目前已經明確證實能緩解間歇性跛行的症狀、增加行走距離的是Cilostazol（Pletaal®，普達錠），其他如Pentoxifylline（Trental®，循能泰）、Buflomedil（Buflo®，巴福洛）、Ginkgo biloba（銀杏）等藥品的療效還不是那麼明確。

Cilostazol（Pletaal®，普達錠）

Cilostazol可以抑制血小板凝集並有血管擴張的作用，是目前治療間歇性跛行症狀最有效的藥物，尤其在搭配運動復健一起治療的效果更佳，

Pletaal®，普達錠

在一些周邊動脈阻塞嚴重到行動已受限，但又不適合（或不願意）接受介入性治療的病患也是一項選擇。Cilostazol建議在飯前至少半小時或飯後兩小時才服用，原因是油脂會增加此藥品被身體吸收的比例，另外服藥期間也不宜喝葡萄柚汁，以免影響此藥物在體內被代謝的狀況。使用Cilostazol改善間歇性跛行並不能立即見效，一般需要二至四週或更久才會出現效果。Cilostazol會造成的副作用包括腹瀉、頭痛、暈眩和心悸，而此藥物會使得鬱血性心臟衰竭病人的存活率降低，因此任何程度的鬱血性心臟衰竭患者都不可以使用Cilostazol。

Pentoxifylline（Trental®，循能泰）

Pentoxifylline可以減低血液的黏稠度，改善末梢循環，長年來被用於治療跛行，但是現有資料顯示Pentoxifylline的效果仍有爭議，改善程度也沒有Cilostazol那麼顯著，目前被定位在Cilostazol治療效果不佳之第二線用藥。服用Pentoxifylline最常見副作用有胃部不適、噁心嘔吐，在低血壓和腎功能比較差的病人需要個別調整劑量。

Buflomedil（Buflo®，巴福洛）

也是能夠改善血管循環障礙的藥物，用於間歇性跛行有些研究結果顯示Buflomedil能夠減輕疼痛和行走距離，不過因為研究設計等等的因素，使得此藥品的治療效果還未得到定論，還是需要等待更大型、設計完整的實驗來證實其療效。服用Buflomedil可能會有輕微頭痛、眩暈、腸胃不適和皮膚潮紅等副作用。

Ginkgo biloba（銀杏）

是從銀杏萃取出的成份，作用機轉還未完全確立，可能有抗氧化、抑制血管受損與抗血栓凝集的作用，雖然有些研究結果顯示銀杏對間歇性跛行的症狀有改善效果，但目前還欠缺大型和完整的實驗來證實這點。銀杏的副作用不多見，少數人使用後可能會頭暈和胃腸不適。衛生署核准的銀杏萃取物屬於處方用藥，民眾應該經過醫師評估後再使用；另外雖然市面上許多產品都宣稱含有銀杏成份，但大多屬銀杏果製劑，純度不一，民眾要睜大眼睛看清楚包裝上的成份說明，自行購買健康食品服用也不宜過量，以免造成反效果。

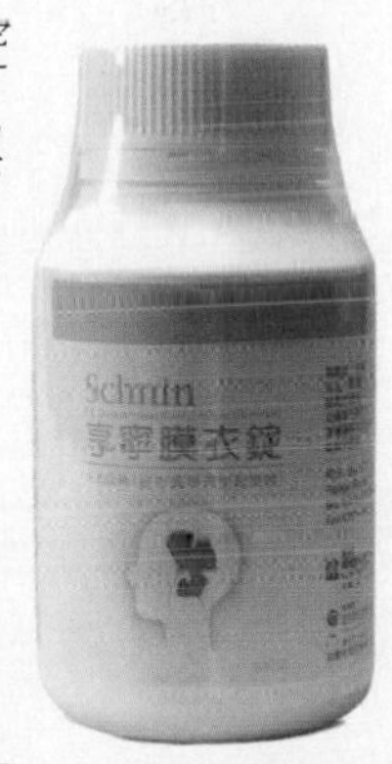

銀杏萃取物

眼藥製劑

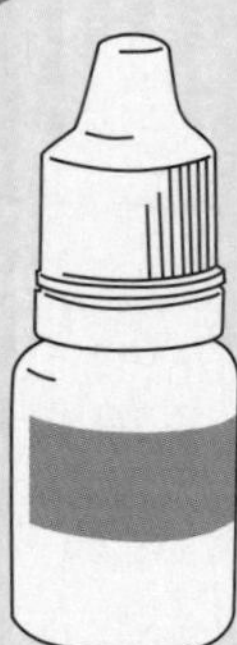

劉采艷　藥師

- 黃斑部病變
- 青光眼

黃斑部病變

案例1

李先生，四十二歲，科技新貴。

但公司對員工表現相當重視，李先生總是兢兢業業埋首工作，經常熬夜加班。從四個多月前開始，左眼視力模糊，起初不以為意，突然發覺左眼視力模糊加劇，看物體變得昏暗、變形，兩眼無法對焦，至眼科求診，經過儀器與醫師檢查，診斷為「中心漿液性脈絡膜視網膜病變（CSCR）」，俗稱眼睛黃斑部的「過勞死」病變。經過支持藥物治療，調節生活作息，充分休息，左眼病況逐漸穩定，症狀及視力緩慢恢復。

案例2

張先生，五十五歲，企業老闆。

某天，張先生發現在右眼中心視野有一團黑影，以為是單純的飛蚊症，但右眼視力卻日益模糊，中心視野缺損也逐漸擴大。緊急至眼科求診，被診斷為「濕性老年黃斑部病變」，開始接受右眼玻璃體內注射抗血管內皮細胞生長因子藥物治療的療程（Anti-VEGF），在第一個療程的三個月，右眼的病況得到控制。

拜健康食品葉黃素之賜，「黃斑部病變」是大家近年來非常熟悉的一種眼部疾病。究竟「黃斑部」位於眼球的哪個部位呢？首先得先找到「視網膜」區，「視網膜」是人體用來感受影像的眼球區域，而「黃斑部」則位於視網膜的中心部位，負責我們中心的視力。舉凡色彩辨別、閱讀、從事精細工作都須要靠它。可想而知，黃斑部非常「忙碌」，也很容易受傷害，尤其是光線的傷害。

當黃斑部遭受傷害，就會造成所謂的「黃斑部病變」，引起影像模糊不清，如同相片中心部位模糊一樣。但「黃斑部病變」並不會造成全盲，其他區域的影像仍然清晰，因此只會造成閱讀或工作的困擾。

最常見的黃斑部病變是「老年性黃斑部病變」，這是一種因身體老化，造成黃斑部組織病變所引起的症狀。有些只有變色或褪色而沒有血管病變，稱「乾性老年性黃斑部病變」。有些有不正常的新生血管長到黃斑部的組織中，這些新生血管特別脆弱，容易破裂且滲漏。血液和滲漏液破壞黃斑部的組織，進而造成結疤，這叫做「濕性老年性黃斑部病變」。有的黃斑部病變為特殊體質，年輕人也可能發生。此外，高度近視、紫外線、長期吸菸、眼部外傷、感染、發炎等因素，也會傷害黃斑部的精緻組織。

黃斑部病變的治療方式以有沒有長出新生血管來區別。確定沒有長出新生血管，視力退步的情況會較為緩慢，病情也較能穩定控制，此時可以口服藥物及食物營養的攝取為其治療方式。口服藥物方面以抗氧化劑為主，例如葉黃素、維生素C、稀有金屬元素鋅、硒等。而在食物方面，要多吃胡蘿蔔、芒果、甘藍、蕃薯、菠菜、杏仁、生蠔、鮮奶、核桃等，有助於黃斑部病變的治療。若是已經長出新生血管者，80%的患者可能會導致失明，這時候就必須靠雷射手術來治療。

此外，民國九十八年在臺灣上市的新生血管抑制劑Lucentis對於濕性老年黃斑部病變也有不錯的效果。以下就針對口服葉黃素、雷射、新生血管抑制劑等不同治療方法，來介紹它們不同的優缺點。

葉黃素

人類視網膜上的黃斑部有大量的葉黃素聚集，前面已經提到，「黃斑部」是負責中央視力的地方。而葉黃素則能助於眼睛免受到氧化及光線的傷害。很多研究都證實攝取葉黃素和眼睛內的色素沉著有直接的關係。也有其他的研究證實加強黃斑部中的色素沉著可減低患上年齡相關性黃斑部退化的風險。

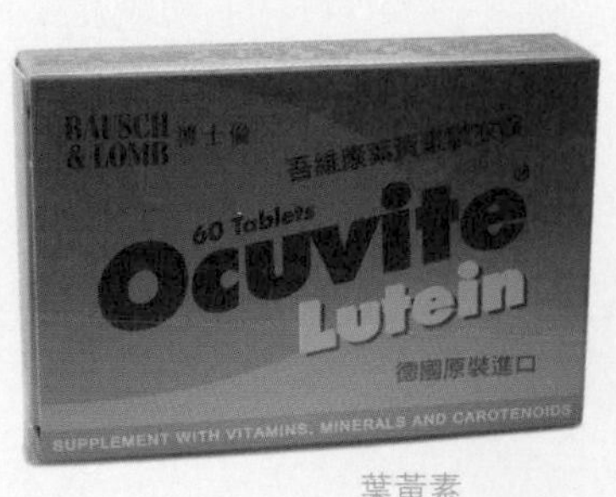

葉黃素

葉黃素是人類日常食用生果

及蔬菜時可吸收到的營養素。如果缺乏葉黃素，可服用補充劑。如果有較差消化系統的老年人，可以使用舌下的噴劑來補充葉黃素。早在民國八十五年葉黃素已被加入為膳食補充劑。

至於每天要補充多少葉黃素才算安全有效呢？根據Johanna Seddan發表於美國醫學期刊黃斑退化病變每天應補充5-10毫克的葉黃素與玉米黃素。至於高危險族群（包括高度近視、高度用眼、經常於日光下工作者、抽菸者、年紀大及有黃斑退化病變者），建議先補充較高劑量，每天30毫克的葉黃素，讓眼中的黃斑色素可在二十至四十天內規則性地增加，血中葉黃素濃度也可大約增加十倍，到達一個穩定的濃度，即可在最短的時間內發揮最大作用。由於葉黃素為脂溶性，所以在餐中服用，可以讓食物中的脂質和葉黃素產生酯化作用，提高吸收利用率。

雷射治療

1.Photocoagulation（雷射光凝固治療）：此種雷射治療之主要方法乃是利用雷射光破壞新增血管，但是因為它同時也會破壞鄰近的神經視網膜組織因此會造成絕對暗點（Absolute scotoma）其目的只於遏止疾病的進行，目前採用此方法之醫生逐漸減少。

2.Photodynamci therapy（PDT）（光動療法）：其方式是由

靜脈注射對光敏感之染劑（如Verteporfin），然後再利用紅色波長之雷射光照射黃斑部，以引光化學之氧化效應（Photochemical oxidation）以破壞新增血管之內皮細胞而摧毀新生血管，但不會傷及鄰近組織。比起傳統之光凝固療法，PDT能保留較佳的視網膜機能且不會引起中心暗點。光動力療法能有效減少50%之老年性黃斑部病患失明之機率且對於某種類型者能有意義地改善視力，不過有部分人術後，復發新增血管，必須再施予第二次，第三次光動療法合併其他方式之治療。

新生血管抑制劑Ranibizumab（Lucentis®）

在民國九十六年十月，美國食品暨藥物管理局（FDA）批准第一種治療老年黃斑部病變的藥物上市，這種名為Ranibizumab（Lucentis®）的新藥，適用於濕性老年黃斑部病變，可顯著改善老人視力。台灣也在民國九十八年通過臨床試驗核准上市。

Lucentis是由Genotech公司開發的一種適應人體的單株抗體，用於約束和抑制「A型血管內皮生長因子」（Vascular Endothelial Growth Factor A，簡稱VEGF-A）。血管內皮生長因子（VEGF）在體內的過度作用，是造成黃斑部病變惡化的共同致病因素。在老年性的黃斑部病變與近視性黃斑部病變，都會造成新生血管的生長和滲漏；它也是造成糖尿病與血管阻塞型視網膜病變的黃斑部水腫的重要原因。Lucentis具有阻止新血管的生長和滲漏的效果。

根據此藥上市前的人體臨床試驗，每月注射Lucentis一次，持續一年，將近95%的患者仍維持視力不變，以其他方法治療的對照組只有60%維持視力；且大約三成使用Lucentis的病患，在追蹤一年後視力有所改善。

Lucentis由瑞士諾華藥廠代理上市，民國一百年一月已經通過「濕性老年性黃斑部病變」的健保給付，但限定每眼每年使用不得超過三次，使用期限為二年。建議患者可以每個月注射一次，持續治療一年以上。由於血管內皮生長因子抑制作用，將有害生長中的胎兒，因此孕婦或即將懷孕的婦女暫時不要接受此類似血管新生抑制的藥物治療。

老年性黃斑部病變會影響老年人之生活品質，但是如果能在飲食上、生活習慣上（如戒菸）加以改良且尋求醫生之意見及幫助，仍然能有效的控制病情。

青光眼

案例1

高女士，五十八歲。

因兩眼發脹，視力模糊一年多，經檢查兩眼無明顯紅腫，角膜稍有潤性水腫，右眼瞳孔較大，對光反射遲鈍，玻璃體混濁眼底呈豹紋狀，乳頭青光眼性凹陷明顯，靜脈迂曲擴張，血管呈屈膝狀，左眼瞳孔較小，反應遲鈍，眼底難以見到。視力右眼0.3，左眼0.2，眼壓右眼38mmhg，左眼52mmhg。

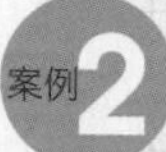

張女士，六十五歲。

因突發右側頭部劇痛，眼痛，眼紅，視力驟降，到一般內科就診，血壓高達190/110mmHg，作CT檢查未發現明顯異常，給予降血壓藥物，改善循環藥物治療一週，症狀卻更嚴重，並出現噁心、嘔吐。眼科會診後，醫師診斷是急性閉角型青光眼，給予藥物控制眼壓，住院一天後，症狀明顯緩解，一週後手術治療，患者眼壓得到了良好的控制，無頭痛，無噁心，無嘔吐，無眼痛，視力大大改善，血壓也正常了。

青光眼，又稱為「綠內障」，因為病人眼睛看起來是青綠色的。青光眼分為隅角開放型和閉鎖型兩種，國人以後者居多。青光眼的成因是眼球腔內的壓力稱之為「眼壓」，正常人的眼壓大約維持在十二至二十毫米汞柱左右，而眼壓的高低是由眼內房水來決定。一般的青光眼是因眼內房水的流動性較差，導致眼壓上升，使得視神經受到壓迫，產生視野、視力受損與不適的一種疾病，但有少數患者為低眼壓性青光眼。此外，受傷、網膜血管阻塞、糖尿病、先天性結構異常、白內障、虹彩炎、類固醇等皆會造成青光眼。

診斷青光眼包括眼壓、視神經、隅角鏡、視野、角膜厚度及視神經厚度等檢查，治療則分為藥物、雷射及手術。用藥又可分為降低房水生成藥物及增加房水排放藥物，醫師會根據病患的情況給藥，其中乙型交感神經阻斷劑會影響心血管及支氣管，因此心臟疾病或氣喘的患者，應主動告知醫師。

至於雷射治療，可避免手術危險性或延緩手術時間。在藥物及雷射無法控制或控制不良時，醫師才會考慮手術，但近年來由於技術的進步，青光眼手術成功率大為增加，也可早期接受手術治療，以確保眼壓的穩定性。

需要提高警覺的是青光眼患者多不知罹病，直到視野窄縮甚至末期中心視野只剩五度才就醫。急性隅角閉鎖型青光眼情況如能及早就醫，通常治療效果良好。慢性青光眼需要長期控制、定期追蹤，隨著病情不同給予適當的治療。所以，患者最好找可信賴、固定的醫師，以便完全了解用藥的情況及病情變化，不再讓視神經及視野繼續破壞下去。

建議患者須遵照醫師指示的時間、次數服用藥物及點眼藥水，為達到最大治療效果，兩種藥物應間隔五分鐘，點完藥時可壓住眼頭，防止藥水流入喉嚨。將藥水放置陰涼處，不要曝曬於陽光下。另外，長期服用類固醇藥物會使眼壓升高，除了平常定期測量眼壓外，在其他科求診時，應告知醫師青光眼病史，多一點耐心好好用藥，可避免眼盲的發生。

乙型腎上腺阻斷劑

藉由減少眼內液體的分泌來降低眼內壓。分為非選擇性的乙種腎上腺阻斷劑和BETA-1選擇性的乙種腎上腺阻斷劑。一般劑量為每眼一滴，一天使用一到兩次，根據使用的藥物來選擇次數。這類眼藥水會有暫時性的、輕微的眼睛不適感和視覺模糊。病患若有氣喘，可能導致氣喘發作次數增加。

臨床上常見的乙型腎上腺阻斷劑眼藥水有TIMOLAST® 0.5% Ophthalmic Gel Forming Solution（欲目明0.5%點眼液）、TIMOLOL 0.5%® Ophthalmic Solution，（滴目露眼藥水0.5%）。

碳酸酐脢抑制劑

碳酸酐酶是一種在許多身體組織包括眼睛都可發現的酵素，它可以催化與二氧化碳水合及碳酸脫水有關的可逆反應。降低房水分泌，被認為是經由減緩碳酸氫根離子的生成，以及隨後降低鈉及液體的運輸。最後結果是降低眼內壓。也是藉由減少眼內液體的分泌來降低眼內壓，這類的藥物有眼用藥水及藥丸的形式。眼用藥水比藥丸有較少的副作用，而且較容易被病患所接受使用。

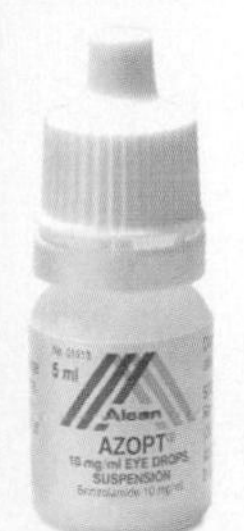

AZOPT®，愛舒壓

但這類的眼用藥水會造成暫時性的眼睛不適，眼睛泛紅和視力的模糊，有時候它們也會造成頭痛。臨床上常見的碳酸酐脢抑制劑有AZOPT® 1% Eye Drops（愛舒壓點眼懸液劑）。

縮瞳劑

毛果芸香鹼是一種具有直接作用擬膽鹼藥物，透過刺激Muscarin receptor（毒蕈鹼受體）而起作用，使瞳孔括約肌、睫狀體收縮，進而使房角開放，房水排出，降低眼壓。縮瞳劑被用來降低眼內壓已經超過一百年的歷史了，但必須要一天使用三到四次才能達到效果。臨床上常用的縮瞳劑有Pilocarpine® HCl Oph Soln 4%（毛果芸香鹼點眼液）。

青光眼如同糖尿病、高血壓慢性病一樣，不管藥物治療或手術都只是控制病情，均需定期檢查，以免惡化而不知。一般而言，青光眼的視神經破壞為不可逆變化，所有的治療均是用來防止進一步的破壞，同時保存現有的視覺功能。

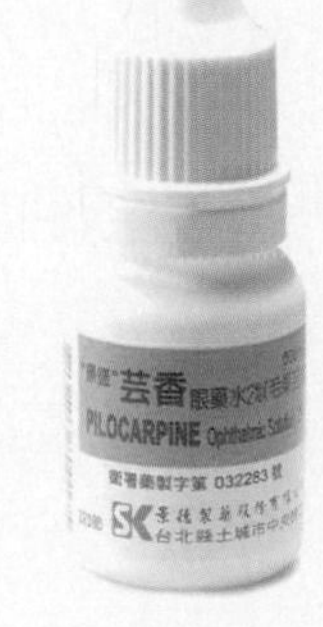

Pilocarpine®，毛果芸香

皮膚及黏膜藥物

黃詠銘　藥師

- 痤瘡
- 異位性皮膚炎
- 足癬
- 乾癬

痤瘡

案例1

小清，國二學生。

由於正值青春期，臉上長滿了不少的痘痘，因為看起來不美觀，再加上錯誤的觀念，覺得痘痘已經成熟了，應快快把膿頭擠出來，所以平常上課時，就愛以手擠壓患處。因此臉上多了不少的疤痕。

案例2

小燕，保險推銷員。

由於上班的性質，給人的第一眼印象很重要，偏偏臉上又有很多痘痘，再加上專業知識不足，聽信朋友的建議，自行購買坊間含類固醇的藥膏拚命在痘痘上塗，初期見患處消炎了，自然高興不已；然而長期塗用的惡果，類固醇的副作用逐漸浮現，包括皮膚萎縮、色素改變、微絲血管擴張，青春痘的問題沒有解決，反而更加惡化，之後看到了網路上的資訊，又買了更多種的保養品，只是，亂擦的結果，情況不但沒有改善，反而長滿了更多的膿疱，著急的她，不知如何是好……

痤瘡，即是一般民眾所稱之「青春痘」，為目前最常見的皮膚病，因為毛囊皮脂腺分泌出口阻塞而引起，主要長在臉上，少數在胸前，肩膀及背後。發生率並沒有性別的差異，任何年齡層都會有類似的困擾，通常發生的高峰期會在十六至十九歲之間，大部分的人會在二十五歲之前緩解，然而，男性的痤瘡大部分都會來得更嚴重。

引起痤瘡的原因有很多種，旺盛的皮脂腺是必要的條件！主要是毛囊與皮脂腺被皮脂及角質塞住、雄性荷爾蒙刺激皮脂分泌、痤瘡初油酸菌增生等。皮脂腺主要受到雄性荷爾蒙影，雄性荷爾蒙（睪固酮）主要由男性的睪丸、女性的卵巢或腎上腺所製造。青春期時，雄性荷爾蒙會不斷地刺激皮脂腺，造成過多油脂的分泌。此時，毛囊裡面的細菌（痤瘡初油酸菌）與毛囊內的物質（如油脂）起了反應之後，容易引起發炎。毛囊阻塞的越嚴重，形成的痤瘡的機率也就越高。

有一些外在因子會讓已經形成的痤瘡更加惡化，如：不當的化妝品、太熱或太濕的環境、壓力、不正當的飲食、服用某些藥物（如Danazol）、服用含有高濃度黃體素的避孕藥……等。

痤瘡主要可以分為兩種：黑頭粉刺（開孔性）與白頭粉刺（閉孔性）。白頭粉刺通常會伴隨發炎的反應，表淺發炎會以丘疹與膿疱的方式表現，深度發炎則會出現結節和囊腫，這也是疤痕形成的原因。

疤痕的生成以及色素的沉著是促使病人就醫的主要因素，然而治療往往很困難而且令人失望，痤瘡是一種慢性病，需耗費數月至數年的治療時間，才能控制病情，痤瘡形成主要原因為：毛囊與皮脂腺單位被皮脂及角質塞住、雄性荷爾蒙刺激皮脂分泌、痤瘡初油酸菌增生。在治療上主要就是針對這些病因來著手，如果讓病人了解痤瘡的本質及治療的原理，通常可以增加病人對藥物的配合度。目前有很多局部使用的藥物在藥局都買得到，如果正確地使用，通常都會得到不錯的效果，然而，病人很容易因為資訊的不正確而濫用，所以在醫師確診為痤瘡前，千萬不要貿然亂購買來路不明的藥物。

治療的計畫主要分為以下四型：

1.發炎性粉刺型痤瘡

通常使用過氧化苯（Benzyl peroxide），若有發炎的跡象，則搭配局部抗生素使用。

2.丘疹性痤瘡

單獨使用外用抗生素，嚴重時會搭配過氧化苯及A酸。

3.膿疱性痤瘡

使用口服抗生素加上丘疹性痤瘡所使用的藥物。

4.結節囊腫型

通常會直接使用A酸，此類型之病人最好諮詢專業的皮膚科醫師。

對於痤瘡，除了保持皮膚之清爽外，選擇適合自己的保養品、洗面乳是很重要的，過度清潔皮膚對於治療痤瘡沒有任何益處，對於皮膚只是一種刺激。主要治療藥物如下：

局部性治療

過氧化苯（Benzoyl Peroxide）

第一次被應用在皮膚科是在西元1905年，但在1934年才確認它的療效，之後陸續研發出含水基質之後，過氧化苯目前是最廣泛使用在痤瘡的藥品，主要是它可以單獨治療輕度的痤瘡，也可以搭配其它藥品治療較嚴重的痤瘡。

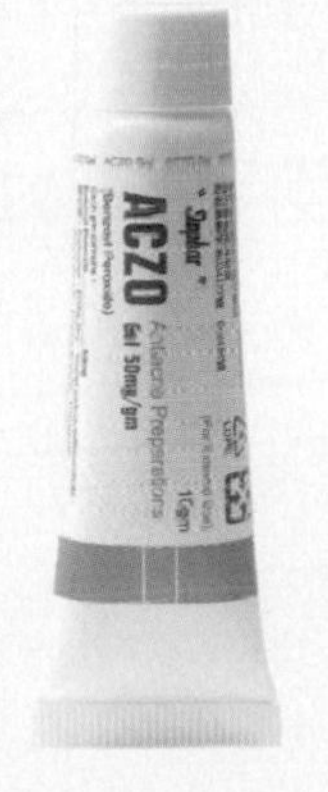

ACZO®，雅若凝膠

過氧化苯（ACZO®；雅若凝膠）之所以用在痤瘡主要是透過它的殺菌效果，過氧化苯在我們的皮膚上代謝成「苯甲酸」之後，能更深入我們的毛囊，清除皮膚表面的「痤瘡出油酸菌」及「金黃色葡萄球菌」，且可以減少皮膚表面40%的自由脂肪酸。

市面上含有過氧化苯的商品非常地多樣化，濃度從2.5%、5%到10%的藥水、液劑、乳霜、凝膠、洗面皂……等，每種劑型都有它的優缺點，膠狀的劑型能有效地釋出過氧化苯，但比較具有刺激性；藥水及液劑雖然藥效較差，但它的刺激性小，較適合於皮膚容易敏感的人；乳霜雖然使用上較為油膩，但在冬天時，卻是個不錯的選擇。

剛開始使用含有過氧化苯的藥品時，宜選擇較低的濃度（2.5%～5%）來降低對皮膚的刺激，通常一天只需要塗抹一次，要盡可能小心避開眼睛、鼻子及嘴巴附近的皮膚，使用後皮膚有紅腫灼熱或刺痛是正常反應。如果可以忍受過氧化苯的副作用，可以將用藥次數漸漸地增加到一天兩次，若在治療四至八週之後，沒有顯著改善，需調高藥品的濃度，以達到治療的效果。

過氧化苯主要的副作用為皮膚的刺激性，如果病人每兩天擦一次低濃度的過氧化苯後出現紅腫、脫皮的反應，此時有可能為過敏性接觸性皮膚炎，遇到這種情況，應立即回診，並選擇其他的治療方式。由於過氧化苯是過氧化物，頭髮及衣服有可能被漂白，所以在藥物完全乾燥之後，才能接觸到布料及毛髮。

A酸（Tretinoin）

為目前最有效果的藥物，主要作用為直接減少皮脂腺毛囊內角質細胞粘著，和臨床上所見紅腫及脫皮之效果無關；A酸也能抑制小粉刺的形成，較嚴重的痤瘡都是由粉刺演變而來，這也是A酸比其他藥物效果好的原因。

A酸目前的濃度有0.025、0.05、與0.1%乳霜，0.01與0.025%膠狀和0.05%液劑的配方，使用時，應從低劑量開始，而且使用次數以一天不要超過一次為宜，這樣可以減少皮膚的刺激性，也可以增加使用藥品的順從性。A酸一定要塗抹在完全乾燥的皮膚上，因為水分會使A酸的通透性更好，而增加不適的刺激感，塗抹時要盡量避開嘴唇、眼眶、及鼻孔周圍。如無法忍受皮膚紅腫的副作用，可以改成每兩天或每三天睡前使用。

剛開始使用A酸的病人會覺得痤瘡有惡化的情況，那是因為A酸會使粉刺內的殘餘物質釋放到皮膚上，通常這種現象會持續二至六週。由於A酸會使角質層變薄，角質層為皮膚抵抗紫外線的第一道防線，所以如果無法在夜間使用，出門時最好做一些防曬的措施，使用A酸的這段期間，也盡量使用溫和的保養品。由於A酸已證實會對孕婦造成畸胎，對於計畫懷孕的婦女必須要嚴格禁止使用。

A酸衍生物（Adapalene）

Adapalene（Tifforly®，蒂膚麗）主要用於治療丘疹及膿皰性痤瘡，機轉與A酸一樣，但抗發炎的效果比A酸來得好，作用更快，刺激性也較小，比較不擔心日曬。Adapalene目前有凝膠（Gel）與乳膏（Cream）兩種劑型，0.1%與0.3%兩種濃度，選擇上還是要依照醫師診斷

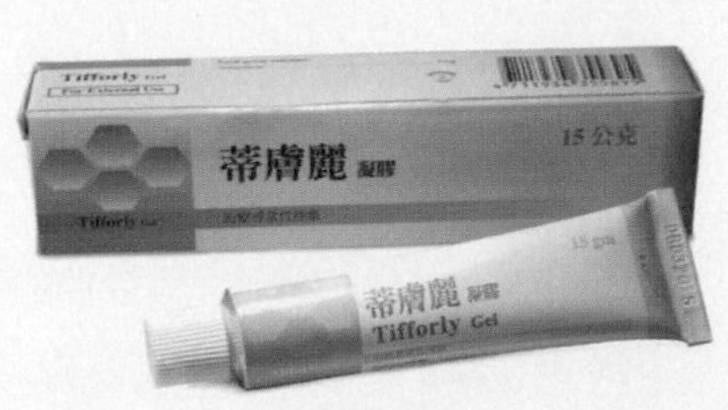

Tifforly®，蒂膚麗

後選擇最符合自己的種類。

杜鵑花酸（Azelaic acid）

濃度20%的外用杜鵑花酸（Leo®，蜜可舒），藉由表皮的角化正常化，抑制表皮層角化，溶解角質與粉刺，防止痤瘡的形成，並對毛孔粗大有改善能力。此外，杜鵑花酸可減少皮膚內部自由基的產生，具有抗發炎的效果，亦可抑制DNA合成與粒線體酵素的活性，進而阻斷黑色素細胞的過度活化，可用於痤瘡發炎後所引起的色素沉澱。杜鵑花酸還有抑制細菌合成蛋白質的功能，可用於痤瘡桿菌（Propionibacterium acnes）與表皮葡萄球菌（Staphylococcus epidermidis）引起之痤瘡。

與可能造成畸胎的A酸相比較，杜鵑花酸並無致畸胎性（Non-teratogenic），亦無致突變性（Non-mutagenic），因此孕婦亦可使用。此外，杜鵑花酸也不會造成光敏感性，適合白天塗抹。杜鵑花酸在使用初期，可能會出現暫時刺癢、泛紅的現象，此與其酸性有關，一般在連續使用一段時間後（例如二至四週，視個人膚況而定），這些刺激性的反應會逐漸緩解。

外用抗生素

應用在輕微到中等嚴重的「發炎性」痤瘡，或配合其他藥物治療嚴重的結節囊腫性痤瘡，因為不能溶解粉刺，所以不單獨使用於非發炎性痤瘡，常見的抗生素為氯林絲菌素（Clindamycin）、紅黴素（Erythromycin）、四環黴素（Tetracycline）及氧化四環黴素的衍生物（Minocycline）。

外用抗生素主要用來對付「痤瘡初油酸菌」，具有抗發炎的效果，一天使用兩次，通常兩週內就能見到效果，若要達到最大療效，則需要至少十二週的時間。一般的副作用主要是因為賦形劑所引起的紅腫或刺痛感。

水楊酸（Salicylic acid）

水楊酸是一種白色的結晶粉狀物，存在於自然界的柳樹皮、白珠樹葉及甜樺樹中。早期水楊酸是用來軟化硬皮或溶解角質的藥物。

水楊酸可以使角質層產生脫落，去除積聚過厚的角質層，促進表皮細胞快速更新。由於水楊酸是脂溶性的，更能順著皮脂腺滲入毛孔的深層，有利於溶解毛孔內老舊堆積的角質層，改善毛孔阻塞的情形，因此可阻斷粉刺的形成並縮小被撐大的毛孔。並減低因毛囊阻塞發炎而引發青春痘的可能性。

過度去除角質層，皮膚的防禦力會變差，可能會發生紅斑、搔癢、刺痛或者過敏現象，所以使用水楊酸需要加強保濕修復，最好避免接觸眼、臉、生殖器官及黏膜。也有少數人會發生對水楊酸過敏的症狀，就不適宜使用任何濃度的水楊酸。

全身性治療

抗生素

治療中等至嚴重程度的痤瘡，主要作用與外用抗生素一樣，都是抑制痤瘡初油酸菌的生長，也有抗發炎的效果。治療時，通常會併用外用藥物如過氧化苯和A酸來增加療效。抗生素第一線用藥為四環黴素：Tetracycline、Doxycycline、Minocycline。四環素（Tetracycline）為較早期四環黴素，但因為必須空腹使用與藥效沒有Doxycycline、Minocycline來的好，目前比較少用於痤瘡的治療，新一代的四環黴素為Doxycycline與Minocycline。

Minocycline為四環素的衍生物，比四環素更有親脂性，更容易堆積在皮脂腺毛囊，效果也比四環素要好，Minocyclin可以和食物一起服用，較沒有光敏感（日曬後易引起皮疹）的副作用，只是價格比較昂貴。

Doxycycline的效果與Minocycline相當，與一般四環素比較，Doxycycline由腸胃道排泄，不經由腎臟代謝，所以腎功能不全的病人，亦可安全服用，不需考慮減量的問題。由於Doxycycline有較高的比例出現光敏感的副作用，使用後盡量避免照射到陽光，外出時也要做好防曬的準備。

在治療初期，由於病況尚未獲得完全的控制，所以仍可能會長新的痘痘，經過一段時間，冒痘痘的速度會逐漸減緩。通常口服二週之後，可感受改善的效果。療程至少需治療五個月以上，有時甚至要一至二年。治療的最終目的為停止口服抗生素，單獨使用外用藥物來控制病情。

四環黴素使用時應避免與制酸劑（含有鋁、鎂、鈣）、牛奶、鐵劑、鈣片一起併服，會減少四環黴素的口服吸收率，若需同時使用，至少間隔一小時以上，以免影響治療效果。

四環素主要的副作用為噁心、嘔吐、光敏感性、阻礙牙齒與骨骼發育（孕婦、哺乳婦女、八歲以下的兒童禁止使用）等。另外四環素也容易引起陰道酵母菌感染，通常可以搭配外用抗酵母菌的配方來控制此情況。

當對四環黴素過敏或無法使用四環黴素時，紅黴素（Erythromycin）是另一種選擇，治療的效果與四環黴素相當，只是痤瘡初油酸菌較容易產生抗藥性，所以治療上主要放在第二線。主要的副作用為腸胃道的不適如腹瀉、噁心、嘔吐，通常與劑量有關。

使用抗生素治療痤瘡時一定要記得，在狀況未完全控制前，不要貿然停藥，以免尚未完全清除痤瘡初油酸菌的情況下，又使細菌大量滋生，甚至產生抗藥性的問題，讓後續治療困難度增加。治療期間也需要有相當耐心，遵照醫師指示按時服藥才能達到最好的效果。

13—順式—維生素A酸（Isotretinoin）

從1982年間開始使用，是治療頑固性結節囊腫型痤瘡的首選藥物。和其他痤瘡治療方式相比較，Isotretinoin（Roaccutane®，羅可坦）的效果較持久，但因Isotretinoin有致畸胎及其他潛在的副作用，所以很少用在輕微的痤瘡。

Isotretinoin主要的機轉為減少皮脂腺50～90%的體積，減少皮脂腺的分泌，間接地也會降低痤瘡初油酸菌的數目，而且效果可以持續一年以上。Isotretinoin因為能間接抑制嗜中性球及單核球的趨化作用，所以有直接抗發炎的作用。

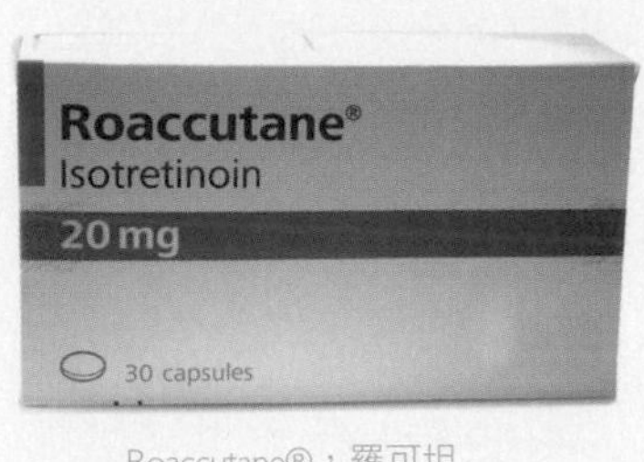

Roaccutane®，羅可坦

使用後通常二個月內會見到效果，一個療程大約十六至二十週。療程結束後，痤瘡會有復發的可能，但一般會比治療前還輕微許多，這時可以開始第二個療程，但必須與第一個療程間隔至少六個月。

幾乎所有使用過Isotretinoin的人都會有黏膜方面的副作用，如：皮膚、眼睛、鼻子及嘴巴乾燥，所以在治療Isotretinoin前，要先停用口服抗生素及外用藥，因為口服抗生素及外用藥會使皮膚乾燥的問題更嚴重，保濕霜是不錯的輔助用品，它能增加乾燥皮膚的水分與改善唇炎的問題。黏膜方面的副作用大多會在六週之後緩解。Isotretinoin會有光敏感性，若病人需長時間暴露在陽光之下，需擦防曬乳以免皮膚受損。然而Isotretinoin最大的副作用為致畸胎性，常常會造成流產及死胎，造成重大先天性畸形的機率是平常人的二十五倍，所以婦女在治療前一個月、服藥期間、一直到停止治療後的一個月內應避免懷孕。

荷爾蒙療法

目前已知動情素能治療女性的痤瘡，動情素可以拮抗男性荷爾蒙對皮脂腺的刺激，減少皮脂腺的分泌，動情素越高，抑制皮脂腺分泌的效果就越好，但相對的，副作用也就越多。一般常用的配方為低雄性荷爾蒙活性的黃體素及低劑量的動情素。

異位性皮膚炎

案例1

小英，大一學生。

八年前開始全身皮膚劇癢，並且脫皮，床上都是皮膚屑，不僅難過，因為從頭到腳幾乎體無完膚，也讓她自卑，影響社交生活。到醫院就診之後檢查發現她過敏度（IgE，免疫球蛋白E）很高，醫師診斷為異位性皮膚炎，經過免疫療法治療之後，病情快速改善。也逐漸恢復原有的自信。

小珊，有過敏性鼻炎，育有一歲的小嬰兒。

在一星期前，小嬰兒的臉部、頸部、四肢出現紅疹，因為搔癢的關係，不斷哭鬧，造成小珊生活上的困擾，仔細觀察，包尿布部位竟然沒有出現紅疹，諮詢醫師之後才知道自己的小孩有異位性皮膚炎。

異位性皮膚炎（Atopic Dermatitis）又稱異位性濕疹，是一種慢性、反覆性的皮膚發炎性疾病，有遺傳性，通常發生在嬰幼兒、兒童、及青少年時期，且60%的人在一歲前發病，30%在一至五歲時發病，全球約8-25%的人受到此病的煩惱，長期下來會干擾病人的睡眠、情緒、課業或工作，對病患與家人的生活品質均有非常大的影響。

雖然至今醫療科學尚無法得知發病機制，但經由多數的臨床研究發現數項確定因素：

皮膚角質層功能失常，導致皮膚內水分大量喪失，並使過敏原及化學物質穿透皮膚，造成皮膚產生過敏或發炎反應。

- 血中IgE上升。
- 搔抓試驗顯示陽性的風疹塊（Wheal）。
- 對於細菌病毒及真菌感染的易受性增加。
- 皮膚變得脆弱、乾燥且併發某些發炎症狀。
- 免疫功能失調，因此過敏原輕易穿透皮膚引發免疫反應。

異位性皮膚炎常常伴隨其他過敏的症狀，如：氣喘、過敏性鼻炎、結膜炎等。環境中的因子會加重病情，常見的過敏原為塵蟎、動物的毛屑、蟑螂、黴菌、花粉、牛奶、蛋白、麥、海鮮。溫度、情緒與壓力也是因素之一。

癢是異位性皮膚炎最主要的特徵。患者皮膚亦可能會紅腫、丘疹、有水泡及結痂。皮膚亦比一般膚質較為乾燥；長期患者的皮膚會變厚及膚色加深。患處會因患者不斷搔抓而破裂，滲出液體，嚴重的話可引起細菌感染，出現流膿現象。通常隨年齡的增長，發病的部位也不盡相同：

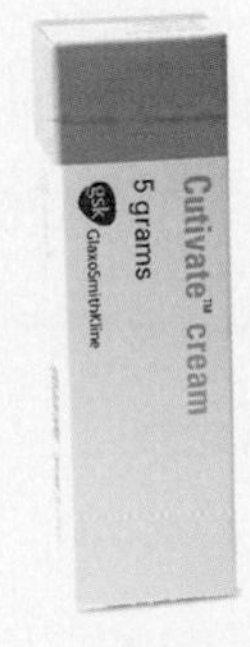

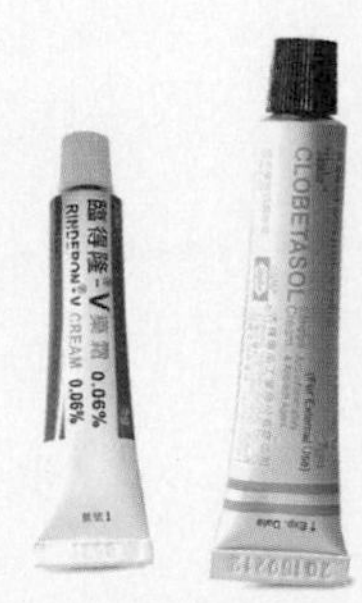

1.幼兒期（二歲以下）的異位性皮膚炎多發生在臉部、頸部、四肢的伸側（手肘和膝蓋），與尿布疹不同，包尿布部位通常不會發作。會持續二至三年。

2.兒童期（二到十二歲）的異位性皮膚炎，皮膚會呈現「癢疹型」或「苔蘚化」造成灰褐色皮屑、皮膚變厚、粗糙且深的皮膚紋路或黑色素沉澱，大部分發生在手肘前凹窩、膝膕部（膝蓋上側）及頸部，比較嚴重的甚至可到全身。衣物緊密包覆患症部位導致摩擦更會加重病情，或是兒童因搔癢而抓患部也會使症狀惡化，甚至成為一個惡性循環：「越癢越抓、越抓越癢！」多數病患可於十二歲前逐漸痊癒，極少部分病人會再延續至第三期。

3.青少年期（十二歲到成年人）常見於四肢屈曲部位，甚至於手掌及腳掌。一般而言病患應在三十歲前後可痊癒。並不是每個病人都會經歷以上三期，大部份會在前兩期就痊癒。

目前沒有單一抽血或是檢驗項目，可以用來確定診斷異位性皮膚炎。醫師診斷異位性皮膚炎主要靠的是臨床診斷，需要符合四項主要特徵中的至少三項：

1.**皮膚搔癢**

2.**典型的皮膚症狀型態及區域分布（嬰幼兒期在臉部頸部**

及四肢伸側、兒童期後在屈側）

3.持續慢性或反覆性皮膚炎長達六個月以上

4.個人或家族有異位性體質

異位性皮膚炎為一種慢性的疾病，目前並沒有辦法根治，且患者大多數為兒童，家長在其中扮演的角色相當重要，家長事先的教育就顯的非常重要，了解身為照顧患者的重要性以及以後會面臨到的難題、對於自己與小孩進行心理輔導是首要任務。治療的目的要著重於控制、減輕病情，避免接觸危險因了，緩解發病時所造成的搔癢，並預防再度復發。

依疾病程度可以制定出各種治療計畫，包括環境的轉換、皮膚的照護技巧、使用外用類固醇、口服抗組織胺、選擇性使用全身性類固醇。

治療的方法可分為藥物與非藥物治療。

非藥物療法

1.照護乾燥的皮膚：異位性皮膚炎患者常有皮膚乾燥的困擾，在生活上宜使用溫和及保濕的沐浴乳及乳液保養皮膚，每天可以塗抹二次以上的保濕乳霜，使患者皮膚保持濕潤，但要注意乳霜中所含的成分是否會刺激到患者的皮膚。溫水（低於60℃）浸浴可以暫時減輕患者皮膚的搔癢感，淋浴的效果較差，在水裡添加燕麥片、浴油、或煤焦油（tar）類的製品會有加乘的效果，刺激性的化學製劑（藥皂、紅水或其它殺菌劑）應避免使用，浸浴的同時可以幫助增加皮膚的含水量。嚴重的異位性皮膚炎患者可以使用濕敷法（Wet-dressing）來進行治療。患者先以1：20的Burow氏溶液或純水來做濕敷，每次約二十至六十分鐘，一日三到六次。

2.避免溫度變化太大：太熱的環境會加重搔癢的感覺，所以處於高溫的環境時保持涼爽避免流汗與太陽直接照射。汗水及陽光皆會刺激皮膚，因此應儘量讓病人處於常溫的環境中，避免冷熱變化太大而造成病情的惡化或復發。可以適度使用空調，依照室內外情況調整衣服；但不需要為了避免太熱或流汗，限制嬰幼兒活動，運動有其他更大的健康好處，只是運動之後應該盡快洗澡、擦乾、擦保濕劑、並更換衣服。

3.減少環境中的過敏原：灰塵和塵蟎是常見的過敏原，床單、被單等要常常清洗，減少塵蟎與灰塵的數量就可以減少發作的次數，部分病人會對某些食物過敏，如果發現容易引起病狀的食物，最好能加以避免，不過並不需要對飲食作過多的限制。

4.預防感染：搔抓容易使皮膚產生傷口而發生感染，一但發生感染往往會加重異位性皮膚炎的病情，因此要特別小心處理皮膚傷口以預防感染。

5.紓解情緒壓力：情緒壓力會使異位性皮膚炎惡化，不管是課業壓力、親子或同儕壓力，甚至疾病本身搔癢和外觀的困擾，都是可能的壓力來源，所以治療異位性皮膚炎之外，也應該透過各種方法讓病人自己和其同儕（多是小朋友）了解並接納這個疾病，並由家長、老師、醫療專業人員幫忙一起紓解其他情緒壓力。

6.藥物治療

外用類固醇

局部類固醇藥膏具有消炎、止癢及血管收縮作用，經常使用於異位性皮膚炎的急性發作，可以立即改善搔癢的症狀。外用類固醇藥膏有很多種，依活性的不同，類固醇藥膏有強效與弱效的差別，要選擇何種效果的類固醇必須取決於患者症狀的嚴重度及影響的部位。急性發作時，可連續使用七至十天的高強度的類固醇來減輕病情，之後再換成弱效的類固醇藥膏繼續使用數週，直至病情穩定。常見類固醇藥膏列表。

常見外用類固醇

效價	成分	劑型
強效價	Clobetasol（Clobetasol®，可立舒）	乳膏
中效價	Betamethasone（Rinderon®，臨德隆）	油膏
	Desoximetasone（Chemin®，去敏）	油膏
	Fluocinonide（Topsym®，妥膚淨）	乳膏、洗劑
低效價	Fluticasone（Cutivate®，克廷膚）	乳膏
	Mometasone（Elisone®，安膚樂）	乳膏

類固醇屬於免疫抑制劑，長期使用強效的類固醇藥膏會導致患者塗抹部位的皮膚變薄，尤其塗抹部位是在臉部及皮膚皺摺處則會產生萎縮及毛細管擴張、色素異常、青春痘的情形，除非大面積長時間使用，局部使用造成全身性類固醇的副作用不常見。

若須長期性使用類固醇藥膏的異位性皮膚炎患者則選用弱效性的類固醇藥膏較為安全。

藥膏劑型的選擇取決於患者的接受度及所處的外在環境因素，通常對於乾燥的皮膚來說，軟膏是較好的潤膚劑，但處於氣候潮濕的地方，軟膏則可能令人悶窒。

抗菌藥膏

由於患處會因患者不斷搔抓，一不小心，就抓破皮膚，嚴重的話可引起細菌感染，出現流膿現象。如果細菌對皮膚的侵犯程度不高時，局部抗菌藥膏也常用來治療異位性皮膚炎患者。金黃色葡萄球菌（Staphylococcus aureus）是最常見的感染菌種，首選藥品為Fusidic acid、Erythromycin、Bacitracin藥膏，Neomycin對患者皮膚的刺激性較大，為二線用藥。另外患者也可以使用含有Triclosan或Benzalkoniumchloride的藥劑擦洗身體來防止感染。

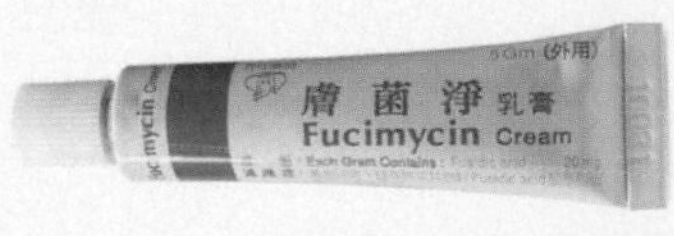

fusidic acid，膚菌淨

Topical calcineurin抑制劑：Tacrolimus和Pimecrolimus

免疫抑制劑藥膏，為目前最新的藥物，使用上不會有類固醇的副作用。主要是抑制T淋巴球的增殖，阻止細胞激活素（Cytokines）的釋出，改變發炎細胞的表面抗原，可以有效抑制皮膚的免疫反應，又不會造成像類固醇一樣的副作用，更重要的是，還具有預防異位性皮膚炎惡化的效果。

Pimecrolimus（Elidel®，醫立妥）主要的適應症為「第二線使用於二歲以上孩童、青少年及成人異位性皮膚炎之短期及長期間斷治療」，含Tacrolimus（Protopic®，普特皮）的適應症為「第二線使用於二歲以上孩童、青少年及成人因為潛在危險而不宜使用其他傳統治療、或對其他傳統治療反應不充分、或無法耐受其他傳統治療的中度至重度異位性皮膚炎患者，作為短期及間歇性長期治療」。

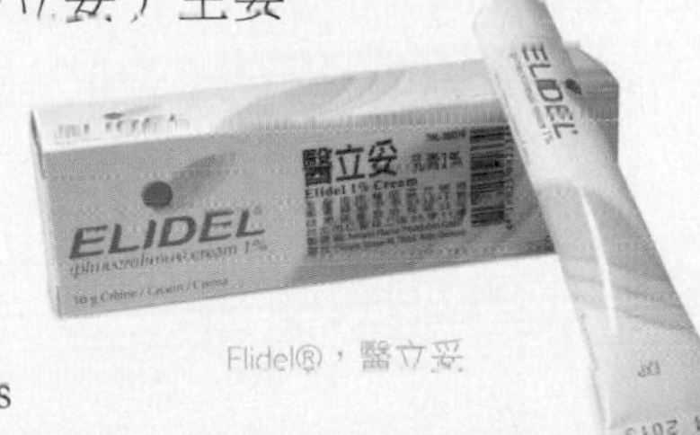

Elidel®，醫立妥

兩者效果較目前一線藥物類固醇藥膏緩慢，用藥後約三天可以明顯降低搔癢的程度。投藥初期會有輕微灼熱、刺癢感，短時間即會消失，且若投藥量控制得宜即無全身性副作用，但此成分禁止使用於感染性皮膚病灶，同時使用期間需避免日曬或紫外線照射。

然而長期使用局部免疫抑制劑之安全性尚未建立，曾經有使用Topical calcineurin抑制劑（包括：Pimecrolimus與Tacrolimus）治療之病患中，極少數出現惡性腫瘤（Malignancy，例如：皮膚癌或淋巴癌等）的案例報告。因此，任何年齡層患者使用該藥品都必須避免連續長期使用，該藥品並未被核准使用於二歲以下兒童。

抗組織胺

口服抗組織胺有兩項優點：止癢與鎮靜。鎮靜作用對治療異位性皮膚炎患者的皮膚搔癢具有相當的助益，第一代抗組織胺藥物具有嗜睡的副作用，剛好可以同時解決晚上搔癢影響睡眠的問題。新型抗組織胺不具有嗜睡等副作用，較適合使用於白天。常見抗組織胺如下表。

常見口服抗組織胺藥物

效價	成分
第一代（有嗜睡副作用）	Cyproheptadine（Pilian®，配你安） Chlorpheniramine（Orolisin®，歐樂麗疹）
第二代（較少嗜睡副作用）	Cetirizine（Cetia®，暢寧） Ebastine（Ebastel®，益必舒） Fexofenadine（Fynadin®，汎敏定） Levocetirizine（Xyzal®，驅異樂） Loratadine（Lomidine®，樂敏定）

口服類固醇

只使用在嚴重、急性發疹期或其他治療效果不好的病人。且長期使用所造成的副作用對患者本身也有相當大的影響，因此治療時間以不超過五至七天為主。常見的類固醇為Prednisolone（Donison®，樂爾爽）、Dexamethasone（Dorison®，德立生）、Cortisone（Cortisone®，乙酸可體松）。

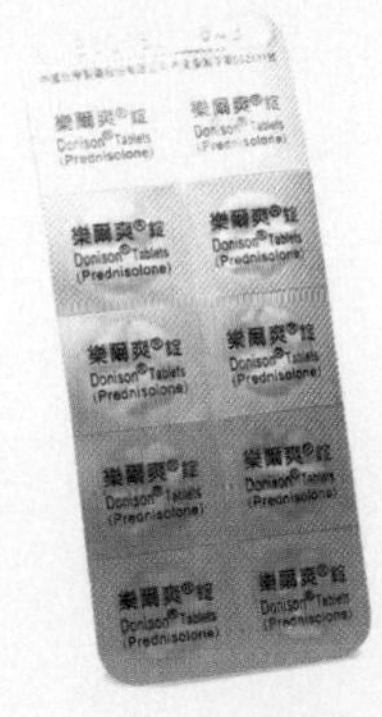

Donison®，樂爾爽

其他

口服免疫抑制藥物包括Cyclosporin（Sandimmune®，新體睦）、Azathioprine（Azamun®，亞沙夢），因為副作用的考慮，通常都留作其他治療效果不好的後線治療。Cyclosporine可以有效控制異位性皮膚炎患者的症狀，主要抑制T淋巴球有關的免疫反應且可以減少細胞激活素（Cytokines）的釋出，使用後一至二週會有明顯的改善，治療效果可以維持六至八週，然而停藥之後再復發的情形相當高（50～75%），長期服用產生的副作用如高血壓和腎毒性限制了Cyclosporine治療的角色。不過，就短期治療而言，Cyclosporine對異位性皮膚炎患者來說仍是一個有效、安全及耐受性良好的治療選擇。Azathioprine低劑量

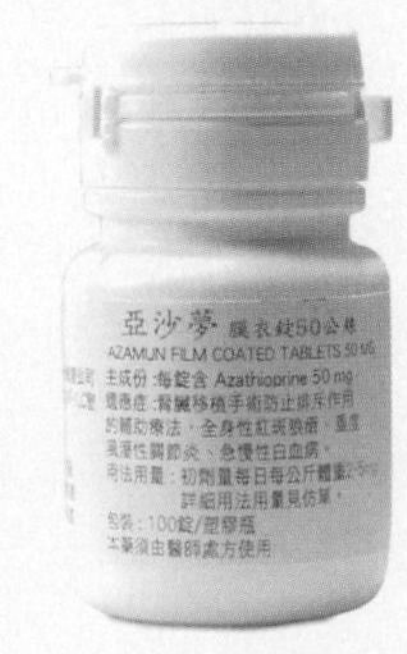

Azamun®，亞沙夢

就對異位性皮膚炎有良好的治療效果，主要產生的副作用為噁心、疲倦、肌肉疼痛及肝毒性。與其他口服的治療藥物相比，Azathioprine屬於較安全的藥物，因此可以用於異位性皮膚炎患者的長期性治療。

異位性皮膚炎是一種複雜又麻煩惱人的疾病，但只要家長、病人、醫生能夠充份溝通與信賴，配合適當的藥物控制，避免「搔癢—抓—搔癢」的惡性循環，常常保持居家環境清潔乾淨，遠離過敏原，相信治療異位性皮膚炎會有令人滿意的結果。

足癬

案例 1

小怡。

愛漂亮的小怡，喜歡穿雪靴，但又怕腳悶住一整天，不只腳會臭還會得香港腳，特地到販售網路商品的格子舖，買來這個號稱可以除腳臭除濕氣，還可以預防香港腳的鞋粉，只要輕輕的灑在鞋子裡，保證你的腳整天乾爽，小怡以為自己找到了寶，沒想到，使用了兩天後，兩隻腳底不但又癢又腫，甚至還不斷脫皮，癢到受不了，手一直抓脫皮的傷口，被抓到流血甚至還潰爛發炎。小怡說自己一雙漂亮的腳，就是因為用了這個號稱「一灑見效」的鞋粉，才會變得這麼嚴重。一看醫生才發現，自己竟然得了香港腳。

小舜，職業軍人。

小舜是一位職業軍人，整天穿著不透氣的軍靴，由於台灣的天氣悶熱潮溼，一整天下來，腳的臭味實在無法忍受，尤其在季節交替時，常常癢的沒辦法出操，嚴重的時候，腳掌了許多的小水泡，止癢藥膏一開始有用，可是越擦越沒有效果。最近，連手都癢起來了，而且還脫皮的很嚴重，奇怪的是，只有一隻手有症狀，另一隻手是完好的……。

足癬（Tinea Pedis），就是大家口中的「香港腳」，也被稱為運動員腳（Athlete's foot）。香港腳名稱來源與英國派軍駐香港有關。清朝於第一次鴉片戰爭戰敗後，割讓香港給英國。相對於英國的氣候，香港潮濕悶熱許多，加上沉厚不透氣的軍靴，很多軍人的腳掌都患了不明皮膚病，長了許多細小的水泡，有些紅腫化膿，奇癢難忍，歐洲醫生從未見過此種病，就將其視為香港的一種流行病，並命名為香港腳（Hong Kong foot）。隨著西方醫學在華人地區的發展，早期的翻譯名稱「香港腳」就取代了「足癬」，成為最通行的名稱。

足癬，簡單地說就是「腳發霉了！」是因一種或數種黴菌（皮癬菌）或念珠菌侵入皮膚表皮層，造成腳趾縫、腳趾頭、腳掌、腳跟、足緣或腳背等足部的感染。香港腳的患者百分之八十五以上是因皮癬菌所造成。

主要的皮癬菌有三大類：毛癬菌（Trichophyton）、表皮癬菌（Epidermophyton）、小芽胞菌（Microsporum），通常只侵犯皮膚的角質層。念珠菌的感染通常會發生在免疫力較差的患者身上，例如糖尿病、愛滋病等。足癬為接觸傳染，自浴室地面、公用拖鞋、毛巾、鞋子、襪子都可培養出此類黴菌。

足癬常見的症狀為：劇癢、起水泡、脫皮、皮膚糜爛、皮膚過度角質化而造成厚皮。不同類的皮癬菌在不同人的腳部會造成不同的症狀，因此有些患者會覺得劇癢無比、有些人腳會脫皮、有些人會起水泡，有些人腳很臭。如果黴菌經由手的搔抓，或衣物進一步擴散，身體其他部位也可能有皮膚黴菌感染產生，造成股癬、體癬等；如果蔓延進腳趾甲，則造成「灰指甲」，會增加治癒的困難度。有些人的香港腳，特別是免疫功能不好，例如糖尿病病人，除了黴菌感染，因為搔抓或脫皮破壞了皮膚屏障，容易併發細菌感染，如果細菌進入比較深的皮膚或組織，就形成蜂窩性組織炎，甚至嚴重的筋膜炎。

另外有些人會因為香港腳引起一種稱做「id reaction」的免疫反應，基本上，這型病人的腳其實就是厚皮型香港腳，通常病人只有單側的手脫皮、會癢。此時若醫師警覺性夠高，能仔細檢查病人的雙腳，看到嚴重的厚皮、脫皮，那麼是兩腳一手皮癬病的可能性就很高了。

足癬的診斷通常藉由典型的臨床症狀和足部皮膚表現，很容易就懷疑有香港腳；更精確的方法為氫氧化鉀（KOH）溶液的試驗，刮取少量腳部表皮角質，泡在氫氧化鉀溶液裡，等到表皮組織被溶的差不多，再用顯微鏡觀察，如有黴菌的菌絲，就能夠確診為香港腳。而更進一步的檢驗，如黴菌培養、鑑定菌種、皮膚切片等，通常不太需要，只用在特殊情況的時候，例如基本的臨床症狀和檢驗無法確定診斷；或是常用的基本治療無效，懷疑可能診斷不正確；或是非足癬常見菌種的時候。

無論使用何種外用藥膏，為了達到最好的治療效果，使用前必須要將雙腳洗淨、擦乾後才能擦藥。

抗黴菌藥

局部塗的抗黴菌藥物種類很多，目前使用於皮癬菌的大部分屬於兩大類：Azoles，如：Sulconazole（Exelderm®，優足達）、Clotrimazole（Myscoten®，黴克頓）類和Allylamines類，如：Terbinafine（Lamisil®，療黴舒），每一類又都有很多種，依據藥物的種類和香港腳病情的嚴重程度不同，每日塗抹的次數也不同，通常治療的療程約二到四週的時間，並確實完成全部療程。擦藥時，除了所有受侵犯的區域，還應該包括病灶外圍兩公分正常皮膚的區域，才能確保完整有效治療，當病情改善時，也要有點耐心，再擦藥一段時間後才停藥，以免再復發。

Azoles類抗黴菌藥物主要是影響黴菌細胞膜主要成分麥角脂醇（Ergosterol）的合成進而達到抗黴菌的效果。常見的Azoles類抗黴菌藥如下表。

常見Azoles類抗黴菌藥

藥名	成分	劑型
Mycosten®，黴克頓	Clotrimazole	劑型
Sulconazole®，優足達	Sulconazole	乳膏

單就抗黴菌的成分來說，Terbinafine是目前被認為最有效的藥膏，Terbinafine可干擾黴菌生合成麥角硬脂醇（Ergosterol）的先期步驟（抑制Suualene epoxidase），導致麥角硬脂醇不足，無法合成細胞膜而死亡。最新的劑型只要使用一次，效果可以達到十三天，常見的副作用為塗抹部位發生發紅、搔癢及灼熱感。

Tolnaftate干擾黴菌細胞壁的生合成效果與Azoles類相似，一天使用兩次，使用二天後搔癢的程度會減少，一般療程約四至六週，常見的副作用為皮膚的刺激感。

市面上單方的劑型比較少見，通常會搭配水楊酸如Pasca（保濕康）或搭配類固醇及其他抗生素如杏聯親水藥膏、四益乳膏等。

類固醇

使用合併有抗黴菌藥和類固醇的藥膏，可以使併有嚴重皮膚發炎的香港腳症狀好的比較快，例如通常可以讓搔癢症狀比較快改善。

但是類固醇也讓黴菌感染比較不容易根治，甚至長期使用會有類固醇帶來的其他皮膚副作用，只有醫師評估病情需要的時候才可以使用這樣的複方藥膏，特別要注意不能因為搞不清楚是什麼病，就亂槍打鳥選用這樣的複方。

角質溶解劑

含水楊酸Salicylic acid（Salic®，速立康）與Benzoic acid苯甲酸（安息香酸），適用於長期嚴重角化的香港腳。每日使用二至四次。

Salic®，速立康

Urea藥膏

一般皮膚角化症患者（如：富貴手、魚鱗化皮膚）常因皮膚之乾燥所引起搔癢，進而乾裂、脫屑，不僅影響生活品質，且容易觸發患者之心理障礙。Urea（Sinpharderm cream®，杏化乳膏）具角質溶解作用，對腳、掌之異常角化有軟化剝離效果。同時能增強角質水分。通常會先用水楊酸藥膏，再使用Urea藥膏來增強效果。

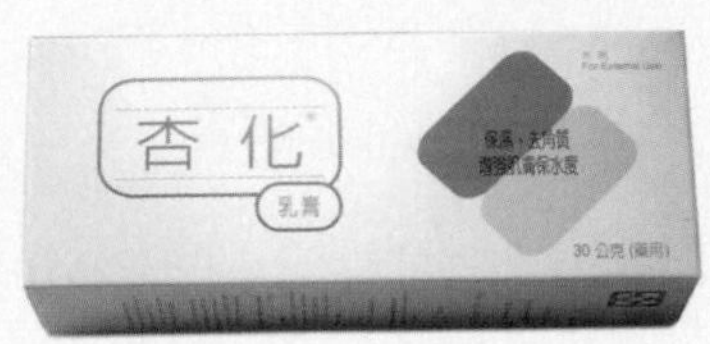

Sinpharderm cream®，杏化乳膏

口服藥物

Terbinafine（Camisan®，黴星平）、Itraconazole（Sporanox®，適撲諾）、Fluconazole（Diflucan®，膚康）等為最常用於皮癬菌的口服藥物，特別是針對高度角質化部份（厚皮），或久治不癒和沒有耐心每天擦藥的患者。服

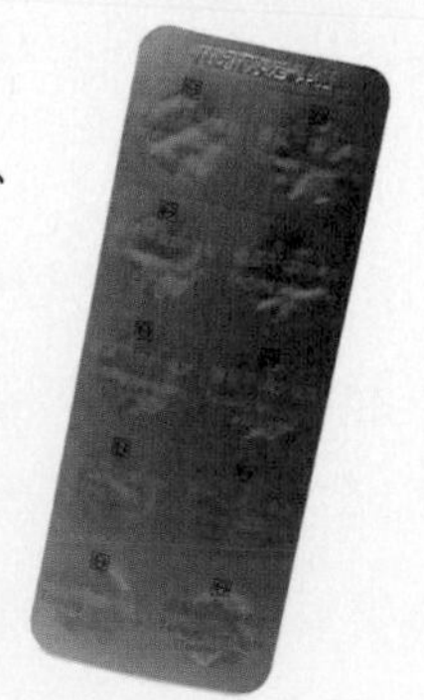
Camisan®，黴星平

用口服抗黴藥物的先決條件是必須肝、腎功能正常，且沒有服用太多其他藥物。如果吃過藥後會皮膚搔癢、起紅疹，就停藥提前就醫。如果會食慾不振、疲倦嗜睡，也應該告訴醫師。絕大多數的藥物反應在停藥後會自然消失。

預防勝於治療，如果黴菌用藥物治療好了，生活習慣的保養上仍然要改變，例如不透氣的鞋子、不吸汗的襪子等，都要換掉，足部衛生的維持也要徹底，尤其腳部多汗的人，或是糖尿病患者，更要小心。

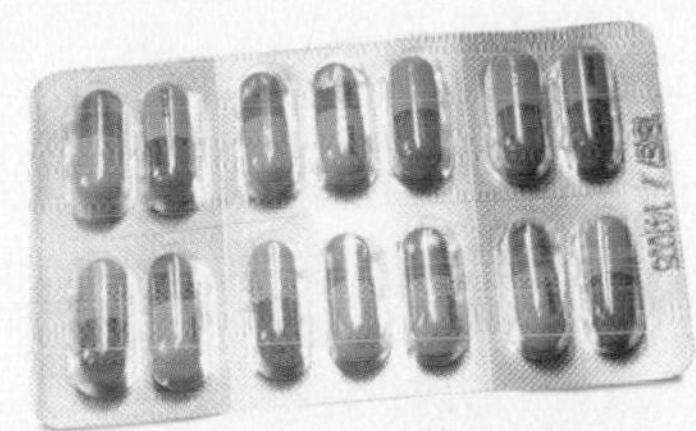

Sporanox®，適撲諾

足癬是接觸傳染的疾病，所以家中患有此疾者最好都接受治療，以免互相傳染。足部環境的改善：保持足部的清潔與乾燥，沐浴時須用肥皂將足部清洗乾淨後擦乾。

白天上班穿易吸汗的棉製品或綿毛混紡的襪子（特別推薦棉質的五指襪），能穿通風的涼鞋更佳，且儘量縮短穿鞋時間。不要與他人共用襪子與鞋子、拖鞋；浴室地面保持清潔乾淨，不使用公共拖鞋。本疾患者亦不可與人三溫暖共浴或在地面赤足走路，會傳染給他人。

皮膚的防禦力完整、免疫力好的人，比較不容易得到香港腳。

乾癬

案例1

小銘，社會新鮮人。

剛從知名大學畢業，本應充滿幹勁，發揮所學的時候。然而面試時卻處處碰壁，因為他的皮膚有紅色斑塊，而且脫屑得很嚴重，急性期常會忍不住搔癢而抓破皮，看了醫師，才知道自己得了牛皮癬。

案例2

小安，二十八歲。

知道自己患了牛皮癬已經十年，因為沒乖乖服用醫師開的藥，病情不但沒有改善，反而有惡化的情況。由於皮膚的關係，小安非常自卑，深怕患部被其他人看到，大熱天也會加一件外套，這樣的生活讓她無法交到知心的好友，漸漸地封閉了自己。

乾癬俗稱牛皮癬（Psoriasis），是一種經常反覆性發作的慢性皮膚病，特徵是皮膚上出現紅色丘疹或斑塊，其上覆有多層銀白色鱗屑，故又名為銀屑病，牛皮癬患者皮膚的上皮細胞增生率是正常人的十二倍，正常皮膚則是二倍，而對皮膚損傷的速率是正常表皮細胞的七倍。臺灣總人口有1～2%（約四十萬人）受影響，男女比例差不多，大部分在二十至三十歲發病。牛皮癬是沒法治癒的，但是經由治療可以緩解疾病的症狀或預防復發。與一般認知不同，牛皮癬不是傳染性的皮膚病，然而因為皮膚的問題，患者在尋找工作時常常遭受挫折，特別是病情比較嚴重的個案。

近期研究顯示，牛皮癬可能是一種免疫系統失調疾病。主要是皮膚內的T-細胞免疫系統活性異常，造成皮膚發炎和過度繁殖。所有牛皮癬中約有1/3的病患是遺傳性的，主要和六號染色體短臂有關。使牛皮癬惡化的原因有很多，如溶血性鏈球菌感染、天氣、情緒、肥胖、壓力、藥物（使用治療高血壓的藥物『β阻斷劑』，治療憂鬱症的鋰鹽、抗瘧疾藥物、非類固醇抗發炎藥物等）等可能會引起牛皮癬爆發。

牛皮癬最常出現的症狀為疼痛和搔癢、關節活動受到限制和情緒上的困擾，皮膚會有紅色斑塊，表面粗糙且覆蓋一層層銀白色的鱗屑。這些斑塊有時候被稱做齒菌斑，通常會感覺搔癢和燒灼感。關節的皮膚可能會有裂痕。大部分牛皮癬通常出現於手肘、膝蓋、頭皮、下背部、臉、手掌、和腳底，但它也可能會影響所有的皮膚。牛皮癬也會影響手指甲、腳趾甲、和口腔內的軟組織及生殖器。牛皮癬還有一種特有的現象，將鱗屑剝開，裡面可能會有點狀出血，我們稱此為「奧斯畢次氏現象（Auspitz sign）」，可以幫助區分其他的慢性皮膚炎。另外，牛皮癬病患中約有30%會併發關節發炎。

醫師通常在仔細檢查病患皮膚狀況之後才會診斷牛皮癬。但是，因為牛皮癬有時候看起來和其他的皮膚病很類似，故增加了診斷上的困難。醫師可能需要用皮膚檢體做切片檢查，由病理科醫師以顯微鏡觀察皮膚切片的方式來協助診斷。

牛皮癬按病情輕重而可分為五類：

1.尋常性牛皮癬：亦稱板塊狀牛皮癬，約90%病患者屬於這類。大多分佈在手肘及膝蓋的伸側面，腰背部及頭皮。

2.滴狀牛皮癬：有小小的脫屑，典型地出現在受鏈球菌感染的咽喉炎之後，面積較細會脫皮。

3.倒轉型牛皮癬：只侵犯身體摺痕處，如：腋下、腹股溝、乳房下緣、肚臍、臀間裂縫及陰莖龜頭平滑、鮮明的紅色齒菌斑。倒轉型牛皮癬對摩擦和流汗十分敏感，也可能感覺疼痛或搔癢。

4.膿疱型牛皮癬：皮膚上會出現非感染性水疱。藥物、感染、情緒的壓力、或暴露於特殊化學物質中，都可能會引起膿疱型牛皮癬的發作。膿疱型牛皮癬身體發作的區域可大可小。

5.紅皮性牛皮癬：是一種急性發炎、紅斑、脫屑性疾病，會侵犯全身皮膚，皮膚上擴散性的紅腫和鱗屑，發作時經常伴隨著搔癢或疼痛。

牛皮癬的治療目標以「抑制皮膚過度增生」及「抗發炎」

為主，同時也要考慮牛皮癬的類型及侵犯的範圍，如果治療沒有效果或疾病發展得更嚴重，可能就要考慮加入或更換藥效更好、副作用更多的藥物。

外用藥物

潤滑劑及角質溶解劑

由於大部分牛皮癬患者表皮水分喪失的速度比一般人快，容易造成皮膚乾燥，潤滑劑有保濕的效果，可使角質層含水量增加，軟化角質，過度角化的部位就不易龜裂；皮膚水分變多，也能減少角質層內結合力，有助於鱗屑脫落。

大部分潤滑劑的組成是由礦物油、石蠟，以油溶於水的形式乳化，再加上濕潤的成分如甘油、尿素來加強保水的能力。越油的的配方通常保濕效果越好，只是一般人接受度不高，會有不舒適感，且每天使用以不超過三次為原則，因為塗抹次數太頻繁，容易阻塞毛孔，而引起痤瘡型毛囊炎，產生不必要的困擾。

角質溶解劑可以促進鱗屑脫落，最常使用的藥物為水楊酸。一般使用濃度為2～20%，有時會搭配其他配方來加強效果（如6%水楊酸＋60%丙烯乙醇＋20%甲醇酒精），水楊酸濃度越高，越適合治療較厚及過度角質化的板塊。水楊酸主要的副作用為耳鳴、噁心及換氣過度，不過通常是發生在高濃度製劑。

煤焦油（Polytar®，史帝富普麗）

煤焦油主要是藉由酵素的抑制作用及抗有絲分裂的活性，來抑制牛皮癬的病情。煤焦油的藥效比較緩慢，一天塗抹一到二次，持續使用四十天後，上皮會因煤焦油有穩定細胞的效果而變薄。由於它的味道以及會使衣物染色，病人大多配合度不佳，因此有配方稱Liquor carbonis detergens，是將煤焦油萃取純化後，再加入酒精製成10%的製劑，可以改善此問題。2～6%的水楊酸加上煤焦油做成乳霜狀、油膏狀或洗髮乳，效果也很好。

有時煤焦油也會合併紫外線治療，可以產生光和產物，抑制DNA合成，有加成的效果。不過，需注意長期使用有增加皮膚炎及內部惡性變化的潛在危險。

外用類固醇

最常用的處方用藥，單獨或與其他藥劑一起使用，一日使用一到二次。

外用類固醇可以減少DNA合成及上皮細胞有絲分裂，因此能改變表皮過度增生；此外，類固醇也可抑制發炎物質的生成。同樣的類固醇成分，會因為賦形劑的不同而有不同的效果，如凝膠狀比油膏狀有效，油膏狀又比乳霜狀有效，外用類固醇的藥效強度詳見表格。不同部位，適合的賦形劑也不相同，油膏狀類固醇較適合用於較厚、脫屑的板塊，乳霜狀適合用於對磨的部位，而頭皮及其他長毛的部位則凝膠、液劑、噴劑是較好的選擇。

在選擇藥物時，藥效較強的藥物應避免用於皮膚較薄的部位，如臉、對磨部位或皮膚屏障受損的部位，以免增加藥物的副作用。

局部常見的副作用為皮膚萎縮、脆弱易瘀青、傷口癒合不佳、微血管擴張、痤瘡型皮疹、色素改變、過敏、接觸性皮膚炎等，大範圍塗抹時，造成全身性副作用的可能性就越大。

維他命D3

Calcitriol是維他命D3的活化型，它能抑制皮膚上角質細胞的增生，能有效控制牛皮癬的病情，因為口服會造成高血鈣的副作用，因此現今都使用外用製劑。Calciprotriol是Calcitriol的合成類似物，Calcipotriol（Caltriol®，膚癬寧）和Calcitriol（Silkis®，施革欣）作用一樣，但幾乎不會影響血中鈣離子濃度（只有Calcitriol的1/100）。通常一天二次，連續使用八週，在使用第二週時，會有明顯的效果。使用時約有10～15%的病人出現燒灼、搔癢及刺激的副作用；1～10%病人出現皮膚乾燥、紅斑。

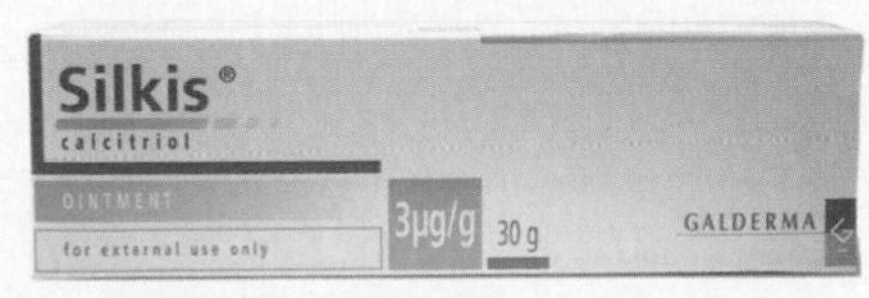

Silkis®，施革欣

維他命A酸（Retinoids）

維他命A酸治療牛皮癬的確切機轉尚不明確，與調節上皮組織的分化與增生有關，維他命A酸也有抗發炎的作用。民國七十五年在美國就普遍用於臨床上，當時的藥物為Etretinate與Acitretin，但是因為口服的維生素A酸衍生物會造成全身性的吸收，故易引起全身性的副作用，如疲倦、頭痛、食慾不振、唇炎、脫皮等毒性，因此大大地限制其臨床的應用。近年來研究者試圖將維生素A酸的構造做大幅度的修改，以期得到更具有選擇性藥效，且毒性更小的維生素A酸衍生物。Tazarotene（Zorac®，羅膚格）是新型的外用維生素A酸衍生物，一天只需使用一次，每日於夜晚使用一次。患有濕疹或傷口的皮膚，因可能會引起過度刺激而造成過敏性皮膚炎，應避免使用。此外，在使用Tazarotene期間因皮膚對光的敏感度增加，所以要避免日曬（包括日光燈），並使用至少SPF15以上的防曬油。維生素A酸及維生素A酸衍生物因為會造成畸胎的危險，所以生育年齡的婦女在接受治療期間、療程結束後兩年內一定要避孕。

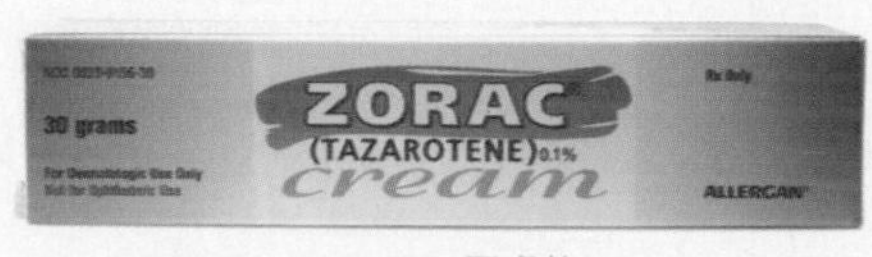

Zorac®，羅膚格

蒽酚（Anthralin）

蒽酚或蒽三酚主要機轉為抑制粒線體的DNA合成和抑制

多種細胞酵素，可以拮抗表皮細胞的增生，減少細胞有絲分裂，使上皮細胞結構正常化。Lassar' 糊膏由0.2～0.4%的水楊酸、0.1～5%的蒽酚所組成，主要應用於治療大片、慢性、板塊性牛皮癬（Ingram法），Ingram法為先泡煤焦油浴，再接受紫外線B光照治療，最後塗上Lassar' 糊膏，約四至十二小時後再除去。

蒽酚應用在牛皮癬的另一種療法為：短時間接觸療法。為使用0.1～0.5%低劑量的蒽酚塗抹在皮膚上六十分鐘或用5%高濃度蒽酚十至二十分鐘，此療法為應用蒽酚可以快速地穿越牛皮癬皮膚角質層的原理。無論是Ingram法或短時間接觸療法，病人皆可在家使用，每日一次，約三週可以見到效果。短時間接觸療法的優點為能減少刺激與不會使衣服染上顏色。使用時應注意，蒽酚不可使用在眼睛周圍、皮膚較薄的部位、對磨部位，會有刺激感。另外，蒽酚也有可能使頭髮及指甲變色。

抗微生物治療

由於牛皮癬會因皮膚或全身的感染而惡化，最常見為滴狀牛皮癬（常見於喉部受鏈球菌的感染），如病人受到鏈球菌的感染，可口服立放平（Rifampin®）合併盤林西林或紅黴素。

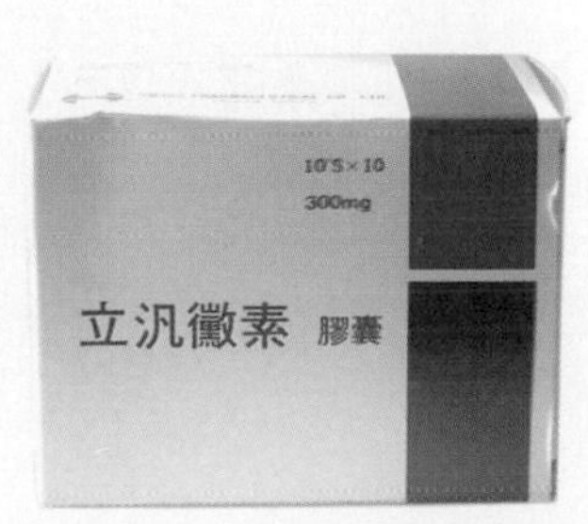

Rifampin®，立汎黴素

光照療法

單獨使用或合併其他療法，使用於中度到重度的病人。合併療法通常使用紫外線B或紫外線A搭配Psoralen（此方法稱PUVA），在PUVA治療前2個小時服用或外用光活性藥物（Psoralen），再照射紫外線A，主要機轉為抑制DNA合成及細胞增殖。二天治療一次，一般需要十至二十個療程，約四至八週，才會達到治療效果。紫外線B搭配煤焦油使用，會比任何一種單獨使用來得好，此配方稱Goeckerman regimen，晚上使用內含1～5%煤焦油，早上使用紫外線B，一週治療三次，通常十八週之後可以清除所有的病灶。光照療法適用於對局部治療沒有反應或全身性的牛皮癬病患，然而，光照療法的病患需審慎篩選，對於病患正在服用會引起光敏感反應的藥物，或有光敏感的病史者，都不應接受治療。照射紫外線最主要的副作用為照射時引起的燒灼感，可在下次治療前塗抹防曬劑、氧化鋅、或以衣物覆蓋來保護皮膚。

口服藥物

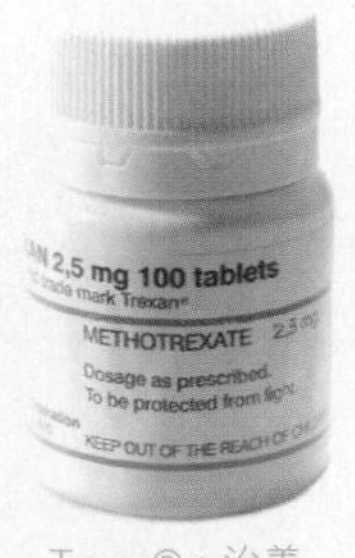

Trexan®，治善

Methotrexate（Trexan®，治善）

MTX為葉酸的拮抗劑，主要阻斷DNA及RNA合成與抑制皮膚的發炎反應，目前應用於嚴重頑固型牛皮癬。通常每週使用10-20毫克，單一次服藥或分成三等份，間隔十二小時服用。常見副作用為噁心及腸胃道不舒服，長期服用會有肝毒性及骨髓抑制，有嗜酒的病人不應使用，可能會有肝纖維化或肝硬化的風險。MTX不可使用於懷孕或哺乳的婦人。

Hydroxyurea（Hydrea®，愛治）

主要抑制DNA合成而影響細胞增生。效果比MTX差，也比較慢（六至八週），屬於後線用藥。

環孢靈（Cyclosporine）

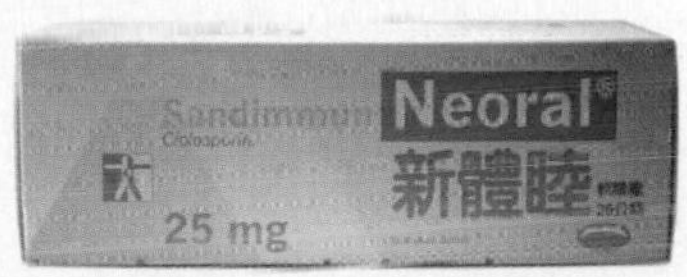

Sandimmune®，新體睦

Cyclosporine（Sandimmune®，新體睦）常用於移植的病人，作用在牛皮癬機轉不明，也許和抑制T細胞有關。由於價格昂貴，Cyclosporine只建議使用在其他藥物治療都沒有反應的病人，通常四至八週可以見到效果，常見副作用為腎毒性與高血壓，其他如肝毒性、神經學的不正常、牙齦過度增生、毛髮增多及淋巴癌。雖然口服Cyclosporine能有效清除牛皮癬的病灶，但因副作用太大，臨床上的使用較被限制。

乾癬是有遺傳性且慢性的終身病，目前無法有效根治，治療牛皮癬的方法很多，選擇上也要將副作用考慮進去，最理想的選擇是一個能夠提供足夠治療效果且不會減低生活品質的治療方式。

鎮咳祛痰及痰液溶解劑

陳怡珊 藥師

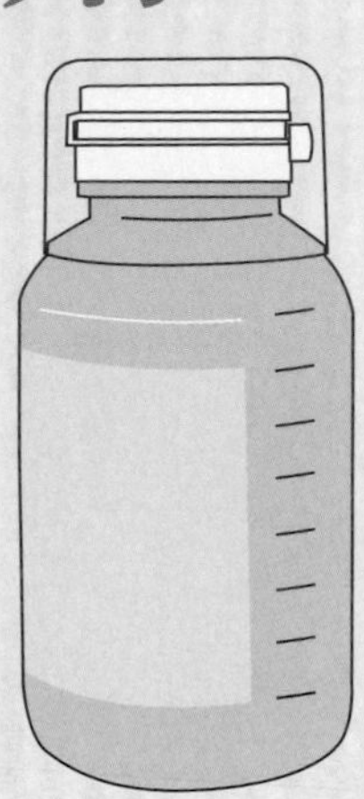

●咳嗽

咳嗽

案例1

張先生，三十四歲，從事文書工作。

自入秋以來倍受感冒之擾。一個月內感冒三次，每次症狀均不同，最近一次則是以咳嗽為主。為求方便，聽了同事的建議，直接到住家附近藥局買了一箱咳嗽藥水，放在辦公室，咳得厲害時就喝。幾天下來，咳嗽似乎漸漸好轉了，但好像沒喝糖漿就渾身不對勁。

吳小姐，新手媽媽。

雖然小孩已經快一歲大了，但只要一感冒，就擔心孩子會不會變為肺炎，想不通的是，明明痰音很重，可孩子就是咳不出痰。醫師開的咳嗽藥水都按時間服用，化痰藥也沒少吃，但總還是悶悶的咳。最近一次看診時聽了護理人員的建議，試著幫孩子拍痰，幾次下來，漸漸咳出痰了，症狀也隨之好轉

鎮咳劑

咳嗽是身體的保護機制之一，當延腦的咳嗽中樞接收到刺激後，將指令下傳至咽喉、橫膈及胸腹部的呼吸肌肉，進而引發咳嗽反應，目的則是為了清除呼吸道中的異物，包含：

呼吸道的分泌物、刺激物、外來物及微生物等。咳嗽也是感冒常見的症狀之一，但並非單一原因，其他例如：呼吸道或肺部感染（肺結核、肺炎等）、肺部腫瘤、藥物副作用、胃食道逆流等都有可能是造成咳嗽的原因，因此應從病因之確認及治療著手。然而，反覆而劇烈的咳嗽也會造成極度的不適，例如：肌肉痠痛、頭痛、睡眠中斷、聲音沙啞、尿失禁等，因此在查明病因的同時，鎮咳劑——也就是俗稱的止咳藥，在臨床上常被廣泛的處方及使用，以緩解這擾人的症狀。介紹常用止咳藥物如下：

Dextromethorphan（Medicon®，滅咳康）

是止咳的常用藥物，藉著抑制延腦的咳嗽中樞，在建議的治療劑量下，可發揮止咳的效果，常見的副作用則是：輕微暈眩、腸胃不適、嗜睡等，成人通常每次30毫克，一天服用三～四次，為了減少服藥的次數，也有持續釋放的劑型可供選擇，一天只要服用兩次，但持續釋放型是不適合咀嚼或剝半使用，如此會破壞特殊製型設計，影響持續釋放的設計，使用時要小心。除了用於咳嗽的控制，在臨床上也有將右旋美沙芬（Dextromethorphan）用於疼痛的控制，使用的劑量則相較於止咳要高些，有研究指出併用右旋美沙芬

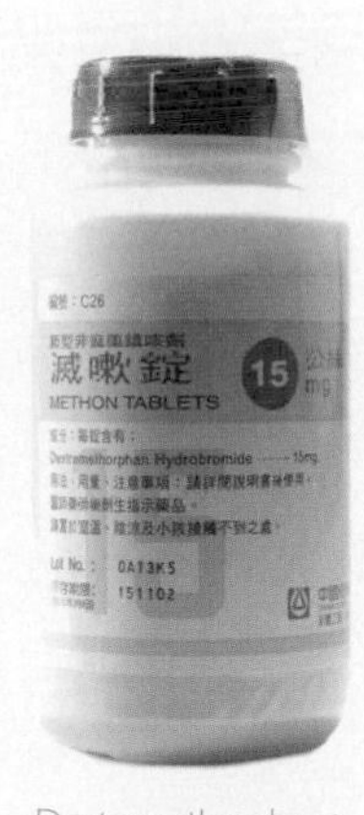

Dextromethorphan，右旋美沙芬

可減少嗎啡（Morphine）的用量。自1958年上市以來右旋美沙芬一直被認為是一安全的藥品，美國食品藥物管理局亦核定為非處方藥，然而高劑量右旋美沙芬所帶來的欣快感及取得方便已成為目前青少年濫用的藥物之一。

Codeine（可待因）

和右旋美沙芬作用相近，可待因也是作用於中樞的止咳藥品，然而除了用於止咳之外，可待因還有止痛的適應症，需特別注意的是，可待因為鴉片類止痛劑，具有成癮性，屬於二級管制藥品。可待因主要經由肝臟代謝，因為嬰幼兒的肝臟系統尚未發育完全，使用此成分藥品比較容易引起噁心、嘔吐、嗜睡等不良反應。衛生署為確保病人用藥安全，曾於民國九十五年評估可待因之風險效益，並在同年九月二十九日公告所有含可待因成分藥品應於藥品說明書加註警語：早產兒、嬰幼兒、兒童或肝腎功能不全之患者應該小心減量使用。2009年英國衛生部（Medicines and Healthcare products Regulatory Agency，簡稱MHRA）亦公布將含可待因成分藥品的適應症修訂為「短期使用於Paracetamol，Ibuprofen或Aspirin治療無效之急性、中度疼痛」，並加刊長期使用會導致成癮之風險等警語。此外還要求在病人須知中必須明顯標示「不可長期或不可超過三天使用可待因藥品」。衛生署也因此再次呼籲醫療人員及病人注意長期使用含可待因成分藥品有導致成癮的疑慮提醒。然而，市售止咳糖漿多數含有低劑量的可待因，早期因含量較低而列為成藥等級，亦即不需醫師處方即可自行於藥局購買，自民國八十三年起含有可待因的感冒糖漿及鎮咳、祛痰糖漿則加強管理，不僅限制可待因含量，也改為指示藥等級，同時藥品包裝需標明「長期使用易致成癮」，以提醒民眾。雖然，可待因於建議劑量之下不易有成癮之情形，然而許多民眾自行購買且未加限制的使用，可能因此發生成癮性而不自知，值得注意及宣導。

Benzonatate（Bensau®，剎咳得）

其化學結構較接近於麻醉藥品，和右旋美沙芬、可待因等常用的鴉片類結構之止咳劑不相同。剎咳得的止咳效果是藉著局部麻醉呼吸道、肺部、肋膜上之牽張接受器（Stretch receptor）而減弱其活性，進而減少咳嗽之反射。剎咳得是軟膠囊的劑型，如果在口中咬破，主成份在口腔釋出，可能造成口腔麻醉而有梗塞感，因此藥品說明書特別註明服用剎咳得時不可咀嚼，需直接吞服。鎮靜、頭痛、輕微眩暈以及吞嚥困難等不良反應曾被報告與服用剎咳得有關，而服用過量的剎咳得也有導致死亡的報告，大多數案例是發生在兒童，推測可能與藥品外觀極似軟糖因而誤食所致。

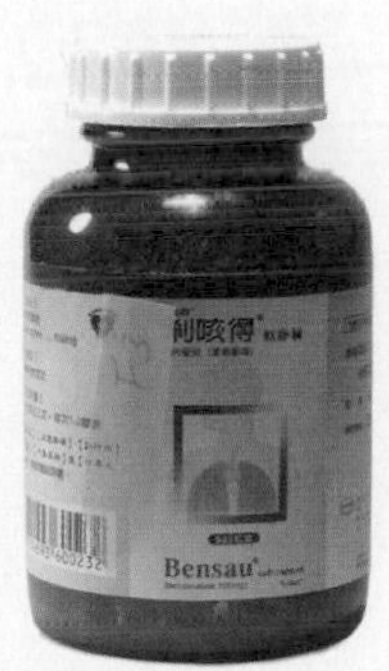

Bensau®，剎咳得

祛痰劑、痰液溶解劑

痰液是發炎反應物質（也就是白血球、死亡的細胞和細菌）和呼吸道黏液混合而成的膿狀分泌物，藉由呼吸道纖毛的運動和咳嗽可將痰液清出體外。雖然咳嗽是人體的反射動作，然而有些濃稠的痰液或者咳出能力不佳的病人族群（例如：小孩、老人或臥床的病患等），要能將痰液咳出可不是件容易的事。針對伴隨有痰液的咳嗽，一味的止咳可能無法讓病患的痰順利咳出，非旦沒有助益反而可能延誤病情，因此臨床上常會併用止咳劑與化痰藥以期能達雙重療效。所謂的化痰藥其實含括了兩類不同作用機轉的藥物，分別為：祛痰劑和痰液溶解劑，雖然作用不同但是目的都是要幫助病患將痰咳出，也因此一般習慣統稱作化痰藥。

Bromhexine（Bisolvon®，氣舒痰）
Ambroxol（Mubroxol®，平痰息）

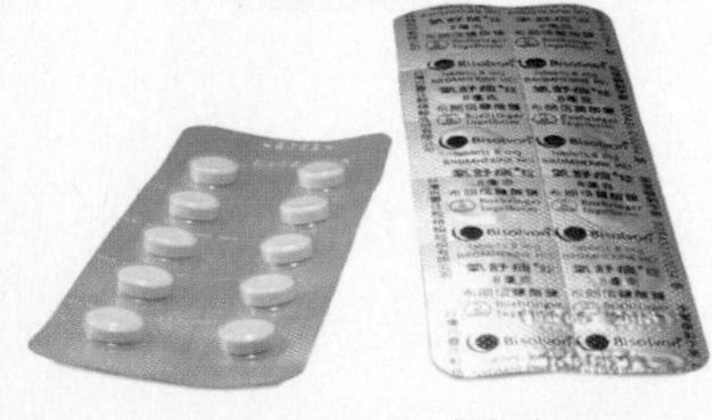
Bisolvon®，氣舒痰

是臨床上常用的祛痰劑，而平痰息則是氣舒痰在人體的活性代謝產物之一，兩者臨床上的作用相近。這兩種成份均含有溴分子，根據動物實驗的研究報告證實可促進呼吸管道的分泌作用，加速肺部表面活性物質的產生及刺激纖毛的活動性。這些作用的結果，可改善黏液（痰）的流動性及幫助排出，而液體的分泌和纖毛性黏液排清率的提升，則有利於祛痰作用及舒緩咳嗽效果。氣舒痰每錠含主成份Bromhexine 8毫克，成人建議劑量：每次一至二錠，每天三次服用，兒童使用則需減量使用。氣舒痰耐受性高，常見的不良反應多為胃腸道不適，例如：噁心、嘔吐、腹瀉等，也曾有過敏反應的報告，包含：皮膚紅疹、蕁麻疹、支氣管痙攣、血管性水腫等，仍需小心。除了用於祛痰，臨床上也有將氣舒痰用於乾燥症的報告，有臨床試驗指出，服用氣舒痰有助於乾燥症病患淚液的分泌，但也有些臨床試驗並未能證實此療效，因此目前氣舒痰於國內的衛生署許可適應症依然只有祛痰。平痰息每錠含主成份Ambroxol 30毫克，成人建議劑量：每次一錠，每日三次，兒童需減量使用。和氣舒痰類似，平痰息臨床上耐受性亦佳，僅輕微的胃腸不適及過敏反應等副作用曾被報告。

Acetylcysteine（Acetin®，膿化清）

是一結構非常簡單的含硫分子化合物，分類上屬於痰液溶解劑，作用方式則是藉著硫分子將痰液中的雙硫鍵斷裂，如此一來可降低痰液的黏稠度，有助於痰液咳出。但因為

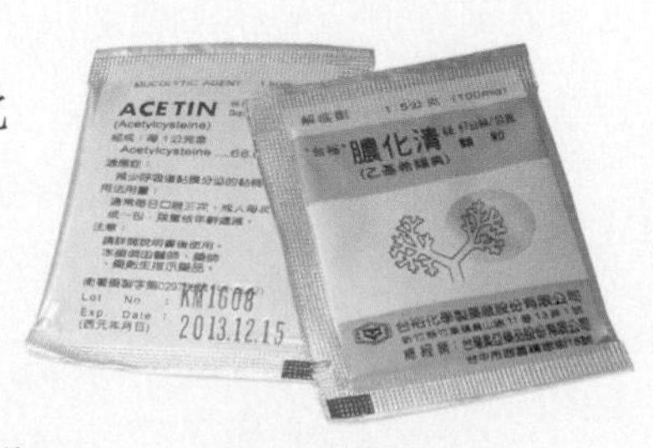

Acetin®，膿化清

痰液的體積也隨之增大，若是咳出困難的病童或病患則可

能需要物理性的協助，例如：拍痰或抽痰，以免痰液體積變大反而阻塞或刺激病患的支氣管收縮。含乙醯半胱胺酸（Acetylcysteine）的藥品有各種不同的劑型可供選擇，住院病患通常使用吸入劑型，需以吸入器配合使用，好處是直接吸入效果快速，但是因為含有硫分子的關係，氣味並不好聞，有時反而對病患造成呼吸道的刺激；門診病患比較方便的投藥方式自然是口服，乙醯半胱胺酸也有發泡錠及口服顆粒可供選擇，是小兒常用的感冒藥品之一。乙醯半胱胺酸還有另一種劑型，是注射方式給藥，藥品含量也高於痰液溶解用途，臨床上用於普拿疼（成份名為Acetaminophen）服用過量的解毒劑，另外乙醯半胱胺酸的抗氧化特性，還可以預防顯影劑引起之腎病變，是一藥多用途的實例之一。

鎮咳與祛痰複方製劑

也因為咳嗽常伴隨著痰液，因此同時含有鎮咳及祛痰成份的複方製劑就應市場需求而供應了。

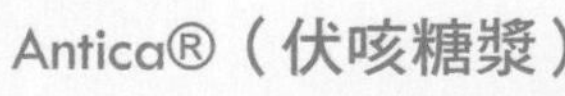

Antica®（伏咳糖漿）

是一複方咳嗽製劑，內含三種不同作用的成份，包含氣管擴張成份（Orciprenaline sulphate）、前面提到過的祛痰成份（Bromhexine）以及抗過敏成份（Doxylamine

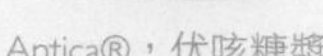

Antica®，伏咳糖漿

succinate），之所以併用不同作用的藥品，自然是期望能面面俱到，有效控制病患的咳嗽症狀。通常成人建議劑量：每次10毫升，每日三次，兒童需減量使用。值得注意的是，英國衛生部（MHRA）評估Orciprenaline sulphate之風險及臨床效益，認為其導致心臟方面副作用的風險高於臨床效益，因此於民國九十九年九月三十日將該成分藥品撤離英國市場，並建議醫師為正在使用該藥品之病人尋求其他替代藥品。

目前美國食品藥物管理局仍准許該藥品於美國上市，我國食品藥物管理局將於近期內，積極彙整國內、國外相關安全資訊，針對Orciprenaline sulphate成分藥品進行風險及效益再評估，屆時將公布評估結果。衛生署曾於民國九十年五月十六日公告該成分藥品仿單及刊載事項標準化，將心跳過速之心律不整、肥大阻塞性心肌病變、心跳過速者列為該藥品之「禁忌」；並於仿單之「副作用」刊載心臟方面之不良反應；同時於「注意事項」加強刊載，提醒倘若病人近期內曾有心肌梗塞發作、嚴重心臟器質性或血管障礙時，醫師宜審慎評估病人使用該藥品之益處超過其危險性時才可處方該藥品。

Brown Mixture，複方甘草合劑

是另一常用的複方咳嗽製劑，因為含有甘草萃取物故得此名，需注意的是，此製劑還含有阿片酊，屬於嗎啡類，雖

具鎮咳效果，但是如前面提及的可待因，嗎啡也是管制類藥品，因此伴隨而來的成癮性及相關風險也不容忽視。此外，針對嗎啡類製劑，衛生署也提醒，有下列情況的患者請勿給藥：1.嚴重呼吸困難者（因阿片會增強抑制呼吸的作用）。2.支氣管氣喘發作者（因阿片會妨礙氣管之分泌）。3.嚴重肝功能受損者（因阿片有昏睡之副作用）。4.慢性肺疾病患併發心臟功能不全者。5.痙攣狀態者。6.急性酒精中毒者。

Medicon®-A（滅咳康複合膠囊）

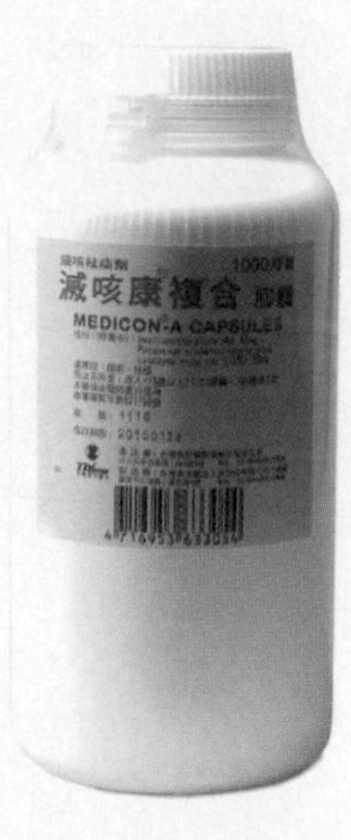

Medicon®-A，滅咳康

同時含有止咳成份的右旋美沙芬以及兩種祛痰成份甲酚磺酸鉀（Potassium Cresolsulfonate）、溶菌酶（Lysozyme），甲酚磺酸鉀可以稀釋痰液的黏稠度，溶菌酶則有分解痰液的作用，二者皆有助於痰液的咳出。

通常，咳嗽合併有痰的情況時醫師會選擇滅咳康複合膠囊，如此可以減少病患服用的藥品顆粒數，但也要注意使用複方製劑時就不需再併用其他化痰藥，以免重複用藥。

滅咳康也有糖漿的劑型可供選擇，滅咳康糖漿僅含兩種成份右旋美沙芬及甲酚磺酸鉀，適合小孩或無法吞服藥粒者使用。

綜合感冒藥

市售綜合感冒藥通常含有數種成份以期能將感冒症狀一網打盡，例如止痛用的乙醯胺酚、阿斯匹靈等非類固醇消炎藥、緩解鼻塞的抗組織胺、興奮提神的咖啡因等，以及鎮咳成份右旋美沙芬則是綜合感冒藥錠中常添加的。雖然，綜合感冒藥通常使用安全性較高的藥品，而且同時含有數種不同作用的藥品，使用上的確方便，但需考量使用者的症狀是否需用到綜合感冒藥中的所有成份。再者，若服用一週以上症狀仍未緩解甚或加劇，則儘快就醫檢查，以免延誤病情。

嚴格來講，咳嗽不算是疾病，而是一個症狀，也因此雖然針對咳嗽有鎮咳及化痰藥可供選擇，並能加以控制，對輕微感冒而言，確實可因此緩解症狀而減輕不適。但是，若咳嗽三週以上無好轉跡象、咳嗽有血、呼吸困難、合併持續性低燒或體重快速減輕等情況出現時，則務必就醫詳查病因，針對疾病治療才不致延誤病情。

而前述的鎮咳、祛痰藥品，也因為安全性較高，部份核准為指示用藥，民眾可自行至藥局購買，不需醫師處方，如此可節省醫療資源，但病患自行用藥所帶來的風險也不容小覷，唯藉本文提供大家自我照顧相關醫療常識，以確保正確用藥。

血清及類毒素疫苗類

黃郁淳　藥師

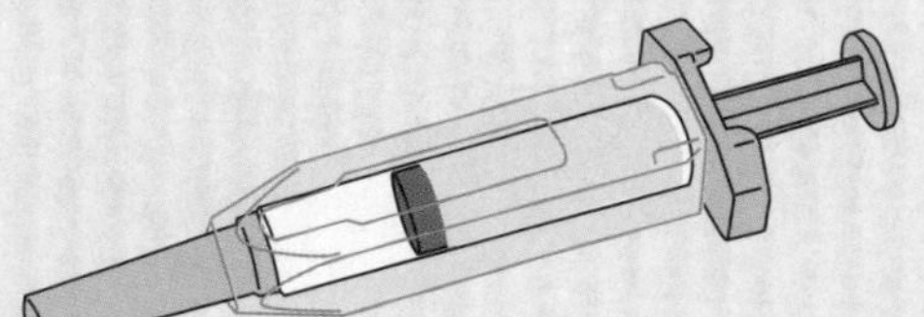

- B型肝炎
- 流行性感冒
- 肺炎鏈球菌感染
- 輪狀病毒感染

B型肝炎

案例1

陳先生。

年輕時在一次健康檢查發現感染B型肝炎，但因當時並無任何症狀而不以為意，為了打拚事業陳先生經常熬夜加班，交際應酬更是菸酒不拒，忙碌的生活讓他忽略了要照顧自己的肝臟。到了四十五歲那年在家中忽然大吐血，經家人發現緊急送醫治療，當時醫師診斷為肝硬化肝癌併發食道靜脈瘤破裂造成的大出血，而肝癌及肝硬化應該是長期B型肝炎帶原引起的！

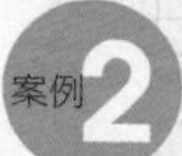

吳小姐，產婦。

結婚前即知道自己為慢性B型肝炎帶原者，也知道B型肝炎可能經由母子垂直感染，擔心自己的小孩將來也會傳染到B型肝炎，因此到婦產科諮詢醫師的意見，醫師告訴她只要在產前接受B肝抗原的檢查，若是e抗原陽性，則只要新生兒出生後接受B肝免疫球蛋白注射，以及施打三劑B型肝炎疫苗，就可以大大降低新生兒受到B型肝炎感染的機會！

根據我國疾病管制局資料來源，在臺灣成人持續性的無症狀Ｂ型肝炎帶原率達15%～20%，其中約有40～50%是經由母子垂直傳染，其它為水平傳染，如刺青、穿耳洞使用受污染之注射器，與帶原者之血液、體液接觸，甚至共用刮鬍刀或牙刷而感染。

若幼兒時期即感染，可能在成人引起慢性肝炎、肝硬化、甚至肝癌，我國肝癌患者約有80%為B型肝炎表面抗原陽性，因此B型肝炎是國人罹患肝癌最主要的病因。

臺灣於民國七十五年七月起即全面施行嬰幼兒B型肝炎疫苗免費接種政策，也是第一個施行全面B型肝炎預防注射的國家，會如此推廣疫苗接種主要是由於受到B型肝炎感染之年齡愈小，愈容易成為慢性帶原者，新生兒感染約90%會成為慢性帶原者，五歲以下幼兒感染約25～50%會成為慢性帶原者，成人感染後慢性帶原機率則小於5%。幾年下來，全臺B型肝炎帶原率由15～20%下降至2%，足見預防接種疫苗之成效。

B型肝炎病毒（Hepatitis B Virus）為一雙股去氧核醣核酸（DNA）病毒，其外層是被B型肝炎核心抗原（HBcAg）包圍，封套為B型肝炎表面抗原（HBsAg），病毒顆粒同時含有B型肝炎e抗原（HBeAg）。臨床上檢測之B型肝炎標記包括表面抗原（HBsAg）、表面抗體（anti-HBs）、e抗原（HBeAg）、e抗體（anti-HBe）與核心抗體（anti-HBc），其陽性反應之代表意義分別如下：

1.**表面抗原陽性：表示感染B型肝炎，若抗原持續六個月，**

即為B型肝炎帶原者。

2.表面抗體陽性：表示體內有保護性抗體。

3.e抗原陽性：病毒傳染性較高。

4.e抗體陽性：較不具傳染性。

5.核心抗體陽性：曾經有過B型肝炎病毒的自然感染。

研究發現母親若為B型肝炎帶原者，則e抗原陽性或陰性會顯著影響到新生兒得到B型肝炎之機率，若母親為e抗原陰性者，新生兒約有10%會受B型肝炎病毒感染，若母親是e抗原陽性，新生兒會有高達90%可能受到B型肝炎病毒感染，為了阻斷母子垂直感染之傳播途徑，政府已規定所有孕婦應於懷孕七、八個月時檢驗B型肝炎標記，若為e抗原陽性之高傳染性帶原者，其小孩於出生後二十四小時內注射B型肝炎免疫球蛋白及出生三至七天內、一個月及六個月時接種共三劑B型肝炎疫苗，預防新生兒成為B型肝炎帶原者之保護力可達85～95%。

若母親為非高傳染性帶原者，其小孩只需依常規施打B肝疫苗，而不需注射B肝免疫球蛋白。

目前本院使用之B肝疫苗及B肝免疫球蛋白簡介如下：

B型肝炎疫苗（Engerix® B，安在時 B型肝炎疫苗）

安在時B型肝炎疫苗含有以DNA重組技術製造的純化病毒之主要表面抗原，適用可能感染B型肝炎高危險群之對象的主動免疫接種。

這些高危險對象包括醫護人員、經常接受血液製劑治療的病患（如洗腎患者）、社會機構的工作人員與被收容人、非法使用成癮性注射藥物者、母親為HBV帶原者的嬰兒、鐮刀形紅血球貧血症患者、等候器官移植的患者、與急、慢性B型肝炎感染症患者有所接觸的家人，以及其它包括軍警和因工作或個人生活型態而可能接觸B肝病毒者。

在建議劑量方面，新生兒、嬰兒及十九歲以下之兒童每次施打10 μg疫苗，二十歲以上的成人則每次施打20 μg疫苗，接種時間若採用第零、一、六個月施打，可於第七個月達到最佳的保護效果，約有96%以上之接種者達到具保護作用的血清抗體濃度。B肝疫苗需要按照時程接種，否則無法達到良好的預防效果。

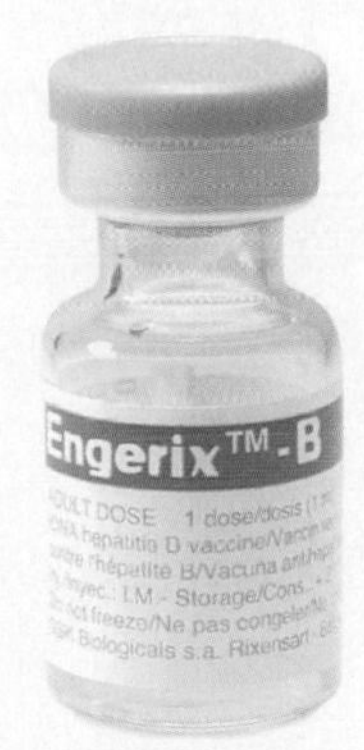

Engerix® B，安在時

在特殊警語及注意事項方面，若為急性發燒性疾病患者，應延後接種B肝疫苗。某些病患因本身免疫力低下，因此在常規接種B肝疫苗後，可能無法產生足夠的B型肝炎表面抗體濃度，需要再額外施打疫苗，這些病患包括腎功能不全或已在進行洗腎、受到愛滋病毒感染者等。

安在時B型肝炎疫苗建議以肌肉注射方式接種，可注射於成人或兒童的手臂三角肌部位，新生兒及嬰幼兒則在大腿前外側施打，若是患有血小板減少症或出血性疾病患者，則改用皮下注射方式接種。需注意不可採用臀部或皮內注射，否則可能無法產生足夠的抗體濃度。安在時B肝疫苗可以和白喉百日咳破傷風疫苗（DTP）、小兒痲痺疫苗、痲疹—腮腺炎—德國痲疹（MMR）、b型流行性感冒嗜血桿菌疫苗、A型肝炎疫苗及BCG等同時接種，但建議不同疫苗必須要注射在不同部位。

B型肝炎免疫球蛋白（HyperHEP B® S/D，B型肝炎免疫人血球蛋白注射液）

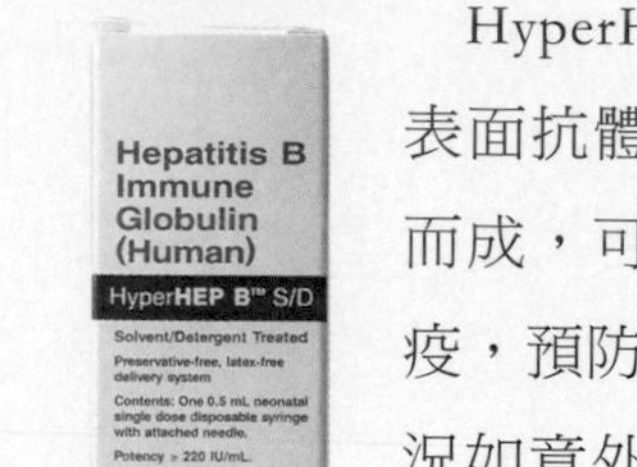

HyperHEP B® S/D是由含有高校價B型肝炎表面抗體（anti-HBs）之人類血漿中分離備製而成，可提供接觸B型肝炎病毒者產生被動免疫，預防B型肝炎感染。接觸B型肝炎病毒之情況如意外被針扎，或黏膜直接接觸含有B型肝炎表面抗原之血液、血漿或血清，e抗原陽性母親產下之嬰兒等，在使用B型肝炎疫苗前（或同時）使用B型肝炎免疫球蛋白，可以更快速獲得足夠抗體。

HyperHEP B® S/D

流行性感冒

案例1 **張老太太，高齡七十歲。**

長年患有心臟病及慢性肺部疾病，這兩天開始出現高燒伴隨咳嗽、喉嚨痛、肌肉酸痛等感冒症狀而到醫院就診，經過檢驗後，醫師診斷王太太是感染了流行性感冒病毒，且胸部X光顯示有肺炎的跡象，需要住院觀察並治療。

土小姐，懷孕三個月。

因在醫院工作需要集體施打流感疫苗，曾聽說懷孕婦女若得到流行性感冒可能會造成胎兒畸形、早產等併發症，但又擔心不知道疫苗是不是會對胎兒造成影響，因而到婦產科就診詢問醫師意見，醫師說目前並無流感疫苗對胎兒有不良反應的報告，因此施打疫苗是安全的！

流行性感冒是由流感病毒所引起的呼吸道疾病，症狀包括發燒、頭痛、肌肉酸痛、咳嗽、流鼻涕、疲倦感等，流感病毒是一種RNA病毒，依照核蛋白的不同又分為A型、B型及C型，臨床上A型流感病毒所引起的症狀最為嚴重，更可能造成全世界的大流行，老年人及本身有心臟、肺臟、腎臟及免疫功能不全者，較易出現流感重症甚至造成死亡。在臺灣流感主要好發在冬季，自十二月至隔年一月的秋冬時節是流感併發重症病例的高峰，傳染方式主要是飛沫傳播（經由咳嗽、打噴嚏）或是經由接觸傳染，潛伏期較短，只有一至四天，症狀出現後的三至七天為傳染期。

預防流感最有效的方法便是在流感流行季節到來之前接種疫苗，一般在每年九至十一月期間進行接種，接種後二至三週就有抗體產生，在流感季節才能達到足夠的抗體濃度。由於流感病毒容易突變，且注射疫苗後抗體濃度無法持續一整年，因此建議每年施打一次。民國九十九年疾病管制局公布六十五歲以上老人、六個月以上到國小四年級學童、重大傷病患者、罕見疾病患者、安養機構住民及工作人員、醫療衛生單位相關防疫人員，以及禽畜養殖與動物防疫工作人員等流感高危險族群，為公費流感疫苗之優先施打對象。

流感疫苗的懷孕分級為C級，目前並沒有懷孕婦女使用流感疫苗是否會引起胚胎傷害之研究報告，且懷孕婦女若得到流感可能增加併發症之危險性，因此建議孕婦可考慮施打流感疫苗。目前國內共有四個不同廠牌之流感疫苗，包括Vaxigrip®（巴斯德流感疫苗）、Fluarix®（伏流感疫苗）、AdimFlu-S®（安定伏裂解型流感疫苗）、Fluvirin®（伏必靈流感疫苗），其中就巴斯德及伏必靈流感疫苗簡介如下：

Vaxigrip®（巴斯德流感疫苗）

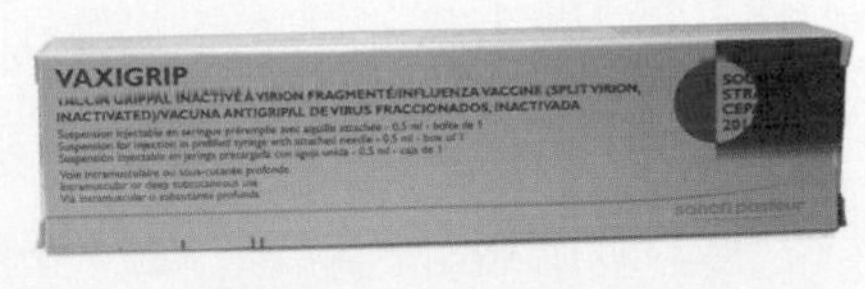

主要成分為分裂且不活化的病毒，目前有0.25毫升/針筒及0.5毫升/針筒兩種劑量，六個月以上三歲以下幼兒施打0.25毫升，三歲以上幼兒及成人施打0.5毫升，以肌肉注射或深入真皮方式注射，未曾接種疫苗之兒童，應至少間隔四週以上再施打第二劑。對雞蛋、雞蛋白Neomycin、甲醛、Octoxinol 9過敏者應避免施打。和不同疫苗若要同時施打建議要在不同手臂。若正在服用類固醇或其它免疫抑制劑應告知醫師，因施打後之免疫反應可能會下降。施打疫苗後常見副作用包括頭痛、流汗、肌肉酸痛、關節痛、發燒，倦怠感、注射部位出現紅腫、瘀血或硬塊等，大多會在一至二天內自行緩解而不需特別治療。

Fluvirin®（伏必靈流感疫苗）

利用雞胚胎培養病毒，再加以去活化所製成的去活性疫苗（Inactivated vaccine），適用於四歲以上幼兒及成人，以肌肉注射或深入真皮方式注射，建議劑量為0.5毫升，未曾感染或未曾接種疫苗之兒童，應至少間隔四週以上再施打第二劑。對雞蛋或雞蛋白過敏者應避免施打。注射後常見副作用包括頭痛、流汗、關節痛、發燒、身體倦怠、注射部位出現發紅、腫脹、瘀血、硬塊等，大部分症狀會在一至二天內消失。

肺炎鏈球菌感染

案例1

陳小弟，二歲。

這兩天突然出現持續高燒、嘔吐以及昏睡的症狀，原以為是小感冒，但帶到醫院檢查後發現是感染了肺炎鏈球菌，還出現腦膜炎的症狀，住院後經過抗生素治療才漸漸好轉。醫師說嬰幼兒抵抗力較差，建議家長應帶小孩至醫院接種肺炎鏈球菌疫苗，以預防不同血清型肺炎鏈球菌引起之感染。

案例2

王先生，七十歲。

有糖尿病和腎功能退化的情形，五年前曾接種過一次肺炎鏈球菌疫苗，家人聽說疫苗只有5年左右的效果，因此到醫院詢問醫師的意見，醫師說王先生是感染肺炎鏈球菌的高危險群，應該要再接種一劑以確保疫苗效力！

肺炎鏈球菌（Streptococcus pneumoniae；Pneumococcus）是一種革蘭氏陽性雙球菌，約有九十多種血清型，其中具有致病性的菌種具有莢膜，其毒性則來自莢膜上的多醣體。肺炎鏈球菌在人體可能引起較輕微的感染如中耳炎、鼻竇炎和支氣管炎，某些人可能出現較嚴重的感染如肺炎、腦膜炎、骨髓炎、心包膜炎等，甚至出現敗血症導致死亡。

傳染途徑主要經由咳嗽或打噴嚏之飛沫傳染，吸入含有病原菌之分泌物微粒後，起初在鼻咽部會呈現無症狀的帶菌情形，一旦人體抵抗力低下時，肺炎鏈球菌便會自呼吸道入侵引發感染，好發於五歲以下嬰幼兒及六十五歲以上之老年人，另外鐮狀細胞性貧血或脾臟切除者（易導致血管中莢膜化的細菌清除功能降低）、感染愛滋病毒、糖尿病、肝硬化、慢性腎衰竭、癌症患者、免疫功能低下或使用免疫抑制劑、器官移植手術後，植入人工電子耳等皆為感染侵襲性肺炎鏈球菌的高危險族群。

治療肺炎鏈球菌臨床上最常使用的抗生素為盤尼西林（Penicillin），但過去幾年在國內外皆有研究發現，肺炎鏈球菌對於盤尼西林類抗生素之抗藥性有逐年上升之趨勢，在臺灣約為60～80%，抗藥性問題增加了治療上的困難，因此站在預防勝於治療的角度，減少肺炎鏈球菌感染引發重症最理想的方式便是接種疫苗。

目前在國內共有23價、7價、10價及13價四種肺炎鏈球菌疫苗，分別介紹如下：

多價性肺炎鏈球菌疫苗（Pneumovax® 23，紐蒙肺）

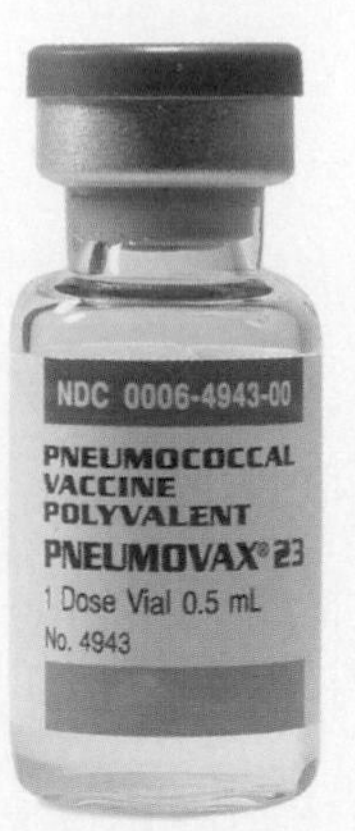

Pneumovax® 23，紐蒙肺

紐蒙肺含有二十三種（1、2、3、4、5、6B、7F、8、9N、9V、10A、11A、12F、14、15B、17F、18C、19F、19A、20、22F、23F、33F）最普遍或最具侵犯性的肺炎鏈球菌血清型的細菌莢膜多醣體，注射後能誘導人體產生抗體，進而預防肺炎鏈球菌引起之肺炎及菌血症。通常接種後第三週可達到具有保護力的抗體濃度，預防和疫苗相同之二十三種血清型肺炎鏈球菌引起之感染，依不同研究觀察約可達60～85%之保護效果。紐蒙肺建議接種年齡為二歲以上，主要由於二歲以下的嬰幼兒免疫系統尚未完全發育成熟，因此對於莢膜所產生的抗體反應能力較差。

二歲以上兒童及成人建議接種劑量皆為0.5毫升，接種後約五至十年抗體濃度會逐漸下降，建議高危險群者可每五年追加接種一劑0.5毫升。肺炎鏈球菌疫苗可以和流行性感冒疫苗同時接種，但要分別注射在不同手臂。若要接受脾臟切除手術或其它免疫抑制療法及骨髓移植者，建議提早兩週接種肺炎鏈球疫苗。

紐蒙肺在孕婦懷孕危險等級為C級，目前並不知本疫苗是否會對胎兒造成影響，僅在醫師評估有施打必要性之下才能接種。注射後常見副作用包括注射部位局部酸痛、紅斑、溫熱感及結塊、發燒、疲倦、肌肉疼痛、頭痛等，約在三至五天內自行緩解。

七價結合型肺炎鏈球菌疫苗（Prevenar®，沛兒）

沛兒肺炎鏈球菌疫苗含七種血清型（4、6B、9V、14、18C、19F及23F）之肺炎鏈球菌莢膜抗原多醣體，接合在白喉CRM197蛋白質接合體上配製而成，會選擇這七種血清型製成疫苗，主要由於在美國造成六歲以下兒童罹患侵入性肺炎鏈球菌中，有80%是由此七種血清型引起，且七種血清型皆對盤尼西林有高度抗藥性。沛兒肺炎鏈球菌疫苗一般適用於二個月至五歲之幼兒進行預防接種，每劑0.5毫升，可接種第一劑之最小年齡為六週大，小於六週或十歲以上幼童之安全及有效性則尚未確立，也不建議使用於成人。

在疫苗接種時間表方面，若接種第一劑之年齡為二至六個月大，共要接種四劑，第二、三劑於每隔一至二個月接種，第四劑於滿十二至十五個月大時接種，且與第三劑間隔至少二個月；若接種第一劑之年齡為七至十一個月大，共要接種三劑，第一、二劑間隔至少一個月，第三劑要滿一歲以後打，且與第二劑間隔至少二個月；接種第一劑時若已十二至二十三個月大，則只要接種二劑，且二劑之間間隔至少二個月以上；滿二歲至九歲大之兒童只打一劑。

若對疫苗任何成份（包括白喉類毒素）過敏者不可使用，

若接種時間相同，沛兒肺炎鏈球菌疫苗可以和非細胞型三合一疫苗、b型嗜血桿菌接合型疫苗、B型肝炎疫苗、口服或不活化小兒麻痺疫苗、麻疹—腮腺炎—德國麻疹、水痘疫苗等同時接種，但應注射在不同部位。在注射沛兒肺炎鏈球菌疫苗後四十八至七十二小時內，可能出現注射部位水腫、疼痛或觸痛、發紅、硬塊或局部過敏反應。

十價結合型肺炎鏈球菌疫苗（Synflorix®，雙伏威）

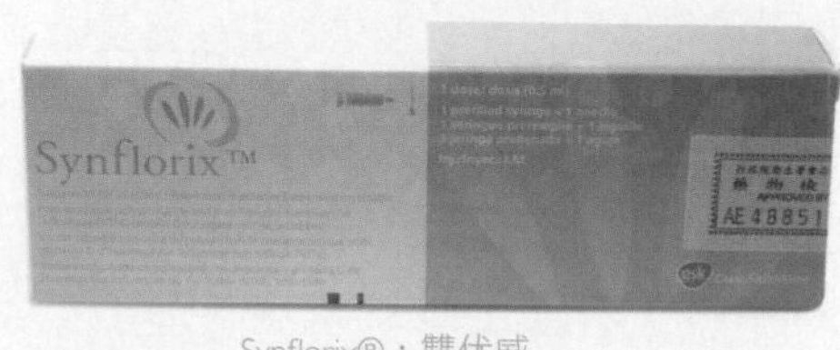

Synflorix®，雙伏威

雙伏威肺炎鏈球菌疫苗除沛兒原有之七種血清型，還多加了1、5、7F三種，涵蓋五歲以下幼童感染侵入性肺炎鏈球菌約60～90%之血清型。十種血清型分別接合在蛋白質D（得自不可分型的嗜血桿菌）、破傷風類毒素、及白喉類毒素等載體蛋白上，此醣蛋白接合體可引發T細胞免疫反應產生IgG抗體，適用於六週以上至二歲免疫系統尚未成熟之幼童接種，預防十種血清型鏈球菌引起之感染症。

在疫苗接種時間表方面，若接種第一劑之年齡為六週至六個月大，共要接種四劑，第二、三劑至少每隔一個月接種，第四劑於滿十二至十五個月大時接種，且與第三劑間隔至少六個月；若接種第一劑之年齡為七至十一個月大，共要接種三劑，第一、二劑間隔至少一個月，第三劑要滿一歲以後打，且與第二劑間隔至少二個月；接種第一劑時若已十二至二十三個月大，則只要接種二劑，且二劑之間間隔至少二個月以上。

雙伏威可以和白喉－破傷風－非細胞型百日咳三合一疫苗（DTPa）、b型嗜血桿菌接合型疫苗、B型肝炎疫苗、小兒麻痺疫苗、麻疹－腮腺炎－德國麻疹混合疫苗、水痘疫苗及口服輪狀病毒疫苗等同時接種，若為注射劑建議施打要在不同部位。接種後四天內常見不良反應為注射部位紅腫、焦躁不安、食慾減退、嗜睡、發燒等。

十三價結合型肺炎鏈球菌疫苗（Prevenar 13®；沛兒）

沛兒肺炎鏈球菌十三價結合型疫苗含十三種血清型之肺炎鏈球菌莢膜抗原多醣體，接合在白喉CRM197蛋白質接合體上配製而成，除了七價結合型疫苗的七種血清型（4、6B、9V、14、18C、19F及23F）之外，另增加1、3、5、6A、7F及19A等六種血清型，其中19A為五歲以下嬰幼兒感染最重要的血清型之一，其所佔比例及抗藥性皆有逐年增加的趨勢，過去七價及十價肺炎鏈球菌疫苗皆未包含19A。

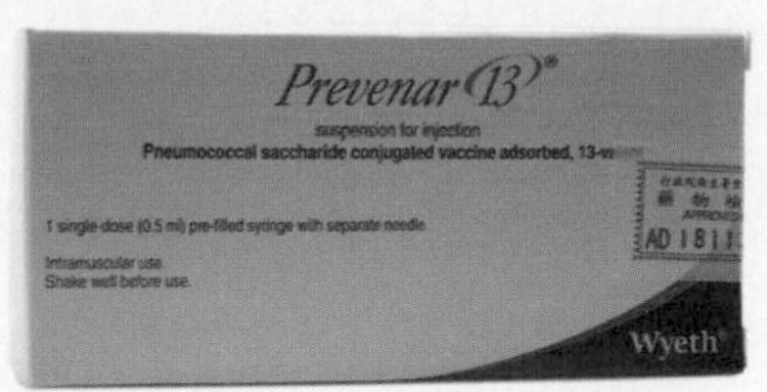

Prevenar 13®；沛兒

沛兒十三價結合型疫苗已知可涵蓋約73~100%五歲以下幼童感染侵入性肺炎鏈球菌之血清型，適用於二個月至五歲之幼兒進行預防接種。

我國疾病管制局已宣布，自一〇一年元月起，嬰幼兒公費肺炎鏈球菌疫苗將改為十三價疫苗，接種對象共計四大類，除了原本的五歲以下高危險群、低收入戶與山地離島幼兒，也擴及五歲以下的中低收入戶幼兒。若幼兒以前已接種七價或十價型疫苗，且尚未完成接種時程，皆可直接轉換接種十三價疫苗。

在疫苗接種時程方面和七價疫苗相似，若接種第一劑之年齡為二至六個月大，共要接種四劑，第二、三劑於每隔一至二個月接種，第四劑於滿十二至十五個月大時接種；若接種第一劑之年齡為七至十一個月大，共要接種三劑，第一、二劑間隔至少一個月，第三劑要滿一歲以後打；接種第一劑時若已十二至二十三個月大，則只要接種二劑，且二劑之間間隔至少兩個月以上；滿兩歲至五歲大之兒童則只需打一劑。

輪狀病毒感染

案例 1

王太太夫婦，上班族。

剛滿二歲的小孩托給母親照顧，偶爾會到鄰居家和其他小朋友玩，一週前鄰居同樣二歲大的小孩忽然上吐下瀉，因為嚴重脫水還住進醫院打點滴，聽說是輪狀病毒感染，幸好自己的小孩在六個月大的時候就已經接種過輪狀病毒疫苗，因此這次並未受到感染！

李太太，剛產下一名女嬰。

女嬰滿二個月大的時候，親友建議她可帶女兒去接種輪狀病毒疫苗，但是李太太上網查詢相關資料後發現接種疫苗並不能完全預防輪狀病毒感染，加上自費價格昂貴，因此到門診詢問小兒科醫師的意見，醫師說，接種疫苗雖不能達到百分之百預防效果，但可以減輕疾病的嚴重度，建議家長可考慮讓小朋友接種！

輪狀病毒是臺灣五歲以下幼童急性腹瀉住院的主要原因，好發於六個月至二歲之幼兒，依據民國九十年臺灣健保資料庫的統計，急性腸胃炎住院的二歲以下幼童，約有44%是受到輪狀病毒感染。輪狀病毒共有七種血清型，造成嬰幼兒腸胃炎的主要是A群。輪狀病毒主要是藉由帶有病毒之糞便而傳染，潛伏期約一至三天，發病後的十天左右，病人的糞便內會含有大量的輪狀病毒，此時最容易傳染給他人。常見的臨床症狀為上吐下瀉和發燒，嚴重時會造成脫水甚至死亡。

輪狀病毒疫苗在1980年代初期開始研發，皆為活性減毒疫苗，可減輕幼兒感染輪狀病毒後之腹瀉症狀，降低嚴重腹瀉脫水造成之死亡率及併發症，並減少住院治療之相關醫療資源支出。目前在臺灣已經上市的輪狀病毒疫苗共有兩種，分別為人輪狀病毒的活性減毒單價型疫苗（Rotarix®），及人與動物型輪狀病毒的基因重組多價型疫苗（Rotateq®）。

人輪狀病毒的活性減毒單價型疫苗（Rotarix®，羅特律）

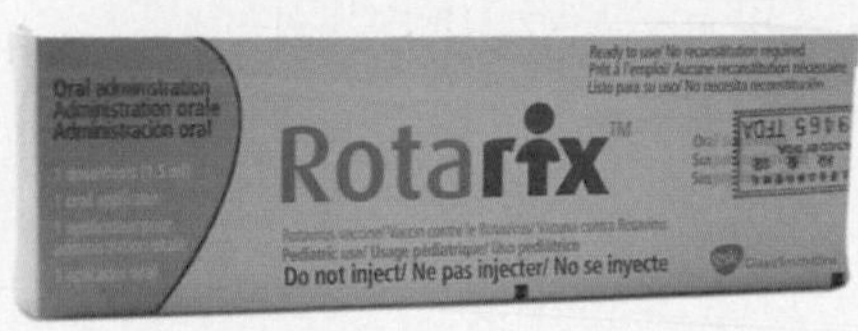

羅特律為一種活性減毒型輪狀病毒疫苗，可預防G1、G2、G 3和G9等血清型輪狀病毒引起之腸胃炎，共須接種兩劑，在出生後六至十六週以口服方式接種第一劑，第二劑與第一劑間隔至少一個月，且要在出生後六個月內完成接種。

在預防效果方面，依據歐洲和拉丁美洲之研究，接種完兩劑羅特律後，在出生後第一年對任何輪狀病毒腸胃炎的預防效果約為85%，而疫苗的預防效果可隨疾病的嚴重度而增加，對於嚴重型輪狀病毒腸胃炎的預防效果則可高達95～100%。

羅特律可和下列疫苗同時接種：白喉—破傷風—百日咳疫

苗（DTP）、b型嗜血桿菌疫苗（Hib）、去活性小兒麻痺疫苗（IPV）、B型肝炎疫苗、強化去活性小兒麻痺疫苗與b型嗜血桿菌混合疫苗（DTPa-HBV-IPV/Hib）、肺炎鏈球菌疫苗等。和小兒麻痺口服疫苗（OPV）同時接種，可能使輪狀病毒疫苗引發的免疫反應略為下降，但目前並無證據顯示會對輪狀病毒預防效果造成影響，衛生署仍建議接種口服小兒麻痺疫苗，應和羅特律輪狀病毒疫苗間隔二週。

人與動物型輪狀病毒的基因重組多價型疫苗（Rotateq®，輪達停）

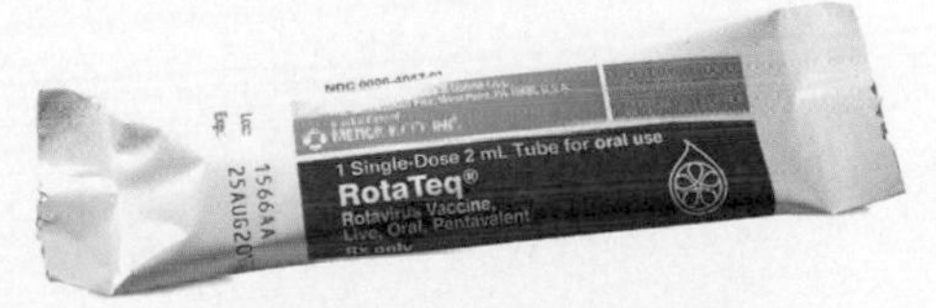

輪達停為含有五種活性基因重置輪狀病毒的活性口服五價疫苗，可預防G1、G2、G3、G4及G9血清型輪狀病毒所引起之腸胃炎，對任何血清型輪狀病毒之預防效果約為70%，對於重度輪狀病毒預防效果可達95-100%。共須接種三劑，第一劑於出生後六至十二週接種，每劑間隔一至二個月，第三劑最晚不可超過出生後八個月（即三十二週）接種，因為大於三十二週之嬰兒目前並沒有安全及有效性資料可供參考。

目前可以和輪達停一起接種的疫苗大致和羅特律相同，若要同時接種口服小兒麻痺疫苗，建議可間隔二週，較不會影響輪達停接種後產生之抗體濃度。

抗發炎藥物

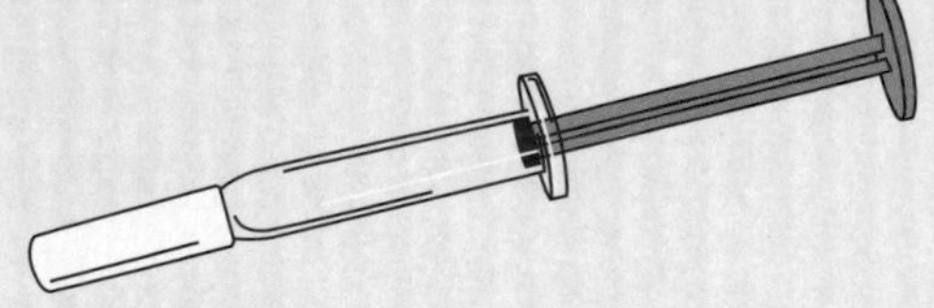

林宸綾　藥師

- 痛風
- 類風濕性關節炎
- 僵直性脊椎炎
- 退化性關節炎

痛風

案例1 **劉先生，四十二歲，百貨業務員。**

平時不愛喝水，飲食偏愛海鮮。某日下班後與同事聚餐，豪飲多杯啤酒後便回家休息；直至半夜，左腳大姆指奇痛無比，且腳大拇指腫脹許多，痛醒後就無法再好好入眠，翌日也無法上班。而後經醫師診斷確實罹患急性痛風。

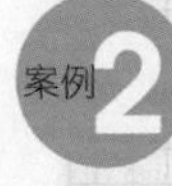

黃先生，四十八歲，上班族。

罹患痛風已十五年，期間反覆發作時，都僅以止痛藥緩解疼痛。不願意改變飲食習慣的他，最近發現手腳關節處都有小粒如豆突起，時而疼痛不已。無法忍受之虞才至醫院求診，經診斷後，醫師告知罹患的是慢性痛風石關節炎。

痛風（Gout）一詞在早期社會經濟環境較不優渥時，並不是一種很常見的疾病；但隨著經濟環境轉變，痛風在臺灣也跟著盛行，且年齡層有逐漸下降的趨勢，而現在痛風早已是很普遍的一種文明病。究竟什麼是痛風呢？就字面上解釋，有人認為痛風在急性發作時來去像風一樣快速；或是發作時疼痛範圍像風一樣在全身各個關節跑來跑去；但也有人認為是關節疼痛程度就像是連風吹過都會痛，因此得名。而就生理學上解釋，痛風是一種代謝性障礙，因為體內「普林（Purinc）」的代謝異常，造成尿酸鹽的結晶沈積於組織（尤其是關節和腎臟中），進而轉變為各種臨床症狀，如急性痛風性關節炎、痛風石沈積等。

痛風常常會和高尿酸血症（Hyperuricemia）相提並論，但其實兩者並不能畫上等號。簡單的說，高尿酸血症不一定會造成痛風的發作，但痛風發作時，往往高尿酸血症已經產生。就臨床上統計，90%高尿酸血症的患者沒有任何症狀甚至終生不會發病，只有約10%的人最終可能成為痛風患者。但急性痛風發作時，約有三分之二的患者的血中尿酸值是落在不正常的範圍（生化上定義，成年人血中尿酸值大於7.0mg/dl為高尿酸血症）。而造成痛風和高尿酸血症的主因皆為：1.攝取富含普林或導致普林合成增加的食物。2.尿酸的合成增加（原發性為先天之遺傳因素所致；續發性是指後天之疾病或藥物所致）。3.腎臟排泄尿酸受阻。只是痛風是外在的疾病表現，而高尿酸血症是生化上數據的警惕。

就年齡層而言，痛風好發於四十至六十歲的中年人，其中男性比例又高於女性（但女性停經後發生率又隨之增加）。但就飲食而言，舉凡高普林食物、暴飲暴食、喝酒過量，均可能升高尿酸值而增加罹患痛風的風險，使得發生率不受限於年齡。這也是為什麼現在罹患痛風的年齡層有逐漸下降的趨勢。另外，因尿酸有三分之二是由尿液排出，因此腎臟排泄功能異常，也會增加罹患痛風的風險；而體重過高者因容易出汗使得小便量減少，也較可能使得尿酸蓄積體內，進而引發痛風。

痛風的臨床表現主要發生於下肢關節，發作時，會在關節處出現紅腫熱痛的現象，嚴重時可能影響走路甚至穿鞋困難。而痛風的臨床病程和治療可分為四大階段：

1.**無症狀高尿酸血症**（Asymptomatic hyperuricemia）

2.**急性痛風關節炎**（Acute gouty arthritis）

3.**不發作間歇期**（Interval gout）

4.**慢性痛風石關節炎**（Chronic tophaceous gout）

1.無症狀高尿酸血症

未曾有痛風性關節炎發作，但尿酸數據高於標準值。此時只是生化數據上的異常，只要多加注意飲食並找出病因，尿酸值還是可能恢復正常。這階段必須透過驗血才能發現，且因為無症狀，很多人可能已經是高尿酸族群，但卻不知道。雖然無症狀的高尿酸血症還不需要使用降尿酸藥物治療，但並不代表都不需要做任何處置；因血中尿酸值愈高，產生痛風性關節炎的機率就愈高，建議應盡快找出引起高尿酸血症的原因，包括疾病、藥物、肥胖、飲食等，並做相關處置。

（某些藥物如阿斯匹靈、利尿劑、化學治療藥物等會導致血中尿酸增加，少數使用者可能會引起高尿酸血症而導致痛風。）且建議定期做血中尿酸值的追蹤檢驗。

2.急性痛風關節炎

常發生在半夜或早晨，發作部位會紅腫熱痛，此時稍微碰觸都可能會加重疼痛的感受。第一次發作時，通常只侵犯單一關節，尤其以下肢關節最多。超過50%的患者第一次發作的部位在腳大拇趾的第一個關節，其他如足背、踝關節、腳跟、膝、腕、手指、及肘等關節也都可能發生。剛開始發作通常是單側發作，但隨著病情進展可能會侵犯多處關節，有時還會合併發燒及畏寒。一般疼痛會在數小時至一天達到最高峰，但數天甚至數週後疼痛會慢慢減輕至症狀自然消失。雖然即使沒有使用藥物，急性疼痛仍會自行好轉，但若能在發作初期有疼痛徵兆時就使用藥物，即可減少疼痛的折磨。

因此急性痛風發作時，主要治療方向為減輕疼痛。而治療藥物主要有三種：

A.**非類固醇消炎止痛藥**（NSAIDs，Nonsteroid anti-inflammatory drug）

B.**秋水仙素**（Colchicine）

C.**類固醇**（Corticosteroid）

這三種藥物必須依照病人的臨床症狀且有無其他疾病來選

擇；至於降尿酸藥物在此階段，若原本有使用者就繼 續使用，但若原本沒有使用，這時最好先不要合併使用。因為血中尿酸濃度急速變化升降也可能會引發急性痛風關節炎的發作。

非類固醇消炎止痛藥（NSAIDs）

口服或注射非類固醇消炎止痛藥用在於緩解急性痛風所造成的疼痛上能發揮很好的效果，但副作用也是不容忽視。在NSAIDs中，首選Indomethacin，是目前最常用於治療急性痛風的藥物。用法為一天三至四次，每六小時25-50毫克，當療效發生後，可逐漸減輕劑量，且使用天數不超過五天。而其他非類固醇消炎止痛藥如Diclofenac，Ibuprofen，Mefenamic acid，Naproxen，Sulindac，Piroxicam，Ketorolac，Ketoprofen亦常被使用且效果良好。但由於此類藥物皆可能發生的副作用是腸胃不適、胃或十二指腸潰瘍伴隨出血或穿孔、周邊水腫、頭痛、頭暈、凝血功能不全、或皮疹藥物過敏等，因此在使用上需特別小心。若有消化道潰瘍病史或被腸胃不適的副作用所困擾的患者，可和醫生討論是否考慮使用新一代的選擇性抑制環氧化酶（COX-2）非類固醇消炎止痛藥如Etoricoxib，Celecoxib，Meloxicam在止痛上也有相同的效果，且可以減低腸胃不適之困擾。通常使用NSAIDs藥物在十二至二十四小時內可以發揮止痛效果，但建議使用此類藥物在症狀緩解後即逐漸減藥至停止用藥，不建議作為長期使用。

秋水仙素（Colchicine）

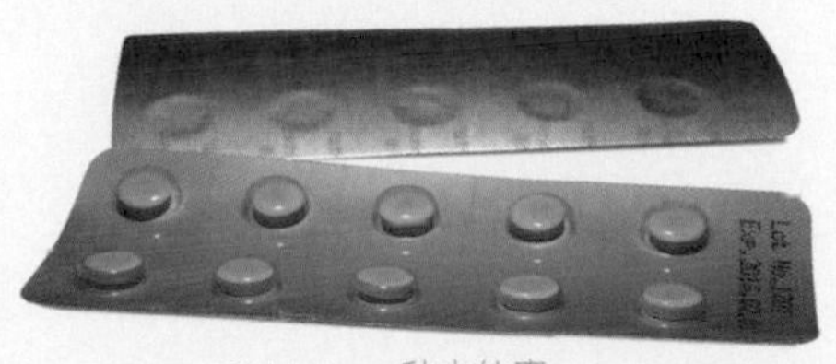
Colchicine，秋水仙素

口服Colchicine是傳統上用於緩解急性痛風性關節炎的藥物，由於使用後常發生腹瀉的困擾，所以目前被列於第二線用藥；在藥效學上，Colchicine不會改變尿酸鹽代謝或排泄且不具止痛作用，但可於十二至二十四小時內快速地解除痛風性關節炎的疼痛與發炎。其機轉為藉由結合細胞內的蛋白Tubulin，預防其聚合成微小管並抑制白血球移行與吞噬作用，以產生其抗炎效果。臨床上在急性痛風關節炎發作後的二十四至四十八小時內使用Colchicine治療，其中有2/3的病人在數小時後可獲得疼痛緩解。而建議初始劑量為0.5-1毫克，之後每一至二小時給予0.5毫克或每二小時給予1毫克，直到疼痛解除或發生噁心、腹瀉等副作用為止，但應注意在二十四小時內，總劑量不可超過8毫克。而若是用來預防急性痛風復發，可使用每天一至三次，每次0.5毫克；在老人或有肝腎功能損傷者，使用時應注意劑量的調整。Colchicine最明顯的副作用為腹瀉，偶爾會有噁心、嘔吐及腹痛等情形發生，因為Colchicine和其代謝物大量停滯在胃腸道以抑制其黏膜及上皮細胞的有絲分裂，因此會產生腹痛、腹瀉等現象，此可作為劑量中毒的警告標誌。長期使用可能會造成禿頭、骨髓抑制、周邊神經炎及肌肉病變等副作用，但這都是很少發生的。

類固醇（Corticosteroid）

如果病人不能使用NSAIDs和Colchicine時，使用類固醇作為急性短期治療也是一種選擇。通常口服類固醇Prednisolone的劑量可從每日20-40毫克開始，症狀緩解即開始減低劑量，但調降劑量要超過十天以上。短期使用類固醇的不良反應不常見，但仍可能會發生葡萄糖及胃腸道不耐受性，因此糖尿病病患若需使用必須特別小心。

另外局部關節內注射類固醇（Triamcinolone acetonide 40毫克）可以緩解一個或兩個大關節發作，特別適用在不適合或不能使用NSAIDs和Colchicine的患者。而靜脈注射類固醇可用在無法口服藥物的病人，但應小心停用後疼痛再度反彈出現。

由於急性痛風關節炎通常是疼痛會自行好轉的關節炎，很多病患在症狀解除後，就認為病情已好轉，而忘記血中尿酸值仍然高居不下，因此必須提醒病患：即使症狀好轉，仍應繼續追蹤治療。

3.不發作間歇期（Interval gout）

是指兩次急性痛風關節炎中間的無症狀期間。而這段期間長短因人而異，但一半以上患者發作的頻率會隨時間而增加，不發作間歇期就會越來越短。

4.慢性痛風石關節炎（Chronic tophaceous gout）

急性痛風性關節炎反覆發作，若只是做短暫止痛而沒有有效控制高尿酸血症，長期下來，尿酸鹽的結晶會在痛風病人的皮下及關節產生痛風石結節，有些會導致關節變形，甚至造成永久性破壞。

痛風石可能在耳朵、皮下、關節、軟骨等發生，也可能沈積在腎臟影響腎臟功能。且反覆急性發作也就常需使用NSAIDs，相乘之下，更容易造成腎功能的惡化。因此在不發作間歇期和慢性痛風石關節炎形成期時，應積極作的治療即為：A.抑制尿酸合成、B.促尿酸排泄。

抑制尿酸合成（Allopurinol）

Allopurinol和其代謝物Alloxanthine能藉著抑制Xanthine Oxidase，進而抑制嘌呤（Purine）轉化為尿酸，而降低血液及尿液中的尿酸濃度。

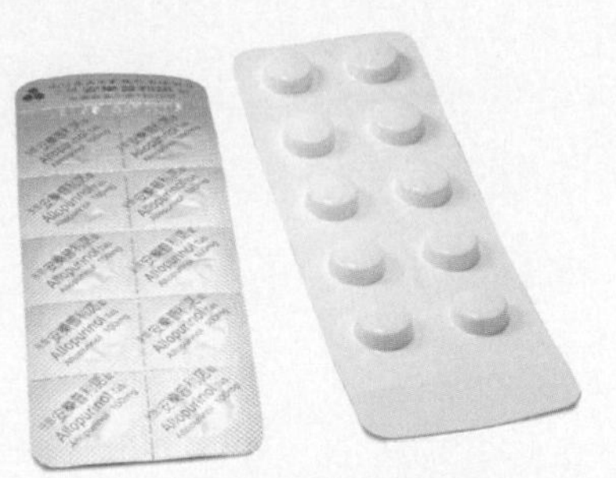

Allopurinol，抑制尿酸合成

一般用於治療慢性高尿酸血症與痛風，及可預防與治療各種原因所導致的尿酸結晶沈積與尿酸腎病變。尤其是腎功能不佳的病人，因為Probenecid和Sulfinpyrazone已無法有效的促進尿酸排泄，所以對腎功能不佳的病人來說，是另一個好選擇

（但仍須依腎功能調整劑量）。Allopurinol建議使用頻率為一天一次，而使用劑量建議初始劑量為100-150毫克/天，給予一至二週後，維持劑量為300-400毫克/天，再視病人病情決定劑量的調整。Allopurinol最主要的副作用為皮膚紅疹、胃腸道不適和過敏反應；嚴重的過敏反應包括皮膚及黏膜壞死、史蒂芬症候群（Steven-Johnson syndrome）、毒性表皮溶解症等，甚至可能造成死亡。且副作用的皮膚紅疹和過敏反應初期非常類似，因此更須特別小心使用。

促尿酸排泄

（Probenecid，Sulfinpyrazone，Benzbromarone）

這類藥品的作用機轉為抑制近曲小管的再吸收，以增加尿酸的排泄。且剛開始治療時可能會引起急性痛風發作，因此建議皆由低劑量開始使用，且多喝水使尿液鹼化以減少結石機會；並在治療初期最好併用Colchicine可避免尿酸的結晶沈積於組織中。

Probenecid建議初始劑量為一天兩次，每次250毫克，視病情可每月增加500毫克，直到最大劑量2000-3000毫克/天；且Clcr＜30ml/min的病人建議避免使用。常見的副作用包括：胃腸道不適、過敏反應、尿酸結石和急性痛風發作。由於Probenecid在腎小管抑制許多弱有機酸的排泄，所以可能引起藥物交互作用。例如抑制Penicillins、Cephalosporins、Nalidixic acid、Rifampicin和Nitrofurantoin分泌，使得抗生素血中濃度的增加，而延長作用時間等。因此在併用其他藥物時，須特別小心。

Sulfinpyrazone：建議初始劑量為一天兩次，每次50-100毫克，一般常用劑量為每天400-800，且每天最大劑量不可超過800毫克，建議與食物併服以減少胃腸道副作用。Clcr＜10ml/min的病人建議避免使用。且Sulfinpyrazone可能會引起血液方面疾病，因此使用期間建議做血液檢查。另外，因Sulfinpyrazone有抗血小板功能，若併服抗凝血劑（例如Warfarin）的病患，必須特別注意是否有出血現象。

Benzbromarone：建議劑量為一天一次，每次50-200毫克，且Clcr＜20ml/min的病人建議避免使用。此藥在國外曾有肝細胞毒性損傷的報告，因此建議使用時進行肝功能檢查，且當有肝臟不良反應症狀時，應立即向醫生反應。

痛風不但只是一種關節疼痛的疾病，也是身體所發出的一種警訊。它在警告我們體內的尿酸代謝已出現問題，且很可能已經一步步的侵犯各個部位。因此，當疾病發生時，應立即與醫生討論該如何處置，且改善生活型態。只要願意乖乖配合，相信要控制住痛風並不是一件困難的事。

類風濕性關節炎

案例1

張女士，四十七歲，職業婦女。

時常覺得全身多處關節疼痛約一年多，包括膝蓋、肩膀、手指及腕部，有時全身痠痛疲倦，但疼痛時有時無，因此不以為意。直到最近早上醒來手指關節腫脹疼痛，手指無法靈活運用，且四肢關節時常感覺僵硬，因嚴重影響生活作息及工作而感到困擾，才至醫院看診，經檢查得知已罹患類風濕性關節炎。

案例2

李小姐，三十五歲，幼稚園老師。

一年前曾發現左手關節腫痛，但因忙於照顧學校小朋友，而忽略就醫看診。近日發現腫痛的關節增多，且常感覺疲倦無力。某日早上起床時明顯的晨僵感讓她久久無法下床，才決定到醫院看診。經醫師檢查判定李小姐已罹患類風濕性關節炎。

類風濕性關節炎（Rheumatoid Arthritis，簡寫RA）剛開始發生時就只像是關節疼痛那麼簡單，但若是忽略而不去治療它，很可能會由於反覆發炎感染而演變成自體免疫機能的損傷，到那時候就不只是局部的關節僵硬疼痛，更可能會發生的是進一步侵犯身體其他內臟或器官，甚至危及生命。且類風濕關節炎和退化性關節炎非常不同的是，它不只是老年人才較可能得病；根據流行病學統計，其盛行率約為0.5-1%，任何年齡層都可能會罹患此病，其中又以二十至五十歲區間的病人較多，且女性病患約為男性的三倍，而在臺灣大約就有十萬人受類風濕性關節炎所苦。此外，小孩也有可能會罹患類風濕性關節炎，其主要發作尖峰期在一至三歲，但很少發生於小於六個月大的嬰兒，稱之為幼年型類風濕性關節炎（Juvenile Rheumatoid Arthritis，簡寫JRA）。目前發病原因仍不明確，而這也是治療上最大的難處。

正常的關節，其關節腔內面有一層滑膜可用以分泌關節滑液來潤濕和保護關節；但罹患類風濕性關節炎時滑膜產生發炎反應，使得關節因發炎細胞聚集而發生腫痛現象。嚴重的發炎反應可能會侵犯整個關節而導致軟骨遭受破壞甚至影響骨頭。當缺乏適當治療時，關節可能變形甚至無法活動。類風濕性關節炎在臨床上主要的表現包括有：疲倦無力、身體不適、廣泛性肌肉關節疼痛、晨間僵硬等，且症狀的出現一開始可能是輕微的或間斷的，因此常會被忽略，但若持續不做治療可能會引發更嚴重的症狀。而幼年型類風濕性關節炎因小孩表達主訴能力較低，可能會因為關節疼痛而增加躁動性或拒絕行走等表現，其他如疲倦、低溫發燒、食慾不振等，都是可能發生的病徵。

目前類風濕性關節炎的診斷標準被應用最廣的是民國七十六年美國風濕病醫學會（American College of Rheumatology，簡稱為ACR）修訂的診斷標準，包括：

1.**關節在早晨起床後有僵硬的感覺，且時間超過一個小時以上。**

2.**有三個以上的關節發生腫脹（且經醫師檢查認定為關節炎）。**

3.**手部關節炎（在手部的近側指骨關節、指骨掌骨關節或腕骨間關節至少一處發生關節炎）。**

4.**對稱性關節炎。即同一區的左右關節同時遭受侵犯。**

5.**在關節旁或某特定點出現皮下結節（類風濕性結節）。**

6.**血清類風濕性因子呈現陽性，且測定方法的假陽性率必須小於5%。**

7.**X光檢查發現關節旁骨質疏鬆或關節處發生骨質糜爛。**

以上第一至第四項必須存在六星期以上。且依此標準，若符合上述七項中的四項以上，即可被認定患有類風濕性關節炎。

而臨床上用於治療類風濕性關節炎的藥物主要可分為二大類：

A.**迅速緩解症狀，如紅腫、疼痛、發炎**

—非類固醇消炎止痛藥（NSAID，Nonsteroid anti-inflammatory drug）

—類固醇（Corticosteroid）

B.減緩疾病進展藥物

—疾病修飾抗風濕藥物（DMARDs，Disease-modifying antirheumatic drug）

—抗腫瘤壞死因子類藥物

各種治療藥物介紹如下：

非類固醇消炎止痛藥（NSAIDs）

各種NSAIDs（常見的有Aspirin，Diclofenac，Etodolac，Ibuprofen，Mefenamic acid，Naproxen，Sulindac，Meloxicam，Indomethacin，Piroxicam，Ketorolac，Ketoprofen等）對於疼痛緩解都有效果，但對於病程則無任何影響，無法預防或緩解關節的破壞。一般而言，胃腸道不適為主要副作用，可考慮選用選擇性抑制環氧化酶（COX-2）非類固醇消炎止痛藥如Etoricoxib，Celecoxib，Meloxicam以避免胃腸道副作用。

類固醇（Corticosteroid）

口服類固醇只可用為急性短期治療，不建議作為長期使用。

疾病修飾抗風濕藥物（DMARDs，Disease-modifying antirheumatic drug）

用於NSAIDs無法控制的嚴重性、進行性的RA，其特點在於延緩骨骼的侵蝕和軟骨的喪失而改變整個RA的病程。

Hydroxychloroquine（Plaquenil®）

代表藥物如：Hydroxychloroquine（Plaquenil®），目前對風濕性疾病的抗發炎機轉仍不清楚，但經對照組研究加以證實，確定有減輕疾病效果。成人建議初始劑量為400-600毫克/天，分二至三次給藥，且與食物或牛奶併服；可逐漸增加劑量到最佳治療效果，但通常在四至十二週後應減量1/2至維持劑量200-400/天（必需經醫師診斷調整劑量）。一般約在開始服用的四至八週後才逐漸產生療效，且最大的療效可能在六個月後才會達到。因其常見的副作用包含有噁心、腹瀉，所以建議和食物併服。而其他罕見的副作用包含皮疹、掉髮、虛弱無力和視網膜病變，通常是在高劑量且長期使用或腎功能不佳的病患上才可能發生。雖然發生機率很低，但若使用時發現有這些症狀，必須馬上告知醫生。

Gold Salts

包含口服Auranofin（Ridaura®）、針劑Glod sodium thiomalate（Myochrysine®）和針劑Aurothioglucose（Solganal®）。其作用機轉為金鹽被巨噬細胞吞噬後，能抑制溶酶體酵素之作用及巨噬細胞之吞噬作用，以達抗發炎效果。對嚴重的進行性RA有效，但副作用也不少，常見如潮紅、搔癢、口腔炎、金屬味、頭痛頭暈、白血球減少、血小板減少、蛋白尿（腎病變）及較少發生的金肺症等，因此使用時須特別小心。

D-Penicillamine（Cuprimine®．Depen®．Metalcaptase®，滿克特膜衣錠）

其用於RA的作用機轉不明，但經證實使用Penicillamine後，類風濕因子指數會下降，通常用於金製劑治療失敗的病人。其可能發生的副作用包含：皮疹、胃腸道不適、味覺遲鈍、蛋白尿（腎病變）、神經障礙、自體免疫反應等。建議避免和含金製劑類藥物同時使用，以避免副作用加乘。且對盤尼西林類藥物過敏者，也應避免使用。

Sulfasalazine（Salazopyrin®，斯樂腸溶錠）

原用於治療潰瘍性腸炎，但經證實對類風濕性關節炎有效。成人建議初始劑量為0.5-1g/天，可經醫師指示緩慢增加至維持劑量2g/天，分兩次使用，最大劑量為3g/天；在腎功能或肝功能不好的患者，必須經醫生衡量其風險及效益再決定是否使用。而常見的副作用包括：皮疹、噁心、嘔吐、頭昏、頭痛，少見的副作用則可能發生白血球減少症。

Azathioprine（Imuran®，亞沙夢膜衣錠）

成人建議劑量為0.5毫克/公斤/天，可經醫師指示緩慢增加劑量至2.5毫克/公斤/天。可能發生副作用包括：胃腸道不適、皮疹、血液學毒性、骨髓抑制和增加罹癌危險率。因此使用時建議依醫師指示做定期抽血追蹤。

Methotrexate（M.T.X.，滅殺除癌錠）

是一種免疫抑制劑，常被作為初期DMARDs的首選藥物，一般常見劑量為口服10-15毫克/星期，最高劑量為20-30毫克/星期，肝腎功能不好的病患必需調整劑量。且治療期間劑量調整必需遵循醫師指示。副作用：噁心和粘膜潰瘍為最常見毒性，其他包括可逆性白血球、血小板缺少，大劑量下會抑制骨髓且可能對腎臟損害（少見），慢性肝疾患可能會有肝毒性（少見）。因此，使用此藥期間必須定期做抽血追蹤。

Cyclophosphamide（Endoxan®，癌德星錠）

效果較強，但毒性也較大。毒性反應包括：骨髓抑制、出血性膀胱炎、不孕症，甚至可能造成膀胱腺癌（很少見）。必須小心使用。

Cyclosporine（Sandimmun®，新體睦）

本藥原用於預防器官移植後排斥現象，經證實可用於類風濕性關節炎。低劑量短期使用較無安全問題，但長期使用則需考慮其副作用，尤其可能發生嚴重腎毒性，必須密切監測腎功能。而其他可能發生副作用包括：高血壓、高血鉀、肝毒性、牙齦增生肥厚及多毛症等。

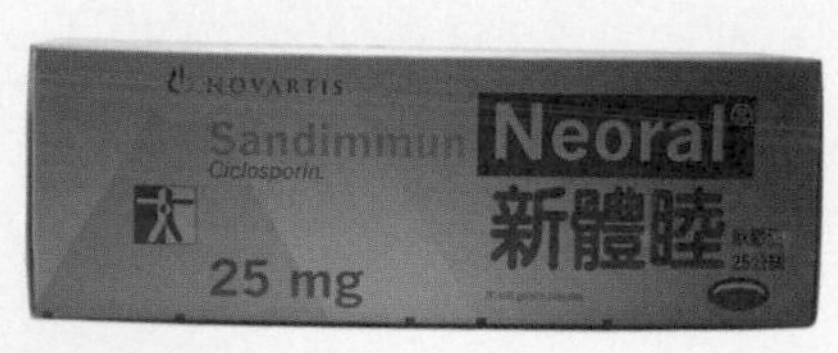

抗腫瘤壞死因子藥物

（Anti-TNF，Tumor Necrosis Factor，drugs）

細胞激素（例如TNF α ，IL-1）在類風濕性關節炎之致病機制中扮演重要之角色。因此發展出對抗這些細胞激素之生物製劑，提供給對傳統用藥無效的RA病患一個新的選擇。但由於對免疫力會造成影響，且皆為針劑劑型，因此長期使用需注意避免感染。

Etanercept（Enbrel®，恩博）

是一種基因重組人類腫瘤壞死因子接受體的融合蛋白（sTNF- α receptor：Fc），作用方式是以競爭性的方式抑制腫瘤壞死因了與細胞表面接受體的結合，藉此遏阻腫瘤壞死因子吸附於身上各個器官的細胞。經衛生署核可可適用於緩解對一個或多個DMARDs無效的病人，且可與M.T.X併用，以治療對單獨使用M.T.X無適當療效的病人。且作用快，約幾天至多十二週可見療效。但必須注意使用上是否會有新的感染發生，若有嚴重感染必須停止用藥。

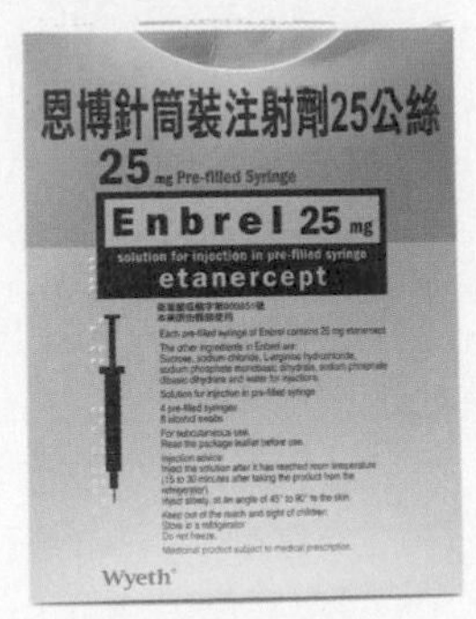

可能的副作用：除了注射部位的局部反應外，最常見的包括感染、頭痛、眩暈、鼻炎、噁心或嘔吐等。

Infliximab（Remicade®）

是混種性的抗腫瘤壞死因子的單株抗體（chimeric anti-TNF-α monoclonal antibody），主要是中和由細胞所分泌出來的或附著在細胞表面的TNF，如此可有效的減少TNF所引起的免疫反應。目前尚未上市，臨床測試效果不錯，且若與M.T.X併用，效果更佳。常見的副作用：注射部位的局部反應、上呼吸道感染、噁心、頭痛、皮疹，及少數有血壓降低情形等。

Adalimumab（Humira®，復邁）

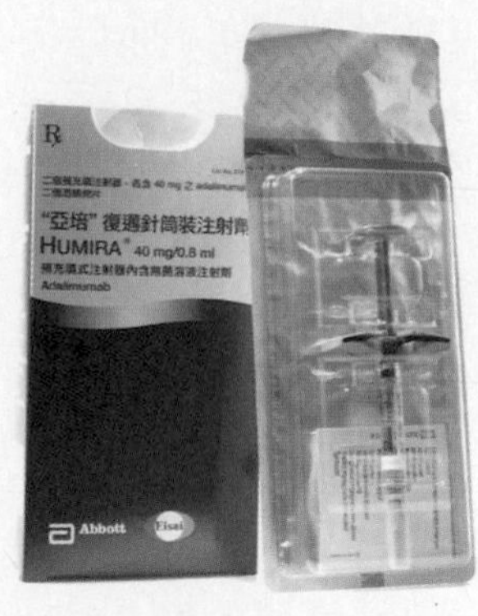

是一種基因重組之人類免疫球蛋白單株抗體，對TNF-α有高度親和專一性，以減少TNF所引起的免疫反應。常見的副作用：注射部位的局部反應、上呼吸道感染、頭痛、皮疹等，較少見和嚴重副作用包括：嚴重感染、結核病及其他神經方面疾病。

除了藥物治療之外，適當的休息和運動或物理性治療都是可以當作輔助性治療。雖然類風濕性關節炎可能會帶給患者生理上的痛楚和生活上的許多不便，但若能配合醫師指示，持續地接受治療，或許就能將疾病所帶來的不適降到最低。

僵直性脊椎炎

案例 1

陳先生，三十歲。

上櫃公司電子工程師。平時下背部隱隱作痛，因大學打球時曾扭傷腰部，以為舊傷復發，使用酸痛貼布，改善效果有限，而近日下背疼痛頻繁且感覺僵硬，無法忍受影響工作活動及生活品質，挪出時間至醫院就診，才發現罹患的是僵直性脊椎炎。

林同學，男性，國中二年級，足球校隊。

練球後覺得腳後跟及背部時常疼痛，以為是運動過度，不以為意，但最近發現情況越來越糟，不但腳跟背痛加劇，甚至連手指關節也腫脹異常，還出現腰背部僵硬情形，且晨間更是嚴重。父母帶至醫院一連串檢查後，得知罹患少年型僵直性脊椎炎。

僵直性脊椎炎（Ankylosing spondylitis，簡寫AS）和前述的類風濕性關節炎同樣屬於自體免疫疾病的一種，但兩者間有個明顯區分方式；僵直性脊椎炎主要是侵犯中央關節脊椎（包括薦腸骨關節、脊椎、胸骨、髖關節及肩關節等）及肌腱附著點，而類風濕性關節炎則非常少侵犯上述兩部分。

據統計，在臺灣的盛行率約為0.1%-0.4%，即每一千人中大約有一至四人會罹患此病，以此推估，國內大約有五至六萬人為僵直性脊椎炎患者。其中好發年齡層以二十至四十歲成年人居多，男性又佔其中多數。

目前研究發現，95%以上患者的遺傳基因HLA-B27（基因產物人類白血球抗原B27型-Humen Leukocyte Antigen B27的英文縮寫）皆呈陽性，因此判斷其發病原因與遺傳基因HLA-B27有密切關係。

在臺灣，HLA-B27基因為陽性的人口約佔5%，但統計上顯示，HLA-B27基因為陽性的人中只有大約2-10%會罹患僵直性脊椎炎；也就是說，HLA-B27基因為陽性與否只可做為參考條件之一，並非主要診斷條件。

僵直性脊椎炎典型的症狀為慢性下背疼痛，多發生於半夜或清晨起床時，且疼痛併有僵硬現象，時間通常大於三十分鐘，但症狀可藉由稍微活動而獲得改善。除下背痛外，可能會有周邊關節炎發生（特別是髖關節、膝關節和踝關節）或是肌腱、韌帶與骨骼交接處發炎。

此外，關節外的表徵較常見的包括有虹彩炎、皮膚乾癬、胃腸道或泌尿道發炎等。少數病人甚至可能造成心臟、腎臟、肺等器官侵犯。

僵直性脊椎炎目前普遍認定的診斷是以Modified New York criteria，1984為標準，內容如下：

1.下背痛及僵硬，休息無法減輕，時間長達三個月以上。

2.腰椎運動範圍受限（腰椎的前曲、後伸及側彎三方面運動受限）。

3.擴胸範圍受限（擴展範圍小於二點五公分）。

4.X光檢查有薦腸關節炎（骨盆與脊椎交接處），雙側二級或單側三級以上。

以上僅需第四點加上第一至三點其中一項即可確定診斷。

因僵直性脊椎炎和前述的類風濕性關節炎同屬免疫性疾病，所以治療方式也大致相同。（但藥物使用劑量可能略有不同，必須依醫師指示。）

藥物治療主要可分為兩大類：

A.迅速緩解症狀，如紅腫、疼痛、發炎

—非類固醇消炎止痛藥（NSAID，Nonsteroid anti-inflammatory drug）

—局部注射類固醇（Corticosteroid）

B.減緩疾病進展藥物

—疾病修飾抗風濕藥物（DMARDs，Disease-modifying antirheumatic drug）

—抗腫瘤壞死因子類藥物

非類固醇消炎止痛藥（NSAIDs）

在急性活性期，各類NSAIDs對疼痛緩解都有效果，可由病人根據疼痛程度做最適當的選擇。且可選擇長效劑型於晚間投予，如此可減輕夜間疼痛及晨間僵硬的不適感。

類固醇（Corticosteroid）局部注射

薦腸關節內類固醇注射已被證實對薦腸關節的疼痛及發炎有適當的效果，且療效甚至可持續幾個月，是另一種新的治療選擇。

疾病修飾抗風濕藥物（DMARDs，Disease-modifying antirheumatic drug）

首選使用Sulfasalazine，經證實每天2-3g對周邊關節炎有效；若使用Sulfasalazine效果不好或對其副作用（如皮疹、胃腸道不適等）無法忍受的患者，MTX是另一個可以考慮的選擇，但仍需注意MTX可能帶來的副作用。（其他DMARDs類藥物可參考類風濕性關節炎—藥物治療。）

抗腫瘤壞死因子藥物（Anti-TNF，Tumor Necrosis Factor，drugs）

Etanercept（Enbrel®，恩博），Adalimumab（Humira®，復邁）Infliximab（Remicade®），此類藥物亦可用於減輕患有活

活動性僵直性脊椎炎的病患之症狀和徵兆。藥物簡介可參考「類風濕性關節炎」一節（370頁）

除藥物之外，另外應配合適度運動（如伸展運動或游泳，應避免劇烈運動），或物理治療，且應避免長時間維持同一姿勢，避免舉重物或提重物，以減少造成腰部的負擔，藉此也可降低對止痛劑之需求。若脊椎嚴重變形的病患，可以手術改善關節功能，而髖關節嚴重受損的病人可進行關節修補或置換術。

僵直性脊椎炎是一種慢性且容易被忽略的疾病，但其實其發生率已不容小覷。因此當徵狀出現時，應提高警覺以及早治療。

退化性關節炎

案例1 **林先生，五十三歲，建築工頭。**

平時工作認真，經常幫忙同事搬運重物。但最近發現膝蓋疼痛，走路會痛，不太能蹲，工作難以負荷。早晨起床時關節也僵硬腫脹，走路疼痛不已，而天氣變冷時，症狀更是明顯到難以忍受。經醫師確診為退化性關節炎。

案例2 **朱女士，六十歲，退休老師。**

年輕時就喜歡登山、慢跑。退休後仍維持一樣的休閒活動。近日登山時察覺膝關節些微疼痛，有時感覺有咖拉咖啦作響，而看書時也出現頸椎疼痛感。求診後，醫師告知她已經得到退化性關節炎。

退化性關節炎（Osteoarthritis，簡寫OA）是一種常見的關節病變，簡單的說，就是關節中的軟組織因長年的磨損導致關節機能退化進而發生慢性炎症的反應；較常發生位置包括膝關節、髖關節、頸椎、腰薦椎、手指關節等。其盛行率隨著年齡而增加，多數患者在五、六十歲時出現症狀，且年齡大於五十五歲的病人中，女性的盛行率又高於男性。

造成退化性關節炎的原因可分為兩大類：一種為原發性退化性關節炎（Primary osteoarthritis），主要因為：1.年齡的增長造成軟骨內的結構性蛋白（Proteoglycan）產生變化，分解酵素也隨之增加。2.肥胖的人使得關節的負擔隨之加重，長時間過度耗損軟骨使其不堪負荷。3.由於雌激素（Estrogen）有破壞軟骨的作用，因此雌激素高者也較可能引發退化性關節炎。

而另一大類可能成因為受傷（如十字韌帶斷裂、膝關節骨折等）、遺傳疾病、代謝性疾病（如糖尿病）、先天性關節發育異常、因感染而造成關節軟骨破壞或是反覆的職業傷害等因其他因素而引發的退化性關節炎，我們稱之為次發性退化性關節炎（Secondary osteoarthritis）。

當組成軟骨的膠質和蛋白質不斷被分解，且軟骨本身增生的速度已無法補償分解的速度，軟骨就會慢慢的被消耗殆盡，進而造成原本在軟骨兩端的骨頭碰觸，且不斷摩擦。然而，退化的關節所引起的問題不僅止於軟骨的磨損和骨頭間的摩擦，其中磨損的軟骨碎屑才是主要引發關節發炎的物質之一。

組成軟骨的膠質和蛋白質因原發性或次發性因素而被加速分解，而原本負責生產這些膠質和蛋白質的軟骨細胞也已陸續死亡。此時被分解後的細胞碎屑和其他分子就會被排到關節液中，而免疫細胞為了清除碎屑，於是進到關節囊裡開始一連串的發炎反應。

在臨床上的診斷，必須透過病人主述和理學檢查（例如：X光檢查）綜合結果來加以判斷。在這類的病人中，病情剛開始發展時，往往會抱怨疼痛夾雜著痠痛的感覺，且有時痠疼或僵硬的感覺會發生在早晨，但不超過半小時後自然可恢復。而有時運動較劇烈，或天氣轉變較大時，也會有疼痛的發生，此時休息或使用簡單的止痛藥也許可以得到暫時的舒緩；但隨著病情逐漸發展，疼痛更趨明顯，休息或簡單的止痛藥已不見得能發揮作用，甚至會影響正常的作息。而從X光檢查可以發現，若只是發病初期，僅是軟骨磨損時，在X光上可見關節腔變窄；若病情已發展較嚴重時，在X光上會看到骨頭已遭受侵蝕，包括關節周圍的骨質減少，骨頭邊緣的缺損等。

前述的類風濕性關節炎、僵直性脊椎炎皆屬免疫方面疾病，是可能影響全身的疾病；而退化性關節炎的症狀和病程只限於受影響的關節或是局部的關節磨損，其為不可逆的疾病，只能減緩其病程的發展。因此除了適當的休息，在藥物治療方面則大多以疼痛緩解為主；可分為：

A.止痛藥

B.非類固醇抗發炎藥物

C.軟骨保護劑。

止痛藥

Acetaminophen（Panadol®，普拿疼）

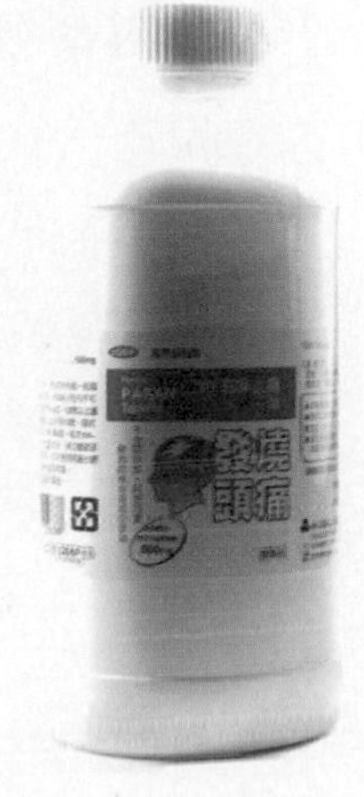
Acetaminophen

就是我們一般熟悉的普拿疼，就止痛藥而言是最具安全性的一種。但也因取得方便，食用超過安全劑量範圍的新聞也是時有耳聞。Acetaminophen在胃腸道可快速被吸收，再廣泛分布於體液內。成人每天建議劑量不可超過4g。通常於使用二十四小時內，約有85%會經由尿液排出，且主由肝臟代謝，因此肝腎功能不好的病人，仍需小心使用。雖然是安全性很高的藥物，但長期大量使用仍可能因為血液惡質病造成貧血、血小板減少、白血球缺乏症甚至全血球缺乏症；且對有G6PD缺乏的病患而言更須謹慎以避免溶血反應發生。長期服用（每天3-4g）仍可能因為毒性累積，而造成肝毒性。

Tramadol（Muaction SR.®，妙而通）

為較強的止痛劑，當Acetaminophen效果不好或是對NSAIDs可能產生藥物過敏時，可考慮使用。一般建議劑量為每天兩次，每次100-200毫克，且每天最大劑量不可超過400毫克。肝腎功能不好的患者，必需調整劑量。但由於副作用發生機率較大，如噁心、嘔吐、頭暈、頭痛、便秘、胃腸道不適等，因此使用時必須更加小心。

非類固醇抗發炎藥物

在單純的止痛藥治療效果不好時，可考慮使用非類固醇抗發炎藥物，請參考痛風（360頁）及類風濕性關節炎（370頁）二節。但須注意其可能帶來胃腸道不適，或可選擇使用新一代的選擇性抑制環氧化酶（COX-2）非類固醇消炎止痛藥。

軟骨保護劑

Glucosamine

就是我們一般熟悉的「維骨力」，是一種含葡萄糖胺硫酸鹽的藥品。葡萄糖胺硫酸鹽主要的功用是潤滑關節軟骨，以發揮其防震功能，但許多大眾常將其和骨質疏鬆藥搞混，以為是可以補充鈣質的藥物。

其實，若將骨骼比喻為車子的主體結構，關節就好像齒輪，而Glucosamine就像是潤滑齒輪的潤滑油，然而潤滑油無法增加主體結構的密度，就像Glucosamine無法補充鈣質一樣。Glucosamine並無法治好退化性關節炎，只能暫時緩解疼痛和減低關節退化的速度；雖然曾有報導Glucosamine具抗發炎效果，但其止痛效果並不向一般止痛藥一樣，吃了很快就可以有效，且止痛效果見仁見智。

而一般建議成人劑量為一天三至四次，每次500毫克。

Hyaluronan

就是玻尿酸，是一種透明的生物性黏多醣。其實玻尿酸在我們人體內分布很廣，例如在眼睛的玻璃體、皮膚的細胞間質和各種關節等，因此在醫學上用途也非常廣泛。（如可被用於骨科的膝關節注射液或是整形外科皮下注射以改善皺紋等。）由於老化關節腔的滑液中玻尿酸濃度減少，造成對關節的保護作用降低，因此若能局部注射到關節腔則會附著到關節軟骨表面，而達到保護軟骨的功效，且其作用時間可長達幾個月之久。但剛注射後的膝關節可能會發生短暫的疼痛或腫脹現象，建議在注射後四十八小時內，應避免任何費力或長時間會增加關節負擔的活動。暫時的休息或許可以達到更好的效果。

除了藥物治療之外，可配合物理治療（如復健、熱敷、電療等）和適時的運動和體重控制，這些都可以達到減緩病程的作用。但若藥物和物理治療都已無效，且關節嚴重退化已造成軟骨磨損殆盡變形時，則可和醫生討論是否考慮外科矯正手術或裝置人工關節。

維他命製劑

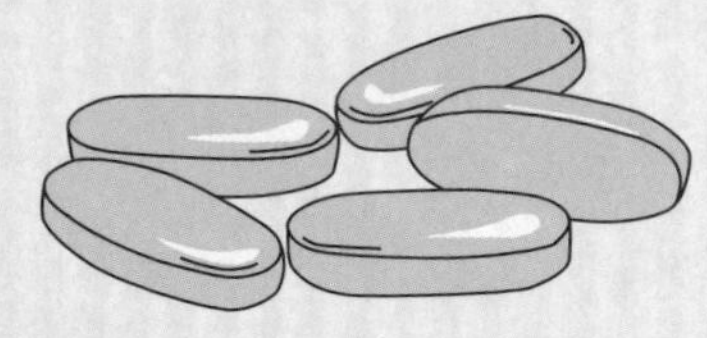

蔡依庭　藥師

- 骨質疏鬆
- 貧血
- 壞血病
- 乾眼症
- 口角炎
- 腳氣病

市面上出現了各式各樣的維他命產品，諸如食品、飲料，甚至化妝品、洗髮精、沐浴乳、眼藥水等，都以添加維他命為號召，由此可發現維他命受歡迎的程度。

一般常聽到的「維他命」，是由原文Vitamin音譯的俗稱，而「維生素」意譯則是指維持生理之基本要素，也是營養學界所用的正式名稱，所以兩者所指的是同一物質。

維他命依其溶解性分為兩大類：

一、脂溶性維他命

指可以溶於油脂中的維他命，包括維他命A（Retinol）、維他命D（Calciferol）、維他命E（Tocopherol）、維他命K（Menadione）。

二、水溶性維他命

指可以溶於水中的維他命，包括維他命C（Ascorbic acid）、維他命B群：維他命B1（Thiamin）、維他命B2（Riboflavin）、維他命B3（Niacin）、維他命B6（Pyridoxine）、維他命B12（Cobalamin）、泛酸（Pantothenic acid）、生物素（Biotin）及葉酸（Folate）。

水溶性維他命與脂溶性維他命有何差異呢？

1.儲存在肝臟及脂肪組織的脂溶性維他命通常比水溶性維他命排泄速度慢，所以儲存在身體裡的時間比較長，如果過量攝取脂溶性維他命，很可能在身體造成累積作用，而容易中毒。相較於水溶性維他命，儲存在體內的量很少，容易經由尿液排除，所以不容易在體內蓄積而中毒。

2.脂溶性維他命不容易被光、熱、接觸空氣而分解破壞，而水溶性維他命分子間的化學鍵特別容易受到熱和鹼而破壞。水溶性維他命本身即為親水性，因此在煮菜的過程中，容易導致水溶性維他命的流失。不同烹調方式對於水溶性維他命的影響不同，比較建議的方式是使用少量的水配合蒸、炒、微波等，並且煮熟後盡快起鍋。

骨質疏鬆

案例1

林婆婆，七十歲。

從五十歲開始身高漸漸縮減，出現駝背現象，並且常常感到背痛。有一次在晚上如廁時，不小心跌倒在地上，導致右大腿骨骨折。手術後，出現嚴重肺炎併發症，還險些送命。之後，林婆婆接受復健治療，但仍不良於行。

案例2

小明，三十五歲。

罹患乾癬的小明受不了皮膚痛癢和脫屑，十幾年來都自己買類固醇塗抹，一天要塗抹四、五條藥膏，甚至還用保鮮膜緊緊裹住患部，加強患部吸收。結果小明吸收過多類固醇，造成脊椎骨質疏鬆的後遺症。

骨質疏鬆症是一種漸進式的疾病，使得骨質量和密度下降，骨質漸漸的脆弱。骨質疏鬆Osteoporosis一詞源自於拉丁文，按照字面上的意思就是「有孔洞的骨頭」。另外，世界衛生組織（WHO）於1994年公佈成年人骨質疏鬆症的定義為「一種因骨量減少或骨密度降低而使骨骼微細結構發生破壞的疾病，惡化的結果將導致骨骼脆弱，並使骨折的危險性明顯增高」。

骨頭會不斷的進行自我修復，造骨細胞專門負責製造新骨質，將血液中的鈣質存放至骨骼。而噬骨細胞負責移除舊骨質，將鈣質釋放至血液中供身體細胞利用。如果噬骨細胞分解舊骨質的速率較新骨質製造的速率還要快，那麼骨質的密度會變低，導致骨頭容易斷裂。

一般人從三十歲開始，造骨細胞的活動會略低於噬骨細胞，也就是說骨質會開始流失，但這並不表示每個人都會得骨質疏鬆。一般來說，男性的骨架較大，骨質也較多，所以不常罹患骨質疏鬆症。相反的，女性的骨質本來就較少，加上更年期後雌激素的分泌急速降低，骨質流失速度更快，骨本逐漸消耗，所以容易導致骨質疏鬆症的產生，造成脊椎壓迫性骨折，像是駝背、身高變矮，更嚴重的是髖骨骨折，進而造成行動不便，嚴重影響老年的生活品質。

造成骨質疏鬆的危險因子有很多，例如停經後的婦女是罹患骨質疏鬆的高危險群。另外，在生活習慣方面包括抽菸、酗酒、厭食症、營養不良、缺乏運動（導致造骨活動減少）、缺乏日曬（導致皮膚合成的維生素D減少，進而造成鈣吸收不良）等。其他容易導致骨質疏鬆的疾病或藥物包括甲狀腺副甲狀腺機能亢進、糖尿病、慢性的肝臟或腎臟病、長期服用類固醇、抗痙攣藥、利尿劑、抗凝血劑、含鋁製酸劑的胃藥、止痛藥等。

類固醇的治療對過敏與發炎反應之患者而言，是緩解症狀的必須用藥，然而此類藥物容易產生骨質疏鬆症的副作用。根據研究顯示所有人口中有將近1%使用類固醇，而使用類固醇半年以上的病患約50%會罹患不同程度之骨質疏鬆症。

預防勝於治療，建議婦女以及長期使用類固醇的患者應該積極避免其他骨質疏鬆危險因子，增加飲食中鈣質與維生素D的攝取，保持體重、避免菸酒、規律運動及預防跌倒，並且定期測量骨質密度。

藥物預防及治療包括：

鈣（Calcium，Ca）

鈣是身體中含量最多的礦物質，約佔體重的2%。而身體中的鈣99%存在於骨骼和牙齒中，剩餘的1%則存在於血液與肌肉等處。鈣在骨骼組成、肌肉收縮、神經衝動傳導、血液凝固、細胞代謝中扮演著重要的角色。

富含鈣的食品有牛奶、乳製品、花椰菜、甘藍菜、芝麻、豆類製品等等，每個人終生都必須有理想的鈣質攝取。行政院衛生署建議十九歲以上成年人每天鈣的適當攝取量是1000毫克，青少年則需要更多的鈣質以建立強健的骨骼，建議攝取量是1200毫克。最大的安全補充劑量是每天少於2500毫克。

飲食中的鈣有25%到75%會被人體正常吸收，影響因素有年齡、維他命D的攝取、身體需要鈣的程度及鈣的攝取量。舉例來說，假設兒童和老年人攝取相同的飲食，兒童吸收食物中75%的鈣，而老年人只會吸收25%。鈣的吸收在懷孕期及嬰兒期特別高，而在老年期最低。

鈣在酸性環境下吸收率較大，足夠的胃液，充足的維生素D都可以幫助腸腔吸收鈣。在胃酸的存在下，才能將鈣片分解游離出鈣離子，鈣離子形式才會被吸收利用。而在缺乏維他命D的情況下，鈣的吸收率會降低到10%以下。食物中某些成分會阻礙鈣質的吸收，如菠菜、甜菜中的草酸會與鈣質結合而成為不溶於水的「草酸鈣」，穀類、麥類中的植酸與鈣質也會結合而成為不能溶解的「植酸鈣」，而令鈣質難以被吸收。

另外，過量的磷及鎂的攝取以及和鐵劑併服都會降低鈣的吸收率。抽菸、喝酒、咖啡、濃茶也會影響鈣質吸收，最好能夠避免。

下面是常見鈣質的補充品形式：

1.碳酸鈣（Calcium carbonate）：通常含有相當高含量的鈣，鈣含量比例占40%，但是卻不易被人體吸收。碳酸鈣難溶於水，必須和食物或飯後服用，靠胃酸轉成活性離子後才能被腸道吸收，同時可能在胃中產生二氧化碳而導致胃脹氣，有些人服用後會引起便祕現象。

2.檸檬酸鈣（Calcium citrate）：這是最容易被人體吸收的鈣質，不需要胃酸活化吸收，能輕易轉化為離子鈣形式，被人體直接吸收利用。鈣含量佔21%，和碳酸鈣相比，如果要攝取同樣重量的鈣，檸檬酸鈣的量就必須要比碳酸鈣多將近一倍。

3.乳酸鈣（Calcium lactate）：來源多為乳製品，含有13%的鈣元素。

4.葡萄糖酸鈣（Calcium gluconate）：含有9%的鈣元素。

5.磷酸鈣（Calcium phosphate）：含有13%的鈣元素。

維他命D（Calciferol）

維他命D有陽光維他命之稱，可以從太陽光及飲食中攝取。維他命D有許多不同形式，主要包括維他命D2：麥角固醇，從植物性食物中而來（菇類和酵母）；維他命D3：鈣化固醇，存在動性食物中（奶蛋和魚油），但是大部分是由陽光紫外線照射皮膚，皮膚的脂肪合成而來。

我們從食物或是補充劑中得來的維他命D並不是完全活化的形式，它需要先進入肝臟中被轉換，再經由腎臟轉換成活化型的維他命D。這也是為什麼肝臟或腎臟病患者比較容易罹患骨質疏鬆症的原因。

維他命D的合成隨著年齡增長而下降，所以建議攝取量在中年之後提高。十九至五十歲的男、女性一天維他命D建議攝取量是5微克（μg），五十一歲以上建議攝取量是10μg。另有其他的標示單位是以國際單位（IU）來表示，單位轉換是1μg＝40IU。

維他命D能促進鈣的吸收，一天的攝取上限是50微克。若攝取過量，中毒的最明顯症狀就是高血鈣症，導致血液中鈣質的濃度很高，可能引起口渴、頻尿、嘔吐等症狀。另外，過量的維他命D還可能促使骨質的流失，因為活化的維他命D使得鈣質從骨骼流出到血液中。

貧血

案例1

陳小姐，二十五歲。

長期以來覺得比較容易疲累，接受身體檢查而發現臉色稍顯蒼白，結膜亦較常人蒼白，其他較無異常發現，大便習慣也正常，月經規則，同時月經量也正常，平時無異常出血現象。抽血檢查發現，陳小姐的血紅素9.3g/dl，診斷為缺鐵性貧血。

趙先生，四十三歲。

為了讓身體更健康，經朋友建議吃蛋素約兩年時間，食量越吃越少，人瘦了一圈，因為出現胸悶、全身無力、體重下降且手腳出現麻木現象而住院，檢查發現維他命B12不足而導致惡性貧血。

人體血液中有三種主要的血球細胞，分別是紅血球、白血球和血小板。這三種細胞都在骨髓中製造，成熟後便釋放到血液中。紅血球的平均壽命約一百二十天，其中充滿了血紅素，血紅素是紅血球上主要運送氧氣的物質，以提供身體細胞利用。骨髓製造紅血球的過程需要很多原料，例如鐵質、葉酸、維他命B6、維他命B12等，當原料缺乏時就會製造出型態異常或是數量不足的紅血球，形成貧血。如缺乏鐵質或維他命B6會導致紅血球較正常型態小且缺少足夠血紅素可攜帶氧，而造成小球低色素性貧血，其中因為缺鐵而產生的貧血又稱為缺鐵性貧血；缺乏維他命B12及葉酸會導致惡性貧血，形成的紅血球體積大、脆弱、不成熟，又稱為巨胚紅血球貧血。另外有一些遺傳疾病也會引起貧血，像是鐮刀型血球性貧血和地中海型貧血。

最常造成貧血的原因多半是鐵的缺乏而造成的缺鐵性貧血。造成缺鐵性貧血的原因可能是鐵攝取不夠或吸收不良，甚至是因為嚴重失血，經血過多的女性最常發生缺鐵性貧血。

案例二中的惡性貧血主要是缺乏維他命B12及葉酸所致，因此治療時須先找出導致維他命B12及葉酸缺乏的原因。若是飲食失調所引起，那只要改變飲食習慣就會恢復。不吃肉及乳製品的全素者是維他命B12缺乏的高危險群，因為維他命B12大多存在於動物性食品中，所以可能需要特別補充維他命B12或是多攝取海藻類及黃豆製品。由於維生素B12的吸收，需要胃部分泌出一種內在因子，年紀大或曾接受胃部手術的人，會因內在因子的分泌不足而導致維他命B12吸收不良。

貧血的症狀不易被辨認出來，症狀包括頭暈目眩、身體疲累虛弱、臉色蒼白、四肢末端冰冷、心悸、昏昏欲睡等等。

血液檢查中，RBC（紅血球數目）、Hb（血紅素）、Hct（血球容積）三者常用來評估貧血程度，貧血時數值降低。

藥物預防及治療包括：

鐵（Iron，Fe）

鐵在身體最重要的生理功能是製造血紅素、肌紅素（肌肉組織中的血紅素），因而可以在血液中運輸氧氣。對於免疫系統及神經的健康，鐵也是不可或缺的營養素，除此之外還是許多酵素反應的輔因子。

缺乏鐵最常見的原因是飲食攝取不足，然而還有部分原因是由於腸道出血、潰瘍、長期服用制酸劑、消化不良、長期慢性疾病、過量攝取咖啡或茶等等。生理期婦女也是缺乏鐵的高危險群，特別是流量較大及週期較短的人。

成年男性每天約需要10毫克的鐵，女性建議攝取量較男性稍微高一些，約需要15毫克。而日常國人膳食中之鐵質攝取量，不足以彌補婦女懷孕、分娩失血及泌乳時之損失，所以建議自懷孕第三期至分娩後兩個月內每天另以鐵鹽供給30毫克之鐵質。

鐵存在於肝臟、牡蠣、瘦肉、內臟類、綠葉蔬菜、全穀類等，而肉類中以紅色越深，含鐵量也愈多。一般人對動物性鐵質吸收率約有30%，而植物性鐵質約只有10%，所以動物性鐵質較易被人體所吸收。

服用鐵劑時須注意以下事項：

1.因為鐵劑會刺激胃部，所以建議在飯後服用。

2.鐵劑會染色，所以服用藥水劑型的鐵劑時要先稀釋，並用吸管服用，以免牙齒染色。

3.維生素C可以幫助鐵的吸收，所以可以和柳橙汁一起服用。

4.於服藥前1小時或後2小時內避免服用茶、咖啡、制酸劑（俗稱胃藥）、鈣片、含植酸及草酸類食物，以免影響鐵劑吸收。

5.服用鐵劑後大便會變黑，這是正常現象。

6.常見的副作用為胃腸道不適、便秘、金屬味覺產生、噁心、嘔吐。

葉酸（Folate）

葉酸是屬於維他命B群的水溶性維他命，他的功能在於產生能量，形成紅血球細胞，同時能促成DNA的合成、細胞分化與胺基酸代謝，對於血球的分化成熟、胎兒的發育有重大的影響。

另外有研究指出葉酸對於預防心血管疾病有重要的功效，因為葉酸是調節同半胱胺酸代謝的重要營養素。同半胱胺酸是一種體內自然產生的胺基酸，研究發現當血中同半胱胺酸濃度太高時會增加動脈粥狀硬化的危險性。將同半胱胺酸轉變換成對身體無害的胺基酸需要足夠的葉酸、維他命B 6及維他命B12。

葉酸對於懷孕婦女很重要，它能幫助胚胎和胎兒的神經細胞形成，研究顯示在懷孕期間補充葉酸能降低嬰兒發生先天性缺陷（尤其是神經缺陷）的危險性。葉酸富含於菠菜、花椰菜、蘆筍、豆類、肝臟等，對於十三歲以上的男女建議每天攝取400微克（μg）的葉酸，懷孕期間的婦女則建議攝取600微克，哺乳期建議500微克。

維他命B6（Pyridoxine）

維他命B6是由六種化合物所組成，支援超過一百多種酵素反應，包括蛋白質代謝、醣類代謝、血球合成、神經傳導物質合成等。維他命B6幫助合成免疫系統中的白血球及紅血球上的血紅素，也可幫助氧氣結合到血紅素上。另外還參與合成大腦神經傳導物質，包括血清素（Serotonin）、GABA、多巴胺（Dopamine）及正腎上腺素（Norepinephrine），所以維他命B6的缺乏可能造成神經方面症狀，例如憂鬱、頭痛、精神混亂及抽搐。

當缺乏維他命B6時還有可能導致脂漏性皮膚炎、口腔炎、舌炎等症狀。另外，懷孕時會大量排泄黃尿酸（Xanthurenic acid），而導致妊娠毒血症或孕吐，這種黃尿酸是因為缺乏維他命B6而造成某種胺基酸的代謝異常而增加的，所以懷孕期間必須增加維他命B6的攝取量。

十九歲以上到五十歲的成年男女建議每天維他命B6的攝取量為1.5毫克，五十一歲以上建議1.6毫克，懷孕及哺乳期間則建議增加0.4毫克的攝取量。

維他命B12（Cobalamin）

與葉酸密切配合，以維持紅血球的正常發育，促進其形成與再生，可預防及治療貧血。另外可以幫助細胞形成、預防神經損壞、保護神經末端、對碳水化合物和脂類代謝有重要功用等。維他命B12還和體內產生的神經傳導物質乙醯膽鹼有關，能幫助學習和記憶。

食物中的維他命B12主要富含於動物性食品中，如肉類、魚貝類、內臟、奶蛋類。維他命B12不含於多數的蔬菜裡，僅少量含於海藻類及黃豆製品等，所以全素食者必須注意維他命B12的攝取量是否足夠。

十九歲以上建議每天攝取量為2.4微克，懷孕期增加0.2微克攝取量，哺乳期則增加0.4微克攝取量。

壞血病

案例 1

林伯伯，獨居。

林伯伯身上出現一塊塊的瘀血，尤其分佈於雙腿後側，同時有牙齦炎、牙齒鬆動易出血、傷口癒合不佳、疲倦、肌肉痠痛等症狀。

壞血病是一種缺乏維他命C所引起的疾病。缺乏維他命C時，細胞間膠原蛋白的生長與維持會變得不穩定而無法發揮功能，造成血管、黏膜、皮膚等細胞間的結合鬆弛，而產生牙齦發炎、皮下出血、傷口不易癒合等症狀。除此之外還有可能伴隨貧血、嬰幼兒生長遲緩、免疫力差等臨床症狀。

維他命C（Ascorbic acid）

維他命C又稱為抗壞血酸，是一種抗氧化劑，可以減少細胞中自由基的傷害。另外可以幫助膠原蛋白的合成，膠原蛋白是身體中含量最多的蛋白質，主要的生理機能是作為結締組織的黏合物質，以提供一個結構安定有力的支架，並有助於疤痕組織形成。

此外維他命C還與抗壓力荷爾蒙（即腎上腺皮質荷爾蒙）、干擾素（一種重要的免疫球蛋白）的形成有關係，可以幫助身體對抗壓力及增強免疫力。

維他命C主要存在於水果和蔬菜，例如：柑橘類、草莓、番茄、花椰菜、菠菜等。因為維他命C容易受到高溫及氧的破壞，所以新鮮的蔬菜水果是最適宜的補充來源。

十六歲以上建議每天攝取量為100毫克，懷孕期婦女增加到110毫克，哺乳期為140毫克，最大上限攝取量為2000毫克。過量攝取最常見的副作用為腸胃道症狀，如噁心、嘔吐、腹瀉、腹部疼痛。

乾眼症

案例1

王小姐，三十歲。

王小姐的工作要長時間面對電腦，加上辦公室的空調以及天天配戴隱形眼鏡，常常感到眼睛十分乾澀。剛開始有症狀時，只要閉目養神休息一下，很快就又可以繼續看電腦；但隨著時間過去，發現症狀越來越嚴重，經眼科醫師診斷，確定是得了乾眼症。

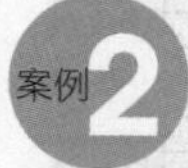

孫小姐，五十多歲。

因雙眼視力模糊、疼痛等症狀就醫，經檢查後發現雙眼角膜潰瘍，且結膜乾燥、角質化。原來女子嚴重營養不良，加上不敢吃胡蘿蔔，缺乏維他命A，造成眼疾惡化。

現代人大多長時間過度使用眼睛，而欠佳的照明設備、冷氣房的乾燥空氣、長時間注視電腦或電視、長時間配戴隱形眼鏡、空氣汙染、壓力等等原因都會造成眼睛疲勞。

因為眼睛疲勞而就醫的人有將近一半以上是乾眼症，主要是因為淚液分泌不足而造成沒有適當的淚液滋潤眼球表面。而且長時間凝視電腦時，眨眼次數減少，淚液分泌量就會減少，加上冷氣房空氣乾燥，會使眼球表面更乾燥。

乾眼症常見的症狀有眼睛乾澀、刺痛感或灼熱感、眼睛癢或四周有黏稠的分泌物產生、容易因為灰塵或風而感到眼睛不舒服、有時有過度流淚的現象發生等。造成乾眼症發生最常見的原因是淚液分泌不足，另外也有可能與營養素缺乏有關，特別是維他命A的缺乏。

維他命A（Retinol）

身體中的維他命A有三種型式：視網醇、視網醛和維他命A酸。三種形式都有重要的功能，在體內可以互相轉換，其中以視網醇是維他命A的主要角色。視網醇是生育和骨骼健康所必需，當轉換成視網醛時，便是夜間和辨色視覺所需的維他命A形式。視網醛可以再度轉換成視網醇，或是單向地形成對細胞成長和分化（尤其是皮膚細胞）很重要的維他命A酸。

維他命A在植物性食品中以胡蘿蔔素型態存在，胡蘿蔔素存在於橘黃色水果和深綠色與橘黃色蔬菜中，是黃色和橘色的色素，最具代表性的是β-胡蘿蔔素。這些物質必須進入體內經由小腸吸收後才能轉換成維他命A，所以胡蘿蔔素被稱為維他命A的前驅物。

缺乏維他命A時在眼睛上早期的症狀是夜盲症的產生，造成眼睛無法適應弱光或是缺乏在強光下可以快速恢復視覺的能力，如果缺乏症持續可能導致乾眼症。

一個健康的人肝臟儲存約90%的維他命A，剩下的儲存在脂肪組織、肺部及腎臟中。健康的肝臟大約可以儲存一年份的維他命A，但是攝取過量的維他命A補充劑可能超過這個儲存量而導致中毒。中毒症狀包括虛弱、嘔吐、食慾不振、皮膚疾病、視覺不清等。十九歲以上攝取量上限為3000微克，一般建議成年男性一天攝取600微克的維他命A，而女性一天500微克。

維他命E（Tocopherol）

維他命E又稱為生育醇，因為在民國十一年科學家發現植物油中的某種不明物質是老鼠生育必需而稱之。維他命E並不是單一的化合物，具有多種形式，但是只有α-生育醇在身體中具有活性。

維他命E和維他命C一樣具有抗氧化作用，可以穩定細胞膜和抵抗自由基的攻擊、幫助預防癌症、維持β-胡蘿蔔素的效率及保護皮膚、眼睛、肝臟等。

堅果、種子、蔬菜油都是良好的維他命E來源。建議成年男女性一天攝取12毫克，懷孕期婦女增加到14毫克，哺乳期增加到15毫克。一天最大攝取量為1000毫克，對於在服用抗凝血藥物像是可邁丁（Wafarin）或是阿斯匹靈（Aspirin）的人，如果過量攝取維他命E可能造成出血危險。

鋅（Zinc，Zn）

活化視網膜上維他命A的酵素，其中主要成分是鋅，因此缺乏鋅會干擾維他命A在眼睛的活性。另外鋅還跟細胞生長、基因表現、免疫功能、生殖腺的成熟、蛋白質脂肪代謝有關。

肉類、牡蠣、蛋、未精製的全穀類富含鋅，十三歲以上男性建議一天攝取量為15毫克、女性12毫克，懷孕哺乳期婦女則建議增加3毫克攝取量。

口角炎

案例1 **楊小姐，二十多歲。**

到皮膚科就診時的狀況是嘴唇兩邊以及嘴角的部分有乾裂、脫皮的現象，嘴唇紅腫還有疼痛感。患者表示嘴巴乾時常舔嘴唇，習慣用口水來保濕。醫師認為患者是因為乾燥所引起的口角炎，如果症狀持續下去而沒有及時就醫，同時還想再舔嘴唇改善，還有可能引起口腔細菌感染，會變成有口難言、連講話也講不清楚。

口角炎因病因不同可以分為營養不良性口角炎、球菌性口角炎和真菌性口角炎，其中以營養不良性口角炎最常見，主要是維他命B群（尤其是維他命B2）缺乏所引起。口角炎的起初症狀是口角發紅、發癢，接著上皮脫落而形成潰爛、裂痕，張嘴時拉裂導致容易出血，進而影響進食和說話。

口角炎大多是因為飲食不均衡所引起，特別在秋冬季節時，乾燥的空氣容易使得口角乾燥而龜裂，如果又習慣性用舌頭去舔裂口，容易引起細菌感染，而加重症狀。平時可用護唇膏保養，並且配合均衡的飲食。

維他命B2（Riboflavin）

因為顏色是黃色，又被命名為核黃素。維他命B2為身體重要的輔酶，幫助各種化學反應的進行，和能量代謝、各種營養素代謝有關，例如幫助醣類、蛋白質的代謝及脂質的分解、合成。

維他命B2又被稱作美容維他命，可以保護皮膚及黏膜，強化肌膚、指甲、頭髮的發育及抵抗力，並幫助成長及生育。缺乏時可能會形成油脂性皮膚，造成脂漏性皮膚炎，或是口角炎產生。

維他命B2最佳的來源為牛奶、優格、肝臟、全穀類等，十九歲以上的成年人，女性建議每天攝取1.1毫克，男性則是1.3毫克。懷孕哺乳期的婦女每天攝食的熱量會增加，因此懷孕婦女建議量提高到每天1.4毫克，哺乳婦女為每天1.6毫克。

腳氣病

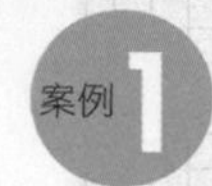

林先生，遠洋漁船船員。

在船上半年期間飲食均以冷凍肉類、冷凍蔬菜為主，並且有飲酒習慣，長期飲食不均衡而引發急症。送至醫院時呈現全身水腫、呼吸困難、敗血性休克及心臟、腎臟衰竭狀況，生命危在旦夕。醫師判斷病患是罹患缺乏維他命B1引起的急性猛爆型腳氣病。經施打高單位維他命B1，十二個小時內，病患病情改善，已能下床走動。

腳氣病是因維他命B1缺乏所造成，症狀包括肌肉無力、食慾低落、神經退化等。維他命B1的缺乏會影響心血管、肌肉、神經和消化系統，因為這些系統都需要維他命B1的協助才能供應能量和維持活動。

腳氣病分為兩類型，乾性及濕性。乾性腳氣病（無水腫的腳氣病）多為神經病變，造成神經系統退化，神經傳導喪失而導致全身刺痛感、肌肉消瘦、手腳不協調、腿部腓腸肌極度疼痛；濕性腳氣病另有的症狀包括心臟擴大、心臟衰竭、嚴重水腫，若無正確診斷、適時補充維他命B1，可能會造成不明原因的死亡。

在現今營養豐盛的社會很少看到此種疾病發生，但是酗酒、貧窮或老年人、偏食者是缺乏維他命B1的高危險群。

維他命B1（Thiamin）

維他命B1是維持腦部、神經、精神狀態穩定健康最重要的維他命，長期疲勞及壓力大的人特別需要攝取。不足時會產生疲勞、健忘、焦慮不安等症狀，長期缺乏還有可能影響心臟及肌肉功能，甚至造成死亡，必須多加注意。

維他命B1廣泛地存在食物當中，例如糙米、番薯、黃豆製品，堅果類等。十九歲以上男性建議每天的維他命B1攝取量為1.2毫克，女性為1.1毫克。懷孕及哺乳期婦女因為熱量需求增加，所以維他命B1的需求量也隨之增加，建議懷孕婦女每天攝取1.4毫克的維他命B1，哺乳婦女則攝取1.5毫克。

國家圖書館出版品預行編目資料

15大國民用藥事典 / 花蓮慈濟醫院藥劑部團隊.
-- 初版. -- 臺北市 : 經典雜誌，慈濟傳播人文志業基金會，2012.08
416面 ; 15 × 21公分 ISBN：978-986-6292-30-9（平裝）
1.藥學 2.藥物作用 3.手冊

418.026 101009439

15大國民用藥事典

作　者／花蓮慈濟醫院藥劑部團隊
劉采艷、張維舜、黃欣怡、楊文琴、吳佳頤、林慧芳、陳仲揚、簡歆哲、
陳薇安、黃詠銘、陳怡珊、黃郁淳、林宸綾、蔡依庭（依內容呈現順序）
總策劃／劉采艷

發行人／王端正
總編輯／王志宏
叢書編輯／朱致賢、張嘉玲
藥品攝影／安培淂
美術指導／邱金俊
美術編輯／林家琪
感恩慈濟基金會醫療志業發展處人文傳播室協助出版
出版者／經典雜誌
財團法人慈濟傳播人文志業基金會
地　址／台北市北投區立德路二號
電　話／02-28989991
劃撥帳號／19924552
戶　名／經典雜誌
製版印刷／禹利電子分色有限公司
經銷商／聯合發行股份有限公司
地　址／新北市新店區寶橋路235巷6弄6號2樓
電　話／02-29178022
出版日期／2012年08月初版
2013年01月初版二刷
定　價／新台幣480元

ISBN 978-986-6292-30-9(平裝)
Printed in Taiwan